Zurück zur Geburt als Übergangsritus

Dr. Rachel Reed ist Hebamme, Wissenschaftlerin, Autorin und international gefragte Referentin. Ihre Schwerpunkte umfassen die physiologische Geburt, die Praxis des Gesundheitspersonals und Frauenrechte (und Riten). Rachel veröffentlichte zahlreiche Beiträge in Fachblättern und Zeitschriften und schreibt den preisgekrönten Blog *MidwifeThinking*. Ihr erstes Buch, *Why Induction Matters,* erschien 2018 und wurde zur beliebten Informationsquelle für Frauen und Fachkräfte. Rachels wissenschaftliche Arbeit befasst sich mit den Geburtserfahrungen von Frauen und dem Einfluss der Interaktionen mit dem geburtshilflichen Personal. Ihre Publikationen werden in evidenzbasierten Leitlinien und Lehrbüchern für die klinische Praxis zitiert. Rachel entwickelte und realisierte Fortbildungsprogramme für Hebammen und betreut Student:innen. Als erfahrene Hebamme hat sie viele Geburten in verschiedensten Umgebungen und Situationen begleitet. Rachel stammt aus dem Nordosten Englands. Heute lebt sie in einem Wald in Australien mit vielerlei Mensch und Getier, darunter ihr Pfau Eddie. Weitere Informationen unter www.rachel-reed.website.

Rachel Reed

Zurück zur Geburt als Übergangsritus

Alte Weisheiten verwoben mit modernem Wissen

magas verlag

Originally published in the English language by Word Witch Press, PO Box 227, Yandina, QLD, Australia

This German translation of Reclaiming childbirth as a rite of passage is published by arrangement with the Author, Rachel Reed; Word Witch Press.

Deutsche Erstausgabe © 2022 Magas Verlag, 2. Auflage 2024
Übersetzung aus dem Englischen: Ingrid Glienke, Kiel
Die Arbeit der Übersetzerin am vorliegenden Text wurde vom Deutschen Übersetzerfonds aus Mitteln der Beauftragten der Bundesregierung für Kultur und Medien gefördert.

Lektorat: Vera Röttger, Kiel
Buchcover: Magas Verlag

ISBN: 978-3-949537-08-0

Druck und Einband: bookpress.eu, Polen
Schrift + Papier: Minion Pro/Brandon Grotesque; 80g Munken Cream vol 1.

Magas Verlag
53173 Bonn
info@magas-verlag.de
www.magas-verlag.de

Dieses Buch enthält Ratschläge und Informationen zur Gesundheitsfürsorge. Es sollte als Ergänzung und nicht als Ersatz für die Beratung durch Ihre medizinische Fachkraft verwendet werden. Wenn Sie wissen oder vermuten, dass Sie ein Gesundheitsproblem haben, sollten Sie Ihre Ärztin konsultieren. Es wurden alle Anstrengungen unternommen, um die Fehlerfreiheit der in diesem Buch enthaltenen Informationen zum Zeitpunkt der Veröffentlichung zu gewährleisten. Der Verlag und die Autorin lehnen jede Haftung für medizinische Folgen ab, die sich aus der Anwendung der in diesem Buch vorgeschlagenen Methoden ergeben können.

Für meinen roten Faden und
für alle unsere Töchter

Meinungen zum Buch

Rachel Reeds Ansatz hat mir schon immer gefallen, und in ihrem Buch »Zurück zur Geburt als Übergangsritus« baut sie ihre Gedankengänge weiter aus. Vor dreihundert Jahren wäre Rachel die weise Frau im Dorf gewesen, und dreihundert Jahre später appelliert sie an eben diese Frauengemeinschaft, der die Geburt schon immer besonders am Herzen lag und auch immer liegen wird. Dieses Buch verwebt die Fäden unserer Vergangenheit mit dem Geschehen in unserer Gegenwart und zeigt wie, warum und wo die Störung im Einklang der Frauen miteinander und mit ihren Körpern und Babys ihren Ursprung hat. Bei diesem Tanz durch die Geschichte geht es hinein in die unveränderliche und erstaunliche weibliche Fähigkeit, Babys auszutragen, Babys zu gebären und aufzuziehen. Am Ende spürt man, dass Frauen nach wie vor Macht haben, wenn sie sie nur einforderten. Mit Zusammenhalt und Hilfsnetzwerken wird es möglich sein, die Geburt, als altes Ritual und auch als gegenwärtige Realität, tatsächlich wieder in Frauenhände zu legen. Wunderschön geschrieben!

Hannah Dahlen, Professorin für Hebammenwissenschaft
Western Sydney University.

***

Ich liebe die Weisheit, die aus diesem Buch spricht; besonders, dass Rachels zentrale Erzählung eine wunderschöne und detailreiche Beschreibung der normalen, ungestörten physiologischen Geburt ist. Sie beschreibt den gemeinsamen Geburtstanz von Mutter und Baby, einschließlich der Hormone, instinktiven Körperprozesse, Veränderungen im Gehirn, Empfindungen und Gefühlszustände. Das ist wichtiges Wissen für heute gebärende Frauen sowie für Hebammen und andere Fachkräfte, da physiologische Geburten, die all diese Aspekte beinhalten, in der modernen westlichen Geburtskultur zunehmend selten sind. Es ist daher dringend erforderlich, dass diejenigen mit dem Privileg, regelmäßig physiologische Geburten mitzuerleben, diese benennen, beschreiben und dokumentieren, und dabei gleichzeitig auf die historischen, strukturellen und systemischen Probleme aufmerksam machen, die sie gegenwärtig untergraben. Darin liegt der unermessliche Wert von Rachels Buch.

Rhea Dempsey, Geburtstrainerin, Geburtshelferin, Beraterin und
Autorin von Birth *with Confidence: Savvy Choices for normal Birth* sowie
Beyond the Birth Plan: Getting Real about Pain and Power.

***

Inhalt

Einleitung: Das Garn Vorbereiten

Die Geburt war schon immer ein bedeutender Übergangsritus, durch den eine Frau zur Mutter wird; und so wird es immer bleiben. Familien und Gemeinschaften brauchen kompetente Mütter, die Expertinnen sind, wenn es um sie und ihre Babys geht. Der moderne Behandlungsansatz bei der Geburt ist jedoch so stark auf das Baby ausgerichtet, dass die Mutter aus dem Blick gerät. Das Ergebnis kann man am besten mit »mal wieder richtig schief gegangen« beschreiben. Entmutigt und mit untergrabenem Selbstvertrauen machen Frauen den Schritt in die Mutterschaft. Statt auf ihre eigene Weisheit verlassen sie sich auf fremde Stimmen. Mit dem Bestreben, den Bedürfnissen der Frauen und denen der Institutionen, für die sie arbeiten, gleichzeitig gerecht zu werden, stecken Hebammen in einer Zwickmühle. Doulas und Geburtspädagog:innen versuchen deshalb verzweifelt, Frauen Informationen und ein Gefühl von Ermächtigung zu vermitteln, um sie vor einem System zu schützen, das sie zu entmachten sucht. Die Schieflage ist so groß geworden, dass die Weltgesundheitsorganisation (WHO)und *The Lancet* (Medizinische Fachzeitschrift) einen Wandel im Umgang mit gebärenden Frauen unter der Geburt anmahnen.[1] Mittlerweile entscheidet sich eine zunehmende Zahl von Frauen für außerklinische Geburten, um ohne medizinisches Fachpersonal zu gebären.[2]

Auf politischer Ebene werden zwar Anstrengungen unternommen, die peripartale Betreuung (Zeitraum von der Schwangerschaft über die Geburt bis zum Ende der üblichen Stillzeit) wieder in die Hände von Frauen zu legen, aber der Wandel geschieht langsam. Dieses Buch richtet sein Hauptaugenmerk auf das, was jetzt getan werden kann, um die Veränderung, Mutter für Mutter und Geburt für Geburt, zu bewirken. Es stellt die Frau in den Mittelpunkt und nicht die Kultur oder die Ansichten einer Institution, des geburtshilflichen Personals oder einer bestimmten Ideologie. Die Geburt als Übergangsritus (Geburtsritus) zurückzufordern, würdigt, dass eine Selbsttransformation stattfindet, egal wie die

Erfahrung abläuft. Das Buch unterstützt Frauen auf ihrem eigenen Weg durch diesen Geburtsritus und fordert vom geburtshilflichen Personal, zu berücksichtigen, wie seine Aktionen und Interaktionen sich auf die Frauen auswirken. Wenn wir die Geburt als Übergangsritus betrachten, können wir eine gezielt frauzentrierte Geburtskultur gestalten und die Voraussetzungen für Ermächtigung und Entwicklung schaffen.

Die Geburt ist sowohl ein Übergangsritus *als auch* eine Erfahrung, die von »Übergangsriten« und »Schutzriten« geprägt ist. Unter Übergangsriten versteht man die Rituale (Worte und Handlungen), die eine Frau auf ihrem Weg leiten und unterstützen. Diese Übergangsriten spiegeln die Transformation wider, die eine Frau durchläuft, und vermitteln zugleich Botschaften darüber, was in ihrer zukünftigen Mutterrolle von ihr erwartet wird. Schutzriten sind Rituale, die durchgeführt werden, um Mutter und Baby während des Übergangsritus der Geburt vor Schäden zu bewahren. In einer Medizinkultur bestehen Schutzriten hauptsächlich in routinemäßigen Eingriffen unter Einsatz von Technologie und klinischen Beurteilungen.

***

Das Wort »*Text*« hat seinen Ursprung im lateinischen Wort texere, das »weben« bedeutet.[3] Der Text dieses Buches verwebt modernes Wissen mit alter Weisheit, um ein ganzheitliches Verständnis des Geburtserlebnisses zu gewinnen. Er verknüpft die Fäden von Geschichte (Herstory), Kultur, Forschung und Wissenschaft mit den Stimmen der Frauen und des geburtshilflichen Personals. Das Buch wurde für Frauen und ihr geburtshilfliches Personal geschrieben, denn dieses Wissen gehört zur »kollektiven Frauenkultur«.[4] Mit den Begriffen »geburtshilfliche(s) Personal/Fachkraft/-kräfte oder Team« sind alle Begleiter:innen von Frauen während ihres Übergangsritus gemeint, darunter befinden sich Hebammen, Doulas, Geburtstrainer:innen, Pflegekräfte und Fachärzt:innen für Geburtshilfe. Manchmal werden Hebammen direkt angesprochen, da sie normalerweise für die Betreuung unter der Geburt verantwortlich sind und es zu ihrer Berufspflicht gehört, eine frauzentrierte, evidenzbasierte Versorgung zu gewährleisten.[5] Von diesem Buch werden auch all jene profitieren, die eine Frau während ihrer Geburtserfahrung unterstützen möchten – z. B. Partner:innen, Freund:innen oder Familie.

Das Gewebe des Buches umfasst zwei Teile: Kette und Schuss. Die Kette ist die Reihe der auf den Webrahmen für den Webvorgang ortsfest gespannten Fäden. Der Schuss ist der Faden oder das Garn, das mit den Kettfäden verwoben wird, um das Gewebe zu erschaffen. Teil 1 dieses Buches repräsentiert die Kette und bildet das Rahmenwerk, in das Teil 2 hineingewoben wird. Im ersten Kapitel in Teil 1 wird die Geschichte der Geburt vorgestellt und wie die gemeinsame, gewachsene Kultur der Frauen lebendig gehalten wurde und dann zerbrach. In Kapitel 2 erhält man einen Überblick über die moderne westliche Geburtskultur und Praxis. In Kapitel 3 betrachten wir die körperlichen Übergangsriten von Frauen: wie sie zueinander in Beziehung stehen und welchen Einfluss sie auf das Geburtserlebnis haben. Im letzten Kapitel von Teil 1, Kapitel 4, werden die Kernelemente der Geburt als Übergangsritus behandelt und die Voraussetzungen für Teil 2 geschaffen.

In Teil 2 des Buches wird der Einblick in den Übergangsritus der Geburt vertieft. Die ersten fünf Kapitel nehmen die Leser:innen mit auf eine Reise durch die fünf Phasen der physiologischen Geburt: Vorbereitung, Trennung, Liminalität, Erscheinen und Eingliederung. In jedem Kapitel werden die Vorgänge während der jeweiligen Phase betrachtet und die Frage gestellt, wie man die physiologischen Prozesse am besten fördern und die Frau unterstützen kann. Die Kenntnisse über die Physiologie sind zwar elementar für die Praxis, der Geburtsritus vollzieht sich jedoch unabhängig davon, wie ein Baby geboren wird. Darum befasst sich das letzte Kapitel, »Medizinische Geburtsriten«, mit den Bedingungen, wie Ermächtigung in unphysiologischen Geburten stattfinden kann. *Zurück zur Geburt als Übergangsritus* soll zum Nachdenken anregen: Wie begegnen Frauen und ihr geburtshilfliches Personal der transformativen Geburtserfahrung? Und das Buch geht davon aus, dass Frauen mächtig und erfahren sind, wenn es darum geht, ihr Kind zu gebären.

Endnoten

1 World Health Organization, *The prevention and elimination of disrespect and abuse during facility-based childbirth*, WHO, 3 September 2014, abgerufen am 27.11.2022. apps.who.int/iris/handle/10665/134588 ; The Lancet Maternal Health Series, *Beyond Too Little, Too Late and Too Much, Too Soon,* 2016, abgerufen am 27.22.2022 www.mhtf.org/2016/10/17/the-lancet-maternal-health-series-beyond-too-little-too-late-and-too-much-too-soon/

2 M. Jackson, V. Schmied und H. G. Dahlen, ›Birthing outside the system: the motivation behind the choice to freebirth or have a homebirth with risk factors in Australia‹, BMC P*regnancy and Childbirth*, 2020, 20(1):254, doi: 10.1186/s12884-020-02944-6.

3 Online Etymology Dictionary, *Text(n.)*, Online Etymology Dictionary, 2020, abgerufen am 27.11.2022. www.etymonline.com/word/text

4 A. Wilson, *Ritual and conflict: the social relations of childbirth in early modern England*, Routledge, London, 2016, S. 153–210.

5 International Confederation of Midwives, *Philosophy and model of midwifery care*, ICM, 2014, abgerufen am 27.11.2022. internationalmidwives.org/our-work/policy-and-practice/philosophy-and-model-of-midwifery-care.html

TEIL EINS

DIE KETTE

Eins

Herstory

Um zu verstehen, was heutzutage passiert, muss man den Grund finden, der in seinem Anfangsstadium sehr lange zurückliegen kann, aber ganz bestimmt vorhanden ist.
Pearl Buck[1]

Nur auf der Grundlage der Geburtskultur und ihrer historischen Wurzeln verstehen wir, was Frauen während des Geburtsritus widerfährt. Dieses Kapitel beginnt mit den Kettfäden, die mit späteren Teilen des Buches verwoben werden, den »Webstuhl zu bespannen«. Das Kapitel gibt einen kurzen Überblick über die Geschichte der Geburt und beleuchtet die Schlüsselelemente in der Entwicklung der modernen westlichen Geburtskultur. Die Kettfäden, die zunächst in Europa entstanden, wurden durch Jahrhunderte der Invasion und Kolonisation in alle Welt exportiert. Viele der in diesem Kapitel eingeführten geschichtlichen Aspekte werden im Verlauf des Buches bei der Analyse moderner Ideen und Praktiken erneut aufgegriffen.

Unser Wissen über die Vergangenheit basiert auf der Interpretation von Zeugnissen, die unsere Vorfahren hinterlassen haben. Bis in die heutige Zeit besaßen hauptsächlich reiche weiße Männer die Autorität, diese Zeugnisse zu interpretieren und die Vergangenheit zu dokumentieren. Darum lag der Fokus auf »seiner Geschichte«, der *History*, die Männer und ihre Beiträge zur Welt in den Vordergrund stellt. Beim Schreiben dieses Kapitels habe ich mich auf Forschungsergebnisse gestützt, die die Vergangenheit aus weiblicher Perspektive beurteilen. Insbesondere widme ich mich Aspekten »ihrer Geschichte«, der *Herstory*, die sich in der Geburtskultur und Geburtshilfe von heute widerspiegeln.

Diese Herstory zeigt auch einige unserer tief verwurzelten Meinungen und Ängste über das Frausein und die Geburt. Es häufen sich die Indizien dafür, dass Erinnerungen und Ängste über Generationen hinweg weitergegeben werden können.[2] Unser durch unsere mütterliche Abstammungslinie ererbter »roter Faden« ist unsere Verbindung zur Herstory. Wir sind die Nachkommen von Frauen, die die Herstory durchlebten und mit allen Mitteln überlebten – Akzeptanz, Schweigen, Täuschungsmanöver und in einigen Fällen sogar Widerstand. Unser roter Faden kann teilweise erklären, warum es Frauen so schwerfällt, Widerstand zu leisten und gegen ihre Unterdrückung zu protestieren. Wir begreifen mit Körper und Seele, was denen widerfahren ist, die vor uns gelebt haben. Dieses weit verbreitete und andauernde Misstrauen, die Angst und das Schweigen standen dem Erzählen der Herstory immer wieder im Wege und haben es uns erschwert, von der Vergangenheit zu lernen und Veränderungen für die Zukunft zu bewirken.

DIE FRAU ALS SCHÖPFERIN

Jeder heute lebende Mensch stammt von einer einzigen Frau ab, die vor ca. 200.000 Jahren in Afrika lebte.[3] Diese Frau, in der Fachsprache mitochondriale Eva genannt, war die erste, die Töchter gebar, die dann mitochondriale DNA an ihre Kinder weitergaben. Mitochondriale DNA (mtDNA) ist in den Gameten (Keimzellen) von Männern und Frauen enthalten. Die männliche mtDNA befindet sich jedoch im Mittelstück des Spermiums und geht während des Befruchtungsprozesses verloren oder wird zerstört. Die weibliche mtDNA bleibt geschützt in der Eizelle und wird an den wachsenden Fötus weitergegeben. Darum ist die mtDNA das genetische Element des roten Fadens, der Frauen durch ihre mütterliche Linie zurück mit der mitochondrialen Eva und miteinander verbindet.

Die frühen Menschen verehrten die Fähigkeit der Frau, in ihrem Körper Leben entstehen zu lassen, es zu gebären und zu erhalten. Es wäre folgerichtig gewesen, wenn ein für das Spenden und Erhalten von Leben verantwortliches göttliches Wesen weiblich wäre. Darstellungen von fruchtbaren menschlichen Gestalten dominieren die Artefakte von ca. 30.000 v. Chr. bis 10.000 v. Chr.[4] Die frühen Menschen ritzten Vulven in Höhlenwände und schufen weibliche Figuren wie die Venusfigurinen von Willendorf, Laussel und Kostenki. Mit ihren betonten Brüsten, Vulven und Bäuchen feierten diese Kunstwerke die Fruchtbarkeit. In Höhlenmalereien, die die Geburt darstellen, überragt die Gebärende die sie umgebenden Figuren. Es ist irrelevant, ob diese Kunstwerke eine Muttergöttin darstellen oder eine menschliche Geburt: Das gebärende weibliche Wesen ist die zentrale, dominante Figur, während die sie umgebenden Figuren zweitrangig sind.

Die Menschen lebten in mutterzentrierten Gesellschaften, die die Kontinuität und das Wohlergehen des Stammes priorisierten.[5] Der Begriff »mutterzentriert« bedeutet, sich auf die Mutter und das Aufziehen der Kinder zu konzentrieren, während »matriarchalisch« besagt, dass die Mutter herrschte. Einige Stämme blieben nomadisch, andere bauten Unterkünfte und wurden sesshaft. Frauen waren vor allem für das Sammeln von Nahrung zuständig, nahmen aber auch an der Jagd teil. Obwohl Frauen als die Schöpferinnen der Kinder angesehen wurden, waren sie nicht allein für deren Betreuung verantwortlich. Vielmehr teilte sich der Stamm die Verantwortung, jüngere Mitglieder der Gemeinschaft aufzuziehen. Gewöhnlich sorgten vor allem Männer und ältere Leute für Kinder, die schon laufen konnten, während Frauen bei der Nahrungssuche ihre Babys trugen und stillten.

Nahrungsquellen hingen vom Lebenszyklus der Tiere und den Jahreszeiten ab. Um zu überleben, mussten die Menschen sich nach der Natur richten. Höhlenmalereien deuten auf eine mystische Verbindung zu ihrer Jagdbeute hin. So zeigt eine Höhlenmalerei in Tassili in der Sahara (10.000 v. Chr. – 8000 v. Chr.) eine männliche Figur auf der Pirsch.[6] In dieser Darstellung hat der Künstler eine Linie gezogen, die den Mann mit dem Schoß einer weiblichen Figur außerhalb der Jagdszene verbindet, die sich in schamanischer Trance zu befinden scheint. Weibliche Schamanen und Priesterinnen wurden oft mit Tieren oder in einem rituellen Tierkostüm porträtiert.[7] Ebenso finden sich Darstellungen von weiblichen Gottheiten neben Tieren oder mit Tierattributen. Häufig wurden Tiere abgebildet, die man mit Fruchtbarkeit (Kuh) und Verwandlung (Schlange) assoziierte. In der gesamten antiken Welt verknüpfte man die Schlange mit weiblichen Gottheiten, z. B. mit Gaia, Nehushtah, Saraparajni und Iusaaset.[8] Schlangen häuten und verjüngen sich in regelmäßigen Abständen, wobei sie die Naturzyklen widerspiegeln (inklusive der Menstruation) und die Wiedergeburt symbolisieren.

Unsere Vorfahren kannten sich mit den Zyklen des weiblichen Körpers aus und betrachteten sie als Inbegriff der Naturzyklen. Um den Einklang von Menstruationszyklus, Schwangerschaft und Geburt mit der Natur, besonders dem Mondzyklus, abzubilden, bedienten sie sich der Natursymbole. Ca. 25.000 v. Chr. – 20.000 v. Chr. wurde beispielsweise die Venus von Laussel mit ihren großen Brüsten und ausladenden Hüften in einen Höhleneingang in Südfrankreich gemeißelt.[9] Eine Hand ruht auf ihrem Leib, und in der anderen hält sie ein als Mondsichel geformtes Bisonhorn, das mit dreizehn Strichen markiert ist. Vermutlich repräsentiert die Anzahl der Striche den Mond- und den Menstruationszyklus. Ein Sonnenjahr weist dreizehn Neumonde auf, parallel zu den dreizehn Menstruationszyklen, die eine Frau im Jahr hat. Auch die Mondphase vom Neumond zum Vollmond dauert dreizehn Tage, und dreizehn Tage dauert die Menstruationsphase von der Blutung zum Eisprung. Dreizehn wurde zur heiligen Zahl der Göttin, und später wurde der Freitag zum Tag der Göttin Freya.[10] In der heutigen patriarchalischen Kultur gilt Freitag der dreizehnte vor allem als Unglückstag. Ihr Wissen über ihren Zyklus ermöglichte den Frauen, ihn mit Hilfsmitteln zu verfolgen. Sie ritzten Kerben in Stäbe (oft mit Vulven dekoriert), um ihre Menstruationszyklen zu zählen und die Dauer ihrer Schwangerschaften zu messen.[11] Da Schwangerschaften zehn Mondmonate dauern, lässt sich der Geburtstermin abschätzen, wenn man die Mondzyklen zählt.

Die Entstehung des Ackerbaus um 9500 v. Chr. begünstigte die Verehrung der Göttin, und ihr Mondsymbol wurde zunehmend wichtig.[12] Der Anbau von Feldfrüchten richtete sich nach den Mondphasen, und der Ernteerfolg hing von Kräften außerhalb der menschlichen Kontrolle ab. In den verschiedenen Kulturen unterschieden sich zwar die Auffassungen von der Göttin, aber es gab viele Parallelen und Gemeinsamkeiten. Oft hatte sie mehrere »Gesichter«, die die Zyklen der Natur und des menschlichen Lebens widerspiegelten. Sie war die Lebensspenderin, hatte Macht über den Tod und war Göttin der Erneuerung und Jugend. In einigen Fällen war sie Mutter, Maid und Alte Weise.

BESITZTUM UND KRIEG

Die Entwicklung der Ackerbau betreibenden Gemeinschaften begann vor ca. 10.000 Jahren. Der Ackerbau veränderte die menschliche Lebensweise und trug zur Ablösung der mutterzentrierten Gemeinschaften durch patriarchalische bei.[13] Da Familien über Grundbesitz verfügten, brauchten sie Kinder als Arbeitskräfte in der Landwirtschaft. Der Grundbesitz wurde in väterlicher Linie vom Vater zum Sohn vererbt. Darum wurde eine zweifelsfreie Vaterschaft für Männer wichtig, und die Voraussetzung dafür war, dass sie die Frauen als Eigentum beanspruchten und die Fortpflanzung kontrollierten. Frauen galten als reproduktives Wirtschaftsgut, und die Ehemänner konnten sie mit einer Mitgift (einem Brautpreis) von ihren Vätern erwerben.

Anders als in früheren Jäger- und Sammlerzeiten lag die Verantwortung für die Kinder nicht mehr beim Stamm.[14] Stattdessen betreuten die Frauen nunmehr nicht nur ihre Babys, sondern auch ihre älteren Kinder. So etablierte und festigte sich das Konzept, dass die natürliche Rolle der Frauen in der Kinderbetreuung bestand und reduzierte sie zu Dienstleisterinnen für die Familie. In der Frühzeit des Patriarchats bewahrten Frauen sich jedoch die Kontrolle über die Geburt, die eine reine Frauendomäne blieb, und sie verehrten weiterhin weibliche Gottheiten, die ihnen Fruchtbarkeit bescherten und sie bei der Geburt schützten. Als die Hauptbetreuerinnen ihrer Familien erwarben sie umfangreiches Wissen über Heilmittel und die Behandlung von Verletzungen. Dazu gehörte der Gebrauch von Kräutern für Fruchtbarkeit, Verhütung, Abtreibung und Wehenschmerzen.

Der Besitz von Land und Nahrungsvorräten hatte auch eine vermögensbasierte gesellschaftliche Schichtung zur Folge.[15] Männer, die über mehr Land und Reichtum verfügten, besaßen einen höheren Status als die, die arm waren. Die vorherigen Führer (Männer und Frauen), die konsensbasiert regiert hatten, wurden durch Alleinherrscher ersetzt, und diese neuen Könige vererbten Besitz und Macht an ihre Söhne. Menschen mit dem geringsten Besitz und Status wurden zu Sklaven der Mächtigen. Frauen, die mit reichen Männern verheiratet waren, besaßen einen höheren Status als die, die arm heirateten. Doch lässt man die übergeordnete Hierarchie außer Acht, so hatten Frauen in jeder Gesellschaftsschicht einen niedrigeren Status als Männer, z. B. stand ein männlicher Sklave über einer Sklavin. Es ist nicht überraschend, dass diese gesellschaftlichen Veränderungen in nomadischen Stämmen erst viele Jahre später einsetzten. In den Gemeinschaften, die das Land durchstreiften, ohne es zu besitzen, hatten Frauen weiterhin Führungsrollen inne.

Landstreitigkeiten, ständige Invasionen und Kriege stärkten zusätzlich das Patriarchat. Als nach 1700 v. Chr. berittene und bewaffnete indogermanische Stämme aus Nordeuropa und Zentralasien in Westeuropa einfielen, mussten Könige ihre Völker mobilisieren, um diese Angriffe abzuwehren und ihre Länder zu schützen.[16] Da hauptsächlich Männer in den Kampf zogen und in großer Zahl starben, wuchs der Druck auf die Frauen, weitere Söhne als Ersatz für die gefallenen zu gebären. Als der Krieg Nordafrika überzog, rüstete Ägypten auf. Man zwang die eigenen Männer in die Armee und versklavte die Frauen und Kinder, die sie bei Invasionen gefangen nahmen.[17] Ihre Reproduktionsfähigkeit machte gebärfähige Frauen zu einer wertvollen Ressource. Sie wurden von ihren Eroberern vergewaltigt und überwacht, um die Vaterschaft der daraus hervorgehenden Kinder zu gewährleisten. Dieser weitverbreitete Missbrauch spiegelt sich in den Gründungsmythen späterer Gesellschaften (z. B. der römischen) wider, in denen die Vergewaltigung von Frauen ein wiederkehrendes Thema ist.

RELIGION UND STAAT

Religionen spiegeln die Kulturen wider, aus denen sie hervorgehen, und stützen sie. So führten die gesellschaftlichen und kulturellen Veränderungen auch zu einer Weiterentwicklung der Gottheiten im aufkommenden Patriarchat.[18] Die alten weiblichen Fruchtbarkeitsgöttinnen integrierten im Zuge ihrer Evolution Krieg und Politik, z. B. wurden der altmesopotamischen Göttin Inanna (Ishtar) die Attribute Fruchtbarkeit, Sexualität sowie Krieg zugeschrieben. Neben den weiblichen traten auch männliche Kriegsgottheiten in Erscheinung; in Ägypten leistete der löwenköpfige Kriegsgott Maahes der Göttin Menhit (die Schlächterin) Gesellschaft. Diese neuen Götter waren transzendent, standen über der Natur und kontrollierten die Ereignisse auf der Erde. Männer herrschten über Natur, Tiere und Frauen; die Götter herrschten über den Menschen. Auch Göttinnen entwickelten sich weiter, bewahrten aber oft ihre frühere Verbindung zu Tieren, Mond, Fruchtbarkeit und Geburt. Die griechische Artemis, die spätere römische Diana, war z. B. die Göttin der Jagd und des Mondes.[19] Sie war die Schutzpatronin der Fürsorge, Fruchtbarkeit und Geburt und trug in Darstellungen neben Pfeil und Bogen eine Mondsichel als Kopfschmuck.

Schließlich entwickelten sich die vielen Götter und Göttinnen zu dem einen »Vatergott« der drei monotheistischen abrahamitischen Religionen Judaismus, Christentum und Islam. Diese Religionen stellten den Menschen über die Natur, und Gott über den Menschen, der danach streben sollte, seine Bindung an die Natur zu transzendieren, um näher bei Gott zu sein. Die ehemals verehrte reproduktive Körperfunktion der Frau war jetzt der Beweis dafür, dass sie an die Natur gebunden und darum unrein war. Menstruation und Geburt galten als beschmutzend, so dass sie Isolation und eine anschließende Reinigung erforderten.[20] Die weibliche Sexualität diente als zusätzlicher Beweis dafür, dass Frauen nicht in der Lage waren, ihre natürlichen körperlichen Triebe zu kontrollieren. Man schloss Frauen von der Teilnahme an religiösen Riten aus und verbot ihnen, andere Gottheiten als den einen Vatergott zu verehren. Alle drei Religionen behaupteten, dass die Unterordnung der Frau gegenüber dem Mann gottgewollt sei und der Mensch die Herrschaft über die Natur haben sollte.

Voraussetzung für einen Staat ist die Organisation einer politischen Gemeinschaft (eine Nation oder ein Territorialgebiet) unter einer Regierung. Die ersten Staaten entstanden vor ca. 5000 Jahren in Sumer (jetzt südlicher Irak), Ägypten und China.[21] Die Rechtsentwicklung innerhalb dieser Staaten wurde von den damaligen patriarchalischen Gesellschaftsstrukturen und religiösen Ideologien beeinflusst. Hinsichtlich der weiblichen Fortpflanzung ähnelten sich die Gesetze in allen Staaten und machten Ehebruch, Verhütung und Abtreibung zu Straftaten. Die mittelassyrischen Gesetze (1300 v. Chr.) entwickelten sich aus der früheren mesopotamischen Betrachtung der Frau als Eigentum des Mannes.[22] In Assyrien galten Frauen nicht als fühlende Wesen, und die Hälfte der Gesetze bezog sich speziell auf sie. Beispielsweise war es für eine Frau strafbar, Ehebruch zu begehen, weil ihr Körper dem Ehemann gehörte und garantiert sein musste, dass ihre Kinder auch die seinen waren. Frauen, die Abtreibungen an sich oder anderen durchführten, erhielten die härteste Strafe; sie wurden gepfählt, und man verweigerte ihnen eine Bestattung.[23] Bei dieser Strafe ging es nicht um Rücksicht auf das Leben des ungeborenen Kindes. Kindstötungen waren faktisch sehr verbreitet und legal, wenn der Kindesvater sie ausführte. Sobald jedoch eine Mutter ihr Kind abtrieb, galt das als Verbrechen am Mann, da er der legale Eigentümer ihres Körpers und des ungeborenen Kindes war.

Als Staaten entstanden, wurde Frauen überall auf der Welt (einschließlich Assyrien, China, Griechenland und Indien) entweder per Gesetz oder Gewohnheitsrecht untersagt, allein ihr Haus zu verlassen.[24] Die Bewegungsfreiheit von Frauen wurde gesetzlich reglementiert und manchmal wurde auch vorgeschrieben, dass sie in Gegenwart der Männer ihre Körper verhüllten. Auch hier war ausschlaggebend, dass der weibliche Körper Eigentum des Ehemannes oder Vaters war. In Gesellschaften, in denen Männer nicht nur physisch stärker waren, sondern auch moralische Autorität besaßen, bestand für Frauen die Gefahr der Vergewaltigung. Diese Situation verschärfte sich dadurch, dass sie nicht länger das Recht hatten, ihre Fortpflanzung durch Verhütung und Abtreibung zu kontrollieren.

Frauen waren faktisch auf den häuslichen Bereich beschränkt, wo sie sich auf die Bedürfnisse ihrer Familien zu konzentrieren hatten. In dieser Rolle sammelten sie Erfahrung im Umgang mit Kräutern und Heilmitteln für die eigene Gesundheit und die ihrer Familien.[25] Im Einklang mit der vorausgegangenen Herstory blieb die Geburt ausschließlich Frauensache. Obwohl man Sex, Verhütung und Abtreibung durch Gesetze zu reglementieren suchte, behielten Frauen die Kontrolle über die Geburt. Sie gebaren zuhause, vor männlichen Blicken verborgen und betreut von weiblichen Verwandten und Freundinnen. Hebammen, ausnahmslos Frauen, waren kompetente Geburtshelferinnen und wurden hinzugerufen, weil sie sich mit Schmerzmitteln bei Wehen auskannten und Komplikationen bewältigen konnten.

Während der Ausbreitung des Christentums im frühen Mittelalter in Europa, versuchten Kirchenmänner, die regionalen Kulturen und ethnischen Gruppen von ihrer Natur- und Göttinnen-Verehrung abzubringen.[26] Da Frauen in Europa viele Stunden damit verbrachten, Wolle zu spinnen und Stoffe zu weben, wurden europäische Göttinnen häufig als Spinnerinnen und Weberinnen des Schicksals mit Spinnrocken (Spindeln zum Halten der Wolle) in der Hand dargestellt. Während die Frauen gemeinsam spannen und webten, riefen sie diese Göttinnen in Gesängen und Beschwörungen an. Diese weiblichen spirituellen Praktiken alarmierten die Kirche. Bischöfe urteilten, dass das Zusammenkommen der Frauen »in ihren Netzen« das Verrichten von Wollarbeiten mit »magischen Praktiken« in Verbindung stünde.[27] Die Missbilligung hinderte Frauen indes nicht daran, weiterhin ihre Göttinnen zu verehren. Die Dreifaltige Göttin (Mutter, Maid, Alte Weise) früherer Zeiten spiegelte sich in den Drei Schwestern wider, die dem Glauben nach Geburten beiwohnten, um das Schicksal des Kindes zu spinnen.[28] Obwohl die Kirche diese Praktiken verurteilte, brachten Frauen den Schwestern Nahrung als Opfergaben dar, um dem Kind ein gutes Schicksal zu sichern.

Während des gesamten Mittelalters widersetzten sich die europäischen Völker der monotheistischen Religion der christlichen Kirche. Um die Völker zu bekehren, modifizierten die Kirchenmänner die althergebrachten Mythologien und Gottheiten, um sie an das Christentum anzupassen. So wurden z. B. Darstellungen der fürsorglichen Erdmutter mit einer Schlange (Verwandlung) an der Brust zum sexualisierten Bild der Luxuria (Lust), einer Verführerin.[29] Die Göttin Eostre (oder Ostara) und ihr heiliger Mondhase wurden zu einem festen Bestandteil des Osterfests.[30] Von Hathor-Astarte, einer früheren ägyptischen Version derselben Göttin, glaubte man, dass sie das goldene Ei, die Sonne, gelegt hatte. Diesen mythologischen Göttinnen entstammten die Hasen und Eier zum christlichen Osterfest. Außerdem erkannte die katholische Kirche das menschliche Bedürfnis nach einer Muttergottheit und bot die Jungfrau Maria als Ersatz für die traditionellen Göttinnen an. Maria war das perfekte Rollenvorbild für katholische Frauen, denn sie war rein, keusch und opferte sich für ihr Kind auf. Da die Katholiken glaubten, dass die Seele eines ungeborenen Kindes in die Hölle käme, wenn es vor der Taufe stürbe, hatte das Leben des ungetauften Babys während Schwangerschaft und Geburt Vorrang vor dem der getauften Mutter.[31] Die Vorstellung der sich aufopfernden Mutter bleibt Kern der modernen Weltanschauung von Mutterschaft und der peripartalen Dienste.

In der Bibel war das Leid der Frauen (oder Schmerz) unter der Geburt die Strafe Gottes für den Verstoß gegen seine Gebote. Eva, die von der Schlange dazu verleitet worden war, die Frucht (Wissen) vom Baum der Erkenntnis von Gut und Böse zu essen, hatte dann Adam ermutigt, dasselbe zu tun. Als Strafe für dieses Vergehen, sprach Gott zu Eva:

> »*Ich will dir viel Schmerzen schaffen, wenn du schwanger wirst; du sollst mit Schmerzen Kinder gebären. Und dein Verlangen soll nach deinem Manne sein, und er soll dein Herr sein.*«
>
> 1. Mose 3:16[32]

Katholischen Frauen wurde geraten, aus ihrem Glauben an Maria und die heilige Margaret Kraft für die Geburt zu schöpfen. In der protestantischen Kirche hatten Frauen während der Geburt keinen Trost von heiligen Frauen zu erwarten. Vielmehr wurden sie aufgefordert, zum Herrn »zu stöhnen und zu seufzen«.[33] Luther selbst sagte: »Lass sie [die Frauen] nur tot tragen, sie sind darum da.«[34]

WEISE FRAUEN UND MEDIZINMÄNNER

Während des gesamten Mittelalters trugen Frauen weiterhin die Verantwortung für Haushaltsführung und Kindererziehung. Je nach sozialem Stand erledigten sie die notwendigen Aufgaben selbst oder bezahlten andere Frauen für die Hausarbeit. Frauen wandten die Volksmedizin an, um kranke Familienmitglieder zu pflegen und ihre eigene Gebärfähigkeit zu erhalten.[35] Unter Volksmedizin versteht man traditionelle Heilmittel, deren Anwendung man eher durch Beobachtung und Erfahrung erlernte als durch formale Bildung. Einige Frauen waren in diesen Praktiken besonders erfahren und waren als Heilerinnen und Hebammen für die Gemeinschaft tätig. Diese »weisen Frauen« boten eine ganzheitliche Fürsorge an, darunter Kräutermittel, Gesänge, Anrufungen und Amulette. Heilkundige Frauen hatten Ansehen in ihren Gemeinschaften und konnten für ihre Dienste Geld und Güter verlangen. Einige Frauen arbeiteten auch in männerdominierten Gesundheitsberufen. Sie waren Apothekerinnen und waren als Barbiere auch als Wundärztinnen tätig. Während des Mittelalters führten Barbiere zusätzlich zum Haarschnitt eine Reihe chirurgischer Eingriffe (Interventionen) wie Aderässe, Zahnextraktionen und sogar Amputationen durch. In der Regel ergriffen Frauen diese Berufe, weil ihre Väter und Ehemänner sie ausübten.

Seit dem zwölften Jahrhundert wurden in ganz Europa Universitäten gegründet, die wohlhabenden Männern höhere Bildung boten.[36] Der Lehrplan basierte auf der Wissenstradition, die auf frühe griechische Philosophen wie Sokrates, Plato und Aristoteles zurückging. In der Lehre verwarf man die als subjektiv geltenden alten Weisheiten, und bevorzugte Naturwissenschaften und Rationalität. Man glaubte, die Natur am besten durch intellektuelle Analyse verstehen zu können. Die Universitäten bestärkten ebenfalls die religiös-kulturellen Überzeugungen von der Minderwertigkeit der Frau. Sie argumentierten jedoch mit wissenschaftlich-rationalen Behauptungen, anstelle von religiösen Doktrinen, und stützten sich stark auf Aristoteles' Darstellung der Frau als minderwertige, passive Spezies, die lediglich ein »deformierter Mann« war.[37] Innerhalb dieses Wertesystems begannen Männer offiziell Medizin zu studieren und den Arztberuf zu ergreifen.

Kirche und Staat unterstützten die männlichen Ärzte und ermöglichten ihnen so, sich selbst als die einzigen legitimen Mediziner zu positionieren.[38] Königliche, religiöse und akademische Verordnungen beschränkten die Ausübung medizinischer Tätigkeiten auf approbierte Ärzte. Eine Approbation erhielt jedoch nur, wer nach Abschluss einer Universitätsausbildung und Erwerb einer formalen Qualifikation, ein kirchliches Gelübde ablegte. Frauen war der Zugang zu einer Universitätsausbildung verwehrt, und sie durften keine kirchlichen Gelübde ablegen. Männlichen Ärzten gelang es, das englische Parlament und König Heinrich VIII davon zu überzeugen, ein Gesetz zu erlassen, dass »keine Frau den Arztberuf ausüben darf«, wodurch Frauen faktisch untersagt war, Medizin und Chirurgie zu praktizieren.[39] Kleinere Probleme, wie

z. B. Furunkel, durften auch ohne Approbation behandelt werden. Das galt auch für Frauen. Sie durften nur geringe Gebühren fordern und hatten Werbeverbot. Hebammentätigkeiten gehörten nicht zum ärztlichen Spektrum und weise Frauen boten weiterhin Hebammendienste ohne Einschränkungen an.

Trotz aller Versuche männlicher Ärzte, Heilerinnen auszuschalten, gelang es weisen Frauen, ihr gesellschaftliches Ansehen in ihren Gemeinschaften zu behalten.[40] Die Menschen nahmen weiterhin ihre Dienste in Anspruch, denn die Behandlungen waren effektiv, und die Kosten erschwinglich. Daraufhin begannen männliche Ärzte, weise Frauen und ihre Dienste zu diffamieren. Sie beschuldigten sie, gegen Kirchenrecht zu verstoßen, weil sie Frauen mit Verhütungsmitteln, Abtreibungen und Kräutern zur Schmerzlinderung bei den Geburtswehen versorgten. Die Kirche urteilte, dass das Heilen ohne Approbation Häresie ist, und »wenn eine Frau es wagt, *zu heilen, ohne studiert zu haben*, ist sie eine Hexe und muss sterben«.[41] Darum beschuldigten männliche Ärzte die weisen Frauen der Hexerei. Sie schobenWenn sie mit ihrem Universitätswissen eine Krankheit nicht heilen konnten, machten sie die Magie dafür verantwortlich.

Eine frühe lateinische Übersetzung des alten englischen Wortes »Witch« (Hexe) ist »Wise Woman« (weise Frau); der älteste Gebrauch des Begriffs »Witch« bezeichnet eine Frau mit spirituellem Wissen.[42] Hexen waren Heilerinnen, Kräuterkundige, Wahrsagerinnen, Beschwörerinnen und Frauen mit mystischem Wissen. Das altenglische Wort »Craft« (craeft) (Handwerk) umfasste die Bedeutungen »Macht, Gewalt, Stärke; Cleverness, Wissen, Können und Geschick; Verschreibung und Heilmittel«.[43] Im Mittelalter wurden europäische Hexen auch mit Spinngöttinnen und Naturverehrung in Verbindung gebracht. Als die Kirche die heidnischen Religionen unterdrückte und durch das Christentum ersetzte, erhielt das Wort »Witch« eine zusätzliche Bedeutung: anderen Schaden durch den Gebrauch okkulter Kräfte zufügen.

Doch schon vor den Anschuldigungen männlicher Ärzte wurden Frauen wegen Hexerei verfolgt. Die Bibel gebietet »Die Zauberinnen sollst du nicht leben lassen«.[44] Ebenso wurden Frauen unter kaiserlich-römischem Recht wegen Zauberei verbrannt. Im England des späten 9. Jahrhunderts verordnete der Royale Codex von Alfred dem Großen, Exil und Tod für Hexen und unzüchtige Frauen.[45] Die Gleichsetzung von Hexen mit sexueller Freiheit wirft ein Licht auf die Sorgen, die man sich wegen der Verehrung der Fruchtbarkeitsgöttinnen und der gefeierten weiblichen

Fortpflanzung machte. Die frühen Hexenverfolgungen zielten darauf ab, heidnische Praktiken bei armen Leuten zu unterbinden und die Kontrolle über die Frauen zu behalten. Witwen und unverheiratete Frauen, die unabhängig von Männern lebten, waren die Zielgruppe. Sollten sie schuldig gesprochen werden, konnte ihnen Land und Besitz genommen werden. Feudalherren führten die ersten Hexenprozesse durch, und die Hexenverbrennungen dienten aristokratischen Männern zur Unterhaltung.

Im 15. Jahrhundert wurde die Hexerei zur »größten Einzelbedrohung für die christliche europäische Zivilisation« erklärt[46]. 1486 schrieben zwei dominikanische Inquisitoren einen Leitfaden für die Hexenverfolgung mit dem Titel *Malleus malleficarum* (Der Hexenhammer). In dem Buch wurde behauptet, »wo es viele Frauen gibt, gibt es auch viele Hexen« und »Sinnt das Weib allein, dann sinnt es Böses«.[47] Sein Inhalt spiegelte die gängigen Ansichten von Christentum und Medizin wider:

> *Frauen sind Hexen, weil sie, wie Eva, »schwächer in Geist und Körper sind« als Männer, leichter zu beeindrucken, leichtgläubig und fleischlich. Geformt aus einer krummen Rippe sind sie fehlerhaft; ihre schlüpfrigen Zungen können nicht still sein.*[48]

Die Hexenverfolgung verbreitete sich wie die Pest über Europa und Neuengland und hielt bis ins achtzehnte Jahrhundert an.[49] Männliche Ärzte kollaborierten mit medizinischen Expertisen zur Beurteilung, ob eine Frau eine Hexe war. Den Frauen trug das oft eine invasive körperliche Untersuchung ein. Schätzungen über die Zahl der getöteten Menschen reichen von Hunderttausenden bis in die Millionen. Männer wurden ebenfalls Opfer der Hexenverfolgung. Jedoch waren 85 % der Getöteten Frauen – meistens arme, leseunkundige Frauen und Mädchen.[50] Zu denen, die hingerichtet wurden, kam eine noch größere Anzahl von Frauen, die gefoltert wurden. Die systematische Hexenverfolgung löste unter den Frauen Angst aus und brachte sie zum Verstummen. Es war gefährlich geworden, die Heilkünste auszuüben. Bei den Hexenverfolgungen wurde ein Großteil der heilkundigen Frauen mitsamt ihrem Wissen eliminiert. Dadurch konnten männliche Ärzte die ärztlichen Tätigkeiten und das medizinische Wissen in Besitz nehmen.

Natürlich riskierten Hebammen während des Mittelalters wegen Hexerei angeklagt zu werden; ihre Tätigkeit stand unter Verdacht und wurde sehr genau überprüft. Die Geburt war Frauensache und geschah zu

Hause, abseits der direkten Kontrolle von Kirche und Staat. Es war wohlbekannt, dass Hebammen Amulette, Sprüche und Gesänge verwendeten, um eine Frau während der Geburt zu unterstützen.[51] Die Hebammen verfügten auch über Fachwissen in den Bereichen Verhütung und Abtreibung, und man glaubte, dass sie an Kindstötungen beteiligt waren.[52] Um Kontrolle über die Hebammenpraxis auszuüben, begannen Kirche und säkulare Regierungen sie zu regulieren. In England mussten Hebammen z. B. von einem Bischof »examiniert und zu ihrer Tätigkeit zugelassen« werden.[53] Der englische Hebammeneid von 1567 forderte von den Hebammen, dass sie schworen, »keine Art von Zauberei oder Beschwörung in der Zeit der Wehen irgendeiner Frau anzuwenden«[54] Aberglaube umgab die körperlichen Besonderheiten der Geburt, z. B. die Plazenta, die Nabelschnur und die Glückshaut (ein Stück der amniotischen Membran, das manchmal den Kopf des Neugeborenen bedeckt). Man erließ Vorschriften, die es Hebammen verboten, die Plazenta oder die Glückshaube mitzunehmen, da man befürchtete, sie könnten sie für die Hexerei benutzen.[55] Es verwundert nicht, dass der Anteil der getöteten Hebammen während der Hexenverfolgungen so hoch war.

HEBAMMEN UND KLATSCHWEIBER

Auch wenn den Frauen die allgemeine Medizinkunde entglitt, so behielten sie doch das ganze Mittelalter hindurch die Kontrolle über die Fortpflanzung. Schwangerschaft, Geburt und frühe Mutterschaft galten als normale Lebensereignisse, für die man keine Ärzte brauchte. Der legitime Aufgabenbereich der heilkundigen Frauen war jetzt auf die Hebammenarbeit beschränkt. Im Altenglischen bedeutet das Wort »Midwife« (Hebamme) wörtlich »mit Frau« zu sein,[56] und die französische Version des Begriffs *Sage Femme* bedeutet »weise Frau«.[57] Um ihren Lebensunterhalt zu verdienen, waren Hebammen darauf angewiesen, dass Frauen ihre Dienste anforderten. So erhielten sie Platz und Unterhalt in der Gemeinschaft. Hebammen arbeiteten jedoch auch Hand in Hand mit Kirche und Staat. Sie spielten eine Rolle in der Ermittlung von Vaterschaften und waren als gesetzliche Zeuginnen bei Geburten anwesend. Mit wechselndem Erfolg versuchte man während des 17. und 18. Jahrhunderts Hebammen zu lizenzieren. Für eine Zulassung musste eine Hebamme Referenzen für ihre Tätigkeit beibringen, eine Gebühr bezahlen und eidesstattlich erklären, dass sie »ein gesittetes Leben führte und anständigen Umgang pflegte«.[58] Die katholische Kirche erteilte Hebammen das Recht, vom Tod bedrohte Babys im Mutterleib zu taufen, um ihre Seele zu retten. Dafür besaßen Hebammen ein Instrument, mit dem sie Weihwasser in die Vagina der Frau und auf das Baby spritzen konnten. Hebammen waren auch verpflichtet, komplizierte Geburten an männliche Ärzte zu überweisen, die jedoch ungeübt waren und keine Erfahrung hatten. Da Hebammen meistens Komplikationen selbst bewältigen konnten, wurden Ärzte selten zu Geburten hinzugerufen.

Die Geburt blieb eine ausschließliche Frauendomäne. So wurde die »kollektive Frauenkultur« durch den »Akt der Geburt« aufrechterhalten.[59] Hebammen begleiteten Geburten, behielten die Übersicht und verabreichten den Mütter-»Caudle«, ein warmes Getränk aus Ale oder Wein mit Zucker und Gewürzen.[60] Hebammen mussten auch in der Lage sein, Komplikationen zu erkennen und zu bewältigen. Emotionale und physische Unterstützung erhielten die Gebärenden hauptsächlich von Klatschweibern oder Personen, die für die anschließende Taufe zur Geburt eingeladen wurden (das englische Wort »Gossip« (Klatschweib) ist eine Verballhornung des Wortes »God-Sib« oder »God-Sibling« (Kind oder weiteres Patenkind eines Paten oder einer Patin)).[61] Um 1700 gebrauchte man den Begriff »Gossip« spezifisch für Frauen, die in Gruppen an Geburten teilnahmen. Klatschweiber, weibliche Verwandte und enge Freundinnen der werdenden Mutter, wurden von ihr zur Geburt eingeladen. Sie bereiteten das Haus für die Geburt und die Ankunft des Babys vor, sorgten für die Geschwister und unterstützten die Gebärende praktisch und emotional. Klatschweiber besuchten dann die Mutter während des Wochenbetts, um bei Hausarbeit und Kinderbetreuung behilflich zu sein. Auch brachten sie das Neugeborene zur Taufe, weil von der Mutter erwartet wurde, dass sie bis zum kirchlichen Muttersegen einen Monat nach der Geburt im Haus blieb. Bei dieser Zeremonie besuchte die Frau die Kirche zur rituellen Reinigung, bevor sie in die Gesellschaft zurückging.[62]

In den Dörfern und Städten Westeuropas standen Männer den Feierlichkeiten zur Geburt oft feindselig gegenüber, weil die Frauen sich dabei für beträchtliche Zeitspannen hinter verschlossenen Türen versammelten. Man befürchtete, dass sie ihre häuslichen Pflichten (und Ehemänner) vernachlässigten und war misstrauisch gegenüber den Unterhaltungen. Während der Wochenbettphase feierten Frauen fröhlich die Geburt eines Kindes auch mit Alkohol. Im späten 16. Jahrhundert versuchten mehrere Stadtregierungen in England die »Geburtsfeierlichkeiten« zu regulieren, besonders während des Wochenbetts.[63] Klatschweiber wurden verteufelt, und ihre Rolle in der Geburtszeremonie lächerlich gemacht. Ein satirisches Gedicht aus dem 17. Jahrhundert mit dem Titel *Tittle-Tattle; or the feveral (several) branches of gofsipping [old English spelling] (Tittle-Tattle*; oder verschiedene Spielarten des Klatschens)« veranschaulicht eine solche Reaktion.[64] Das Gedicht beginnt:

At Child-bed when the Gossips meet,
Fine stories we are told;
And if they get a Cup too much,
Their tongues they cannot hold.

(Wenn am Kindbett die Klatschweiber zusammenkommen/werden uns feine Geschichten erzählt/Und wenn sie eine Tasse zu viel bekommen/Können sie ihre Zunge nicht zügeln)

Die folgenden Verse beschreiben genau, wo die Klatschweiber sich treffen und wie sie sich benehmen, und der letzte Vers heißt:

Then gossips all a Warning take,
Pray cease your Tongue to rattle;
Go knit, and Sew and Brew and Bake,
And Leave off TITTLE-TATTLE.

(Drum Klatschweiber, alle, lasst euch warnen/Bitte verwehrt eurer Zunge das Plappern/Geht stricken und nähen und brauen und backen/Und lasst ab vom Tratschen.)

WISSENSCHAFT UND RETTENDE INSTRUMENTE

Die Wissenschaftsentwicklung trug zur Machtverschiebung bei der Geburt bei.[65] Im 16. Jahrhundert legten männliche Philosophen (einschließlich Francis Bacon und René Descartes) die Basis für die Ansätze des gegenwärtigen wissenschaftlichen Denkens und Wissens. Das sich daraus neu entwickelnde mechanistische Weltbild wurde auf den menschlichen Körper übertragen. Man betrachtete das Universum als riesige Maschine, deren Gesetzmäßigkeiten man mithilfe der Vernunft verstehen konnte. Auch der menschliche Körper wurde als Maschine betrachtet, und die Geburt als mechanischer Prozess beschrieben. Man glaubte, dass der männliche Verstand mechanische Vorgänge besser verstünde als der weibliche, und dass Männer darum auch Körper besser verstehen könnten. Die Männer begannen mit der Erforschung der Geburt, für die sie ein neues Verständnis und eine entsprechende Fachsprache entwickelten. Das ermöglichte ihnen, in die weiblich-kontrollierte Domäne der Geburt einzudringen und sie neu zu definieren.

Durch die Erfindung medizinischer Instrumente konnte man ganz anders auf komplizierte Geburten reagieren.[66] Im dreizehnten Jahrhundert hatte die Gründung der *Barber-Surgeon Guild* den Männern das Recht gesichert, zur Rettung der Mutter ein totes Baby mit chirurgischen Instrumenten herauszuholen. Der wachsende Wissensstand zur Anatomie und Physiologie erlaubte den Männern weitere Technologien zu entwickeln. In den 1660er Jahren erfand Peter Chamberlen, ein Barbier-Wundarzt, die Geburtszange, die zum ersten Mal die Entbindung eines lebendigen Babys während einer Risikogeburt ermöglichte. Die Konstruktion dieser Instrumente wurde von der Familie über Generationen geheim gehalten, sodass sie ein hohes Entgelt für die Rettung von Müttern und Babys fordern konnte. Sobald andere Barbier-Wundärzte die Konstruktion entschlüsselt hatten, boten sie diesen Eingriff ebenfalls an. Barbier-Wundärzte konnten jetzt Mutter und Kind retten. Sie waren auf komplizierte Geburten spezialisiert, und man nannte sie »Hebammenmänner« oder »Accoucheure«. Sie wurden die Vorgänger der ärztlichen Geburtshelfer, während Frauen der Gebrauch dieser Instrumente verboten war. Mit dem Einsatz von wissenschaftlich gestützter Technologie gewann das Fachwissen der Männer über die Geburt an Stellenwert, was im Laufe des 19. Jahrhunderts bis zum heutigen Tag letztendlich das Vorrücken der Männer in den Bereich unkomplizierter Geburten erleichterte.

Während des Aufstiegs der männlichen Hebamme änderte sich das gesellschaftliche und kulturelle Klima rapide, und diese Veränderungen trugen zum Niedergang der traditionellen weiblichen Tätigkeiten bei.[67] Im Laufe der Professionalisierung vieler Berufe wurden die Frauen nach und nach verdrängt. Sie verloren einen großen Teil ihrer Tätigkeiten (zum Beispiel das Weben) an die Männer. Gleichzeitig führte die zunehmende Industrialisierung dazu, dass Handwerke nicht mehr Zuhause ausgeübt wurden. Wegen ihrer häuslichen Pflichten konnten viele Frauen diese Arbeiten nicht ausführen. Frauen, die Arbeit in Fabriken fanden, war es wegen ihrer Arbeitszeiten nicht länger möglich, als Klatschweib anwesend zu sein. Im Laufe der Zeit konnte die geburtsbegleitende kollektive Frauenkultur nicht aufrechterhalten werden. In Frankreich wurden die männlichen Hebammen bei reichen, gebildeten Frauen immer beliebter, da sie ein Beweis ihres gesellschaftlichen Status waren.[68] Diese Frauen begrüßten die neue wissenschaftliche Philosophie und Technologie. 1617 protestierte *Louise Bourgois*, eine französische Hebamme, gegen diesen Trend und beschwerte sich über die »Koketten«, die sogar für eine normale Geburt männliche Hebammen anstellten.[69] Im übrigen Europa, inklusive in England, wurden Männer weiterhin nur angestellt, um bei komplizierten Geburten zu helfen. Männliche Hebammen schlugen Kapital aus dieser Situation, indem sie die Gefahren der Geburt übertrieben und die Kompetenz weiblicher Hebammen diskreditierten. Wohlhabende Frauen beschäftigten männliche Hebammen, die während der Geburt in ihrem Haus warteten, falls sie zur Bewältigung von Komplikationen benötigt würden.

Vor Beginn der neuen Wissenschaftsphilosophie hatten die Frauen einen Fundus an Wissen über die Geburt aufgebaut, der durch ihre mündliche Kultur verbreitet wurde. Dieses Wissen lag außerhalb der formalen Erziehung, von der sie traditionell ausgeschlossen waren. Der Wechsel zum Lernen aus Büchern ermöglichte den Männern, medizinische Texte zu veröffentlichen, die ihr Wissen über die Geburt bekannt machten und ihre Autorität auf diesem Gebiet weiter festigten.[70] Traditionelle weibliche Hebammen hatten Schwierigkeiten, ihre Art des Wissens zu artikulieren. Ihr Wissen war weniger empirisch und sie erwarben es nicht aus Büchern, sondern als Lehrlinge und durch Erfahrung. Als schließlich im achtzehnten Jahrhundert die formale Hebammenausbildung eingeführt wurde, basierte sie auf dem von Männern kreierten mechanistischen Geburtsverständnis und führte zur weiteren Unterdrückung des traditionellen Hebammenwissens.

INDUSTRIALISIERUNG UND INSTITUTIONELLE PERIPARTALE BETREUUNG

Das medizinische Wissen vom menschlichen Körper beruhte weiterhin auf geschlechtsspezifischen Stereotypen. Da Frauen fähig waren, Kinder zu gebären, ging man davon aus, dass das ihre hauptsächliche biologische Rolle wäre. Frauen wurden als intellektuell schwach und als Opfer ihrer reproduktiven Triebe angesehen. Rudolf Virchow, der »Vater der modernen Pathologie« konstatierte, dass eine Frau »ein Paar Eierstöcke mit einem beigefügten menschlichen Wesen ist, während der Mann ein menschliches Wesen ist, das mit einem Paar Hoden ausgerüstet ist«.[71] Weibliche Gebrechen und Krankheiten wurden als Symptome dafür gedeutet, dass Frauen sich ihrer »biologischen Bestimmung« widersetzten. Die rationale männliche Medizin behauptete, dass sie die Störungen im weiblichen Körper diagnostizieren, behandeln und kontrollieren könne.

In Europa und den Vereinigten Staaten führte die Industrialisierung zu beengten Wohnverhältnissen, zunehmend schlechter Gesundheit und zu Unfällen. Hospitäler wurden errichtet, um eine umfassende medizinische Versorgung zu gewährleisten. Dort konnten die Patienten von Ärzten und Krankenschwestern behandelt und gepflegt werden. Im achtzehnten Jahrhundert gründete man Gebäranstalten. Sie boten eine kostenlose Versorgung für arme Frauen und waren zugleich geburtshilfliche Ausbildungsstätten für Ärzte und Schwestern.[72] Die Krankenhäuser waren jedoch überfüllt und unhygienisch. Die Infektionsrate beim Kindbettfieber war hoch, da Ärzte die Erreger von kranken und verstorbenen Patientinnen direkt in die Vagina gebärender Frauen verschleppten.[73] Die Müttersterblichkeit aufgrund von Infektionen blieb bis zur Entdeckung der Antibiotika im zwanzigsten Jahrhundert hoch. Mit der Zunahme von Krankenhausgeburten stiegen anfangs auch die Verletzungs- und Todesraten für Mütter und Babys an. Trotzdem wurden im Laufe der Jahrzehnte Krankenhausgeburten für Frauen aller Klassen zur Normalität. Hospitäler und Medizin boten Schmerzlinderung und vermittelten ein Gefühl von »Sicherheit«, das das Vakuum füllte, das durch den Kollaps der weiblichen Geburtskultur entstanden war. Viele Feministinnen der ersten Welle (im neunzehnten und frühen zwanzigsten Jahrhundert) sahen in der medizinisch unterstützten Krankenhausgeburt eine Möglichkeit für Frauen, die Kontrolle über ihren Körper und ihre Fortpflanzung zu erlangen.[74] Sie plädierten für das Recht auf Linderung der Schmerzen, die mit Schwangerschaft und Geburt einhergehen. Trotz einer Zunahme von Krankenhausgeburten blieb die Hausgeburt unter Obhut einer Hebamme bis zur zweiten Hälfte des zwanzigsten Jahrhunderts die kulturelle Norm in ganz Europa und darüber hinaus. Während dieser Zeit sorgten Hebammen wie seit Jahrhunderten weiterhin für die Versorgung von Frauen in ihren Gemeinschaften.

Als im zwanzigsten Jahrhundert mehr Frauen in Krankenhäusern gebaren, begann die Geburt unter medizinischer Kontrolle Schwung aufzunehmen. Ärztliche Geburtshelfer und in Krankenhäusern ausgebildete Hebammen wurden die Hauptbetreuer:innen für gebärende Frauen. Die

Konzepte der industriellen Massenproduktion beeinflussten auch die Praxis in Krankenhäusern. Frauenkörper wurden wie auf dem Fließband abgefertigt, mit Routineeingriffen, die darauf abzielten, den Geburtsprozess problemloser und zügiger zu machen.

> *... die Entwicklung der Geburtshilfe und ihre letztendliche Dominanz über die Hebammenkunst kam in der westlichen Welt durch das Argument zustande, dass die, die für den weiblichen Körper sorgten, das nur konnten, indem sie ihn als eine Maschine sahen, die man beaufsichtigen, kontrollieren und in die man mit technischen Mitteln eingreifen konnte.*
>
> Clare Davison[75]

Zu den Standardeingriffen gehörten eine Schamhaarrasur, ein Einlauf und ein Bad, gefolgt von der Öffnung der Fruchtblase mit einem Amnio-Haken.[76] Danach wurden Betäubungs- und Beruhigungsmittel verabreicht, um einen »Dämmerschlaf« herbeizuführen. Die Frauen waren dabei ans Bett fixiert, damit sie sich nicht selbst verletzten, wenn sie sich halb bewusstlos hin und her warfen.[77] Sobald der Kopf des Babys sich zeigte, spritzte man Medizin (z. B. Mutterkorn), um die Wehen zu verstärken, und oft benutzte man Zangen, um Babys aus ihren bewusstlosen Müttern zu holen. Häufig erwachten die Frauen ohne Erinnerung an die Geburt aus ihrem Dämmerschlaf, während ihr Kind schon im Säuglingssaal war. Die Kinder wurden zu festen Zeiten, die von der Krankenhausroutine vorgegeben waren, ihren Müttern zum Stillen gebracht.

Im Europa des späten achtzehnten und frühen neunzehnten Jahrhunderts schmiedete die Medizin eine Allianz mit der Krankenpflege, um die Hebammen unter die rechtliche und disziplinarische Kontrolle der Medizin zu bringen. Verschiedene strategische Rechtsvorschriften führten dazu, dass die Tätigkeit der Hebammen der Krankenpflege zugeordnet wurde, und nicht als eigenständiger Berufszweig galt, der sie immer gewesen war.[78] Während die traditionelle Hebammenpraxis sich aus der autonomen weisen Frau und ihrer Volksmedizin entwickelt hatte, war die traditionelle Krankenpflege aus der Unterstützung der medizinischen Praxis entstanden. Jetzt wurden Hebammen zunächst als Schwestern ausgebildet und sozialisiert, dann in Wissen und Fertigkeiten unterrichtet, die für die Unterstützung einer Geburt unter medizinischer Kontrolle nötig waren. Außerdem war es Hebammen verwehrt, ihren eigenen Berufsstand zu regulieren. Stattdessen hatten Medizin und Krankenpflege eine entscheidende Stimme in den Leitungsgremien ihres Berufsverbandes. In Teilen Nordamerikas war die Hebammentätigkeit praktisch verboten, und die peripartale Betreuung wurde von ärztlichen Geburtshelfern und Schwestern besorgt.[79]

Im zweiten Weltkrieg starben viele junge Männer, die in der Bevölkerung ersetzt werden mussten. Wie in früheren Epochen steigerte der Krieg das Interesse an der weiblichen Fortpflanzung und ihrer Kontrolle. Eine institutionalisierte Schwangerschaftsbetreuung wurde eingeführt, um die Gesundheit der Bevölkerung durch Überwachung und Kontrolle der Schwangerschaften von Frauen zu verbessern.[80] Während dieser Zeit boten europäische Hebammen weiterhin pränatale (vorgeburtliche)und postnatale (nachgeburtliche) Fürsorge in ihren Gemeinschaften an. Als jedoch immer mehr Frauen sich zu einer Geburt im Krankenhaus entschlossen, wurde diese zur neuen kulturellen Norm. Die Notwendigkeit, für eine gesunde Bevölkerung zu sorgen, führte auch zu medizinischen Fortschritten in Diagnose und Behandlung von Schwangerschaftskomplikationen wie z. B. Präeklampsie und Nachgeburtsblutungen (PPH). So erhielten Frauen mit Risikoschwangerschaften im Krankenhausbetrieb zunehmend effektivere Behandlung und Versorgung.

Die Entwicklung des geburtshilflichen Medizinwissens basierte jedoch weiterhin auf dem im siebzehnten Jahrhundert entwickelten Konzept des Körpers als Maschine.[81] Der Geburtsprozess wurde in unterschiedliche Phasen unterteilt, die man messen und auf einer Zeitachse grafisch darstellen konnte. Diese Kategorisierung ermöglichte es den Ärzten, den Fortschritt anhand definierter Stadien festzustellen und Grenzen und Grenzlinien für das, was als »normal« angesehen wurde, festzulegen. Man glaubte, dass Medizin und Apparate den Frauenkörper unter der Geburt leistungsfähiger machen könnten. In den 1950er Jahren stellte der amerikanische Gynäkologe und Geburtshelfer Emanuel Friedman die Dilatation des Muttermundes von 500 Erstgebärenden in einem Krankenhausbetrieb grafisch dar.[82] Unter den Studienteilnehmerinnen waren Frauen, die sediert waren, Medikamente (Pitocin) zur Geburtseinleitung oder Wehenbeschleunigung erhalten hatten, und von denen 55 % eine Zangengeburt hatten.

In den 1970er Jahren wurde die Friedman-Kurve modifiziert, um Ärzt:inn, die in einem abgelegenen Gebiet Rhodesiens arbeiteten, als Orientierungshilfe zu dienen.[83] Man wollte die Zahl der schlechten Outcomes (Geburtsergebnisse, Geburtsfolgen) durch Geburtsstillstand in diesem bestimmten Umfeld reduzieren. Zu diesem Zweck fügte man

Friedmans graphischer Darstellung eine Warnkurve, eine Transferkurve (zum Krankenhaus) und eine Aktionskurve hinzu. Das Ergebnis war das Partogramm, eine Grafik, die die Eröffnung des Muttermundes im Geburtsverlauf auf einer Zeitachse darstellt. In den 1980er Jahren wurde dieses Partogramm weltweit in Krankenhäusern eingeführt, und es wird heute noch benutzt, um die Geburt zu überwachen und ihren »normalen« Verlauf zu definieren.

Obwohl die evidenzbasierte Medizin sich schon in den 1970er Jahren entwickelte, etablierte sie sich im Gesundheitswesen doch erst in den 1990er Jahren.[84] In der Geburtshilfe gab es bekanntermaßen neben anderen medizinischen Besonderheiten Widerstände, Forschungsergebnisse in die Praxis umzusetzen.[85] Routineeingriffe wie Überwachung des Fötus, Fruchtblasenöffnung und Dammschnitt (Episiotomie) wurden ohne wissenschaftliche Beweise als Teil der allgemeinen Medikalisierung der Geburt eingeführt. Diese Interventionen werden weiterhin durchgeführt, wobei die Beweislast bei den Wissenschaftler:innen liegt. Sie müssen beweisen, dass man auf diese Maßnahmen verzichten kann, ohne jemanden zu gefährden. Doch auch mit qualitativ guten Forschungsbelegen bleibt die geburtshilfliche Praxis kultur- statt evidenzbasiert. Viele Routineinterventionen während des Geburtsverlaufs stehen in direktem Widerspruch zum aktuellen Stand der Wissenschaft und den heutigen Kenntnissen über die Geburtsphysiologie. So ist zum Beispiel das Partogramm weiterhin fester Bestandteil der Krankenhausroutine, obwohl es nach zuverlässigen Forschungsergebnissen bei der Bestimmung eines normalen Geburtsverlaufs ungeeignet ist.[86]

In diesem Kapitel wurden die Schlüsselaspekte der Herstory untersucht, die die Kette bilden, durch die unsere Geburtskultur gewoben wird. Diese Fäden werden im Laufe dieses Buches immer wieder aufgegriffen, denn das Wissen und die Praxis der heutigen Geburtskultur spiegeln die Herstory von Frauen und Geburt sowie die Stellung der Frauen in der Gesellschaft wider. Der Besitzanspruch auf das Kind, der mit dem Patriarchat entstand, erforderte die Kontrolle der Frauen und ihrer Fortpflanzung. Als das medizinische Wissen sich entwickelte, wurde es beeinflusst von älteren religiösen und kulturellen Vorstellungen über den Frauenkörper als unreine und schlecht funktionierende Version des höherwertigen Männerkörpers. Schließlich kam die kollektive Frauenkultur bei der Geburt zum Erliegen, als aufgrund gesellschaftlicher und kultureller Veränderungen die Geburt von zu Hause ins Krankenhaus verlagert wurde. Diese sich über Jahrhunderte hinziehenden Veränderungen, ermöglichten den Männern, sich als die wahren Koryphäen und Experten hinsichtlich der Geburt zu positionieren. Das Erbe unserer Herstory ist verwurzelt in der jahrhundertelangen Besitzergreifung und Medikalisierung der Frauenkörper und der Geburt. Wenn wir die Fäden der Herstory verstehen, verstehen wir auch, was heute passiert und können an der Kette mitarbeiten, um unsere Zukunft zu weben.

Endnoten

1 P. S. Buck, *My several worlds: a personal record*, John Day Books, New York, 1954, S. 52.

2 B. G. Diass und K. J. Ressler, ›Parental olfactory experience and neural structure in subsequent generations‹, *Nature Neuroscience*, 2014, 17:89-96.

3 K. A. Cyran und M. Kimmel, ›Alternatives to the Wright-Fisher Model: the robustness of mitochondrial Eve dating‹, *Theoretical Population Biology*, 2010, 73(3):165-172.

4 R. Eisler, *The chalice and the blade: our history, our future*, HarperCollins, New York, 1998.

5 M. French, *From Eve to Dawn, a history of women, volume 1: origins*, The Feminist Press at CUNY, New York, 2008.

6 R. C. Camphausen, *The yoni: sacred symbol of female creative power*, Inner Traditions International, Vermont, 1996, S. 58.

7 M. Gimbutas, *The goddesses and gods of old Europe: myths and cult images*, University of California Press, Berkeley, 2007.

8 B. Walker, *Das geheime Wissen der Frauen*, Zweitausendeins, Frankfurt/Main, 1983 S. 969-971.

9 C. M. da Silva, *Neolithic cosmology: the equinox and the spring full moon*, Ancient History & Civilisation website, n.d., abgerufen 27.11.2022. erenow.net/ancient/ancient-astronomy/5.php.

10 Walker, *Das geheime Wissen der Frauen*, S. 282.

11 L. Redmond, *When the drummers were women: a spiritual history of rhythm*, Three Rivers Press, New York, 1997, S. 30.

12 Redmond, *When the drummers were women.*

13 French, *From Eve to Dawn, a history of women, volume 1.*

14 French, *From Eve to Dawn, a history of women, volume 1.*

15 French, *From Eve to Dawn, a history of women, volume 1.*

16 French, *From Eve to Dawn, a history of women, volume 1.*

17 French, *From Eve to Dawn, a history of women, volume 1.*

18 Eisler, *The chalice and the blade.*

19 Walker, *Das geheime Wissen der Frauen*, S. 61-61.

20 W. E. Phipps, ›The menstrual taboo in the Judeo-Christian tradition‹, Journal of Religion and Health, 1980, 19(4): 298-303.

21 French, *From Eve to Dawn, a history of women, volume 1.*

22 French, *From Eve to Dawn, a history of women, volume 1.*

23 French, *From Eve to Dawn, a history of women, volume 1.*

24 French: From Eve to Dawn, a history of women, volume 1.

25 M. Dashu, *Witches and pagans: women in European folk religion, 700 – 1100,* Velda Press, Richmond, 2016.

26 Dashu, *Witches and pagans.*

27 Dashu, *Witches and pagans, S.* 39.

28 Dashu, *Witches and pagans, S. 7.*

29 Dashu, *Witches and pagans, S.* 265-267.

30 Walker, *Das geheime Wissen der Frauen*, S. 825.

31 C. Savona-Ventura, ›The influence of the Roman Catholic Church on midwifery practice in Malta‹, *Medical History*, 1995, 39:18-34.

32 Lutherbibel, 1.Moses 3:16.

33 M. French, *From Eve to Dawn, a history of women, volume 2: the masculine mystique*, The Feminist Press at CUNY, New York, 2008, S. 99.

34 Martin Luther, Werke, Weimarer Ausgabe Bd. 10/2, Weimar 1907, S. 296. French, *From Eve to Dawn, a history of women, volume 2,* S. 107.

35 W. L. Minkowski, Women healers of the Middle Ages: selected aspects of their history‹, *American Journal of Public Health*, 1992, 82(2):288-295.

36 French, *From Eve to Dawn, a history of women, volume 2.*

37 French, *From Eve to Dawn, a history of women, volume 1,* S. 220.

38 French, *From Eve to Dawn, a history of women, volume 2.*

39 Minkowski, ›Women healers of the Middle Ages‹, S. 293.

40 B. Rowland, *Medieval guide to women's health*, Kent University, Kent, Ohio, 1981, S. 11.

41 B. Ehrenreich und D. English, *Witches, midwives and nurses*, 2. Aufl., The Feminist Press at CUNY, New York, 2010, S. 56.

42 Dashu, *Witches and pagans, S.* 43-47.

43 Dashu, *Witches and pagans, 700-1100*, S. 47.

44 Lutherbibel, 2. Moses Exodus 22:17. *The Bible*, King James Bible Online website, 2020, abgerufen am 7. Dezember 2020. https://www.kingjamesbibleonline.org/Exodus-Chapter-22/#18

45 Dashu, *Witches and pagans.*

46 French, *From Eve to Dawn, a history of women, volume 2*, S. 121.

47 J. Sprenger und H. Kramer, Malleus malleficarum: Hexenhammer, 1923, S. 67 (103)

48 Sprenger und Kramer, *Malleus maleficarum*, Kindle location 672.

49 N. Ben-Yehuda, ›The European witch craze of the 14th to 17th Centuries: a sociologist's perspective‹, *American Journal of Sociology*, 1980, 86(1):1-31.

50 Ben-Yehuda, ›The European witch craze of the 14th to 17th Centuries‹.

51 Dashu, *Witches and pagans.*

52 Ben-Yehuda, ›The European witch craze of the 14th to 17th Centuries‹.

53 Ben-Yehuda, ›The European witch craze of the 14th to 17th Centuries‹.

54 R. A. Horsley, ›Who were the witches? The social roles of the accused in the European witch trials‹, *The Journal of Interdisciplinary History*, 1979, 9(4):709.

55 Ben-Yehuda, ›The European witch craze of the 14th to 17th Centuries‹.

56 Merriam-Webster, *Midwife*, Merriam Webster Dictionary website, 2020, abgerufen am 27.11.2022. www.merriam-webster.com/dictionary/midwife

57 Dashu, *Witches and pagans*, S. 92.

58 A. Wilson, *Ritual and conflict: the social relations of childbirth in early modern England*, Routledge, London, 2016, S. 160.

59 Wilson, *Ritual and conflict*, S. 153-210.

60 Wilson, *Ritual and conflict*, S. 158.

61 Wilson, *Ritual and conflict*, S. 155.

62 Wilson, *Ritual and conflict*, S. 175.

63 Wilson, *Ritual and conflict.*

64 Unknown, *Tittle-tattle; Or, the several branches of gossipping*, The British Museum website, Museum number 1973,U. 216, n. d., abgerufen am 27.11.2022. www.britishmuseum.org/collection/object/P_1973-U-216

65 J. Donnison, *Midwives and medical men: a history of the struggle for the control of childbirth*, Historical Publications, London, 1988.

66 Donnison, *Midwives and medical men.*

67 French, *From Eve to Dawn, a history of women, volume 2.*

68 Donnison, *Midwives and medical men.*

69 Donnison, *Midwives and medical men*, S. 33.

70 J. C. Allotey, ›English midwives‹ responses to the medicalisation of childbirth (1671–1795)‹, *Midwifery*, 2011, 27(4):532-538.

71 H. H. Ploss, M. Bartels und P. Bartels, *Woman: an historical gynaecological and anthropological compendium, volume 3*, William Heinemann (Medical Books) Ltd., London, 1935, S. 361.

72 Donnison, *Midwives and medical men.*

73 C. Hallet, ›The attempt to understand puerperal fever in the eighteenth and early nineteenth centuries: the influence of inflammation theory‹, *Medical History*, 2005, 49: 1-28.

74 B. Beckett, ›Choosing cesarean: feminism and the politics of childbirth in the United States‹, *Feminist Theory*, 2005, 6(3):251-275.

75 C .L. Davison, *Looking back and moving forward: a history and discussion of privately practising midwives in Western Australia* [unpublished PhD thesis], Curtin University, 2019, S. 26. espace.curtin.edu.au/handle/20.500.11937/77506

76 M. F. Myles, *A textbook for midwives*, E & S Livingstone Ltd., London, 1961.

77 D. Caton, ›In the present state of our knowledge: early use of opioids in obstetrics‹, *Anesthesiology*, 1995, 82: 779-784.

78 Donnison, *Midwives and medical men.*

79 M. A. Eberts, *Report of the task force on the implementation of midwifery in Ontario*, Task Force on the Implementation of Midwifery in Ontario, 1987.

80 W. R. Arney, *Power and the profession of obstetrics*, University of Chicago Press, Chicago, 1982.

81 Donnison, *Midwives and medical men.*

82 E. A. Friedman, ›Primigravid labor: a graphicostatistical analysis‹, *Obstetrics and Gynecology*, 1955, 6(6):567-589.

83 R. H. Philpott und V. M. Castle, ›Cervicographs in the management of labour in primigravidae. II. The action line and treatment of abnormal labour‹, *Journal of Obstetrics and Gynaecology of the British Commonwealth*, 1972, 79:592-598.

84 D. L. Sackett, W. M. C. Rosenberg, J. A. M. Gray, R. M. Haynes und W. S. Richardson, ›Evidence-based medicine: what it is and what it is not‹, *British Medical Journal*, 1996, 312:71-72

85 F. King, ›A short history of evidence-based obstetric care‹, Best Practice & Research Clinical Obstetrics and Gynaecology, 2005, 19(1):3-14. J. P. Souza, O. T. Oladapo, B. Fawole, K. Mugerwa, R. Reis, F. Barbosa-Junior, L. Oliveira-Ciabati, D. Alves and A. M. Gülmezoglu, ›Cervical dilatation over time is a poor predictor of severe adverse outcomes: a diagnostic accuracy study‹, BJOG, 2018, 125(8):991-1000.

86 J. P. Souza, O. T. Oladapo, B. Fawole, K. Mugerwa, R. Reis, F. Barbosa-Junior, L. Oliveira-Ciabati, D. Alves and A. M. Gülmezoglu, ›Cervical dilatation over time is a poor predictor of severe adverse outcomes: a diagnostic accuracy study‹, BJOG, 2018, 125(8):991-1000.

Zwei

Vermächtnis

Denn in jeder Gesellschaft weist die Art, wie eine Frau ihr Kind zur Welt bringt und wie für sie und das Baby gesorgt wird, scharf wie eine Pfeilspitze auf die Schlüsselwerte dieser Kultur hin.
Sheila Kitzinger[1]

Die kulturelle Landschaft, in der eine Frau ihr Kind zur Welt bringt, beeinflusst die Botschaften, die sie über sich selbst und ihre Mutterrolle erhält. Unsere heutige Betreuung von Schwangeren, Gebärenden und neuen Müttern und die Geburtskultur spiegeln die Auffassung wider, dass Frauen und ihre Körper minderwertig, unrein und voller Risiken sind und die Medizin den chaotischen Geburtsprozess kontrollieren und absichern kann. Wenn wir das, was gerade passiert, verstehen und auf eine frauzentrierte Betreuung hinarbeiten wollen, müssen wir nicht nur über den Tellerrand schauen, sondern mit einem kritischen Blick auf die akzeptierten Normen und Botschaften, die den Frauen beim Eintritt in die Mutterschaft vermittelt werden, *über den Teller selbst* nachdenken. Wenn Frauen begreifen, was hinter den kulturellen Botschaften steckt, können sie sich bewusst entscheiden, ob sie diese annehmen oder ablehnen wollen. Auch für das geburtshilfliche Personal, das etwas verändern will, ist es erforderlich, die aktuelle Geburtskultur zu verstehen. Dieses Kapitel folgt den Fäden der Herstory in den modernen Geburtskontext. Die erörterten Themen mögen konfrontativ sein, doch sie bilden die grundlegende Kette, durch die der zweite Teil des Buches gewoben wird.

DEFINITIONEN DER GEBURT ENTWIRREN

Die moderne Geburt wird durch viele Begriffe definiert und beschrieben. Es ist daher unerlässlich, sie vorab ein wenig zu entwirren und die in diesem Buch benutzten Wörter zu erläutern.

Normale Geburt

Der Begriff »normale Geburt« wird in der Geburtshilfe und in klinischen Leitlinien häufig verwandt. Er bezieht sich meist auf eine unkomplizierte vaginale Geburt ohne Einsatz medizinischer Instrumente (Saugglocke oder Geburtszange). Nach dieser Definition erleben etwa 50–60 % der Frauen in Großbritannien, den Vereinigten Staaten und Australien eine normale Geburt.[2] Der Internationale Hebammenverband ICM (The International Confederation of Midwives) fasst die Definition der normalen Geburt noch weiter:

> *Ein einzigartiger dynamischer Prozess, in dem die fötale und die mütterliche Physiologie und psychosoziale Kontexte interagieren (mit dem Ziel, dass es Mutter und Kind gut geht). Eine normale Geburt findet statt, wenn bei der Frau die Wehen beginnen, sich fortsetzen und enden und der Säugling spontan am Termin geboren wird, in Schädellage, ohne chirurgische, medizinische oder pharmazeutische Eingriffe, aber mit der Möglichkeit der Überweisung sofern erforderlich.*[3]

Diese Art der Geburt ist jedoch in der gut ausgestatteten institutionellen Geburtshilfe weit von der Norm entfernt, und die Anzahl der Frauen, die keine chirurgischen, medizinischen oder pharmazeutischen Eingriffe haben, ist gering. Im Jahr 2018 gab es z. B. nur bei 29 % der Gebärenden in Australien keine Einleitung und keinen beschleunigenden medizinischen Eingriff.[4] Insgesamt lag die Rate der Periduralanästhesien (PDA) bei 40 %, und 45 % der Erstgebärenden hatten eine Sectio (Kaiserschnitt).[5]

Außerdem ist gerade das Wort »normal« problematisch. Es missachtet die individuelle Wahrnehmung der Frauen von sich selbst und von ihrem Geburtsvorgang. Viele Frauen betrachten die Geburt ihres Kindes als »normal«, selbst wenn sie sich chirurgischen, medizinischen oder pharmazeutischen Eingriffen unterziehen; genauso kann auch das Etikett »anormal« entmachtend sein.

Natürliche Geburt

Unser modernes Leben ist so abgekoppelt von der Natur, dass wir ihre ganzheitlichen, zyklischen und facettenreichen Aspekte nicht mehr wahrnehmen. Unsere Urahnen wussten um die vielfältigen Aspekte der Natur wie Geburt, Wachstum, Verfall und Tod. Dies spiegelte sich in den vielen Gesichtern ihrer Göttinnen wider, die die Macht besaßen, sowohl zu erschaffen als auch zu zerstören. Krankheit, Schmerz und Tod sind natürliche Vorgänge, trotzdem haben Menschen während der gesamten Herstory versucht, natürlichen Körperprozessen vorzubeugen und Krankheiten zu heilen. Heilkundige Frauen wandten natürliche Heilmittel an, während moderne Ärzte Pharmazeutika und Technologie einsetzen.

Traditionell bestand die Hebammenkunst darin, die physiologischen Vorgänge zu schützen und dennoch auftretende Krankheiten und Komplikationen zu erkennen und zu behandeln. Heutzutage versucht man, die natürliche Geburt mittels medizinischer Routineeingriffe zu kontrollieren und Komplikationen zu vermeiden. Dieses Vorgehen lässt außer Betracht, dass die Natur normalerweise zu einer unkomplizierten Geburt führt und dass die Eingriffe selbst Komplikationen hervorrufen können.

Die aktuelle Bewegung für eine natürliche Geburt bietet eine Alternative zur medizinischen Verfahrensweise. Leider liegt der Ursprung dieser Bewegung, wie auch schon bei der konventionellen Medizin, in der Frauenfeindlichkeit, der die Frauen in der Herstory ausgesetzt waren. Grantly Dick-Read, Arzt und Geburtshelfer im Vereinigten Königreich, der den Begriff »natürliche Geburt« in den 1930er Jahren prägte, publizierte mehrere Bücher zu diesem Thema. Seine Arbeiten sind Ausdruck der patriarchalischen und rassistischen Überzeugungen seiner Zeit. In einer Broschüre mit dem Titel *Motherhood in the Post-War World* schrieb er: »Die Frau versagt, wenn sie aufhört, die Kinder zu begehren, für die sie in erster Linie geschaffen ist. Ihre wahre Emanzipation liegt in der Freiheit, ihren biologischen Zweck zu erfüllen.« Und er stellte fest: »Die Mutter ist die Produktionsstätte, und sie kann durch Schulung und Betreuung leistungsfähiger in der Kunst der Mutterschaft« gemacht werden«.[6] Er behauptete auch, dass »primitive Frauen keine Schmerzen bei der Geburt verspürten. Weiterhin behauptete er, dass in Stammesgemeinschaften lebende Frauen »ohne Traurigkeit« unter der Geburt starben, weil sie wussten, dass sie in ihrem Stamm keinen Platz hätten, wenn sie unfähig wären, Kinder zu gebären.[7]

Diese auf die Spitze getriebene Doktrin der natürlichen Geburt ist aus verschiedenen Gründen problematisch. Erstens verkennt sie, dass Eingriffe bei einer natürlichen Geburt für einige Frauen und Babys überlebenswichtig sind. Zweitens verschwimmt in einer Geburtskultur voller Eingriffe die Wahrnehmung, was denn eigentlich natürlich ist. Der Begriff »natürliche Geburt« wird (ungeachtet medizinischer Eingriffe) für alle vaginal geborenen Babys bis hin zu einem sogenannten »natürlichen Kaiserschnitt« (eine sanftere Version des Standardverfahrens) verwendet.[8] Es gibt auch die Auffassung, dass die Anwendung natürlicher Hilfsmittel wie Kräuter oder Akupressur keine Eingriffe sind. Jedoch ist jede Einmischung, die den natürlichen Ablauf der Körperfunktionen zu verändern sucht, eine Intervention. Auf dieses Problem, speziell im Hinblick auf das Konzept der »natürlichen Einleitung« bin ich bereits in meinem Buch *Why Induction Matters* eingegangen.[9] Eine Geburtseinleitung, unabhängig von der Methode, regt Veränderungen im Körper an, bevor sie natürlich auftreten.

Drittens haben alternative Arzneien ebenso Nebenwirkungen und Risiken wie medizinische Methoden. Viertens – und am wichtigsten – übermittelt der routinemäßige Einsatz natürlicher Interventionen den Frauen dieselbe Botschaft wie eine medizinische Intervention und zeigt ihnen, dass ihr Körper es nicht allein schafft und sie etwas Zusätzliches brauchen, damit die Geburt gut abläuft.

Physiologische Geburt

Der Begriff »Physiologie« hat seine Wurzeln in der Naturwissenschaft und der Naturkunde.[10] Das Wort »physiologisch« beschreibt das »normale Funktionieren eines Organismus«, und verwandte Wörter umfassen körperlich, fleischig und sinnlich.[11]Das Gegenteil ist die Pathophysiologie. »Patho« bedeutet Leiden oder Krankheit.[12] In diesem Buch verwende ich den Begriff »physiologische Geburt«, um zu beschreiben, dass eine Frau in einem gesunden, unkomplizierten Geburtsvorgang und ohne Eingriffe, die den Ablauf ihrer körperlichen Funktionen verändern, ihr Baby zur Welt bringt. Die Physiologie umfasst alle individuellen Abweichungen, die zwar nicht der »Norm« entsprechen, aber auch nicht pathologisch sind. Dazu gehören längere Schwangerschaften, Steißlagen, Zwillingsgeburten, vorzeitiger Blasensprung, Mekonium im Fruchtwasser, langsame und schnelle Geburtsverläufe.

MEDIZINISCHE INTERVENTION UND SCHULD

Die moderne Medizin hat weltweit zur Verbesserung der Gesundheit beigetragen und den Menschen ermöglicht, bestimmte Krankheiten auszurotten, Verletzungen zu heilen und Leben zu retten. Aufgrund der Erfolge der Medizin haben wir sie in allen Bereichen unseres Lebens willkommen geheißen, auch bei der Geburt.[13] Wir sind an einem Punkt der Herstory angelangt, an dem Frauen das Beste beider Welten haben könnten. Wir verfügen sowohl über die Ressourcen zur Unterstützung und Förderung der physiologischen Geburt, als auch über die medizinischen Möglichkeiten, auftretende Komplikationen zu bewältigen. Aber es gibt zwei Extreme bei medizinischen Eingriffen: »zu wenig, zu spät« und »zu viel, zu früh«.[14] Weltweite Bemühungen, die mütterliche Gesundheit zu verbessern, haben sich auf das Problem »zu wenig, zu spät« konzentriert – d. h. darauf, dass es daran mangelt, rechtzeitig Zugang zu qualitativ hochwertiger medizinischer Versorgung zu erhalten, wenn diese benötigt wird.

Oft wird angenommen, dass »zu wenig, zu spät« nur Frauen in Ländern mit unzureichend ausgestatteten peripartalen Diensten betrifft. Allerdings spielen selbst in ressourcenstarken Ländern soziale Ungleichheiten beim Zugang zu angemessener und qualitativ hochwertiger medizinischer Versorgung eine bedeutende Rolle. So ist z. B. die Wahrscheinlichkeit an Komplikationen während Schwangerschaft und Geburt zu sterben für schwarze oder asiatische Frauen und ihre Kinder deutlich höher als für weiße Frauen und ihre Kinder, unabhängig von ihrem Wohnort.[15] In den Vereinigten Staaten und Australien sind die Morbiditäts- und Mortalitätsraten indigener Frauen und ihrer Kinder höher als die nicht-indigener Frauen.[16] Diese Statistiken beschreiben weit mehr als den wirtschaftlichen Status oder den Zugang zur Gesundheitsversorgung. In Großbritannien ist die Gesundheitsversorgung zwar kostenlos, »doch ist die Müttersterblichkeit bei Frauen mit schwarzem ethnischen Hintergrund fünfmal und bei Frauen mit asiatischem ethnischen Hintergrund fast doppelt so hoch wie bei weißen Frauen«.[17] Diese Missverhältnisse verdeutlichen, dass die Art und Weise, wie Frauen bei der Geburt behandelt werden, die Gesellschaft spiegelt, in der sie gebären. Der systemische Rassismus, der in Gesellschaften und somit auch in der peripartalen Gesundheitsversorgung verwurzelt ist, manifestiert sich auch in den Geburtsergebnissen (Outcomes).

Gleichzeitig konzentriert sich der medizinische Ansatz auf Identifizierung und Behandlung der Pathologie, anstatt auf Förderung und Unterstützung der Physiologie. Angewandt auf die Geburtshilfe führt es zu einem Zuviel an Screenings, Überwachung und überflüssigen schädigenden Eingriffen. Die Besorgnis über die Auswirkungen von »zu viel, zu früh« wächst. Die Zeitschrift *The Lancet* hat das Problem kürzlich in ihrer *Maternal Health*-Serie zusammengefasst:

> *Die Welt hat einen sprunghaften Anstieg von Geburten in Gesundheitseinrichtungen erlebt. In vielen Einrichtungen werden zu viele unnötige medizinische Eingriffe, und manchmal sogar die falschen durchgeführt. Für einige dieser Interventionen fehlt jeglicher Nachweis für ihren Nutzen. Für andere … gibt es sogar Evidenz, dass sie Schädigungen verursachen.*[18]

Zunehmend erscheinen auch wissenschaftliche Forschungsarbeiten, die die Vorteile der physiologischen Geburt für Mutter und Kind belegen, sowie Leitlinien, wie die Physiologie am besten unterstützt werden kann.[19] Internationale Gremien, wie die Weltgesundheitsorganisation, fordern die Reduzierung nicht erforderlicher medizinischer Eingriffe unter der Geburt.[20] Die Quote der Geburtseingriffe steigt jedoch von Jahr zu Jahr weiter an, während die physiologische Geburt in den Geburtseinrichtungen der Krankenhäuser fast nicht mehr vorkommt.

Es ist beunruhigend, dass oft die Frauen selbst und ihre Körper für den Anstieg medizinischer Eingriffe verantwortlich gemacht werden. Einige medizinische Fachkräfte weisen darauf hin, dass Eingriffe zunehmend erforderlich werden, weil Schwangere jetzt älter und dicker sind sowie komplexere gesundheitliche Bedürfnisse haben als in vorherigen Generationen. Ein Arzt erklärte sogar, dass der Anstieg der Interventionsrate darauf zurückzuführen wäre, dass Frauen »fette Vaginen« haben.[21] Selbst wenn man diese extremen Meinungen nicht berücksichtigt, haben Frauen sich jedoch nicht so sehr verändert, dass der enorme Anstieg der Geburtseingriffe dadurch zu erklären wäre.

Was sich geändert hat, ist die Etikettierung, Erfassung und Handhabung von Merkmalen wie Gewicht (hoher BMI) und Alter (fortgeschrittenes mütterliches Alter). Insbesondere ändern sich die Parameter für »normal«, so dass mehr Frauen in die Kategorie »hohes Risiko« eingestuft werden. Als z. B. die Studiengruppen der *International Association of Diabetes in Pregnancy* im Jahr 2014 die empfohlenen Parameter für die Blutzuckerwerte senkten, führte das zu einem signifikanten Anstieg eines diagnostizierten Diabetes bei Schwangeren.[22] In Australien stieg die Diagnose Schwangerschaftsdiabetes um 74 %, so dass nunmehr 13,5 % der Frauen in ihrer Schwangerschaft als Diabetikerinnen behandelt werden.[23] Die Kursänderung in der Diagnose hat die Outcomes für Frauen und Kinder nicht verbessert; sie hat jedoch die Interventionsquote und die Kosten für die Geburtshilfe erhöht.[24] Doch medizinische Eingriffe nehmen nicht nur bei den Frauen zu, die in die »Hochrisiko«-Gruppe eingestuft werden. Die Statistiken für Frauen mit »niedrigem Risiko« zeigen, dass Eingriffe die Norm sind – auch ohne Risikoetikett. Laut Regierungsstatistiken von 2018 wurde z. B. bei 45,3 % der australischen Erstgebärenden, die als Niedrig-Risiko-Schwangere eingestuft waren, die Geburt eingeleitet.[25]

Gleichzeitig wird Frauen vorgeworfen, während der Geburt unnötige medizinische Eingriffe zu verlangen. Tatsächlich wünscht die überwiegende Mehrheit der Gebärenden sich jedoch eine physiologische Geburt, und sehr wenige wählen Interventionen ohne erkennbare medizinische Notwendigkeit.[26] Diejenigen, die tatsächlich unnötige medizinische Eingriffe wählen, werden als »zu vornehm, um zu pressen« (»too posh to push«) verspottet.[27] Andererseits werden Frauen, die eine physiologische Geburt anstreben, auch wegen unrealistischer Erwartungen hinsichtlich ihrer Gebärfähigkeit verunglimpft. So machten z. B. Ärzte in einem aktuellen öffentlichen Chat auf Twitter die Geburtspläne lächerlich (der Austausch wurde später von der Plattform entfernt). Ein Arzt behauptete: »Meiner Erfahrung nach kann man bei laminierten Geburtsplänen schon gleich mit der Vorbereitung des OP für einen Notkaiserschnitt beginnen. Ein anderer antwortete: »Ist das nicht ein Witz – die Länge des Geburtsplans korreliert direkt mit der Länge der Kaiserschnittnarbe [lachendes Emoji].«

Tatsächlich neigen Frauen dazu, das Risiko eines medizinischen Eingriffs während einer Krankenhausgeburt zu unterschätzen. In einer australischen Studie sollten Schwangere einschätzen, wie viele Erstgebärende eine »medizinisch unkomplizierte Geburt« hatten, definiert als »spontan einsetzende Wehen, die normal verlaufen und bei der das Baby ohne Hilfe von Zange, Saugglocke oder Sectio geboren wird«.[28] Die Einschätzung der Frauen betrug 56 %, während die landesweite Statistik damals (2012) bei 21 % lag. Daraus schlossen die Forscher:innen, dass die Erwartungen der Frauen unrealistisch wären, was zu einer erhöhten postnatalen Belastung führen könnte. Die Wissenschaftler:innen hinterfragten nicht, warum 79 % der Erstgebärenden nicht in der Lage waren, ohne medizinische Interventionen zu gebären. Sie sahen das Problem auch nicht als ein Versagen der geburtshilflichen Betreuung bei der Unterstützung der physiologischen Geburt an. Stattdessen schlugen sie vor, dass Frauen sich besser auf einen medizinischen Eingriff einstellen sollten. Die Deutung der Forschungsergebnisse deckt sich mit der Herstory und der Auffassung, dass eher die Erwartungen der Frauen korrigiert werden sollten, als die medizinische Praxis.

Frauen sind nicht die Ursache unnötiger und unerwünschter medizinischer Geburtseingriffe. Es werden immer mehr Eingriffe durchgeführt, weil die institutionelle Geburtshilfe nie darauf ausgerichtet war, die Physiologie oder eine evidenzbasierte, frauzentrierte Praxis zu fördern. Sie entwickelte sich, um die Medizin zu stützen und die weibliche Fortpflanzung zu kontrollieren, und tut das immer noch mit Erfolg. Dieser Umgang mit weiblichen Körpern stellt sicher, dass sie innerhalb akzeptierter Normen funktionieren. Individuelle physiologische Abweichungen werden nicht toleriert und stattdessen als Komplikationen behandelt. Um diese tief verwurzelte Geburtskultur zu verändern, wird weit mehr als Forschung und internationale Empfehlungen nötig sein. Ein Haupthindernis für einen Wandel sind Klinikärzt:innen, die keinen anderen Weg des Umgangs mit der Geburt »sehen« können. Der Arzt und Geburtshelfer Marsden Wagner vergleicht sie mit Fischen, die nicht in der Lage sind, das Wasser zu sehen, in dem sie schwimmen:

> *Geburtshelfer, seien es Ärzt:innen, Hebammen oder Krankenschwestern, die nur die stark interventionistische, medikalisierte Krankenhausgeburt erlebt haben, vermögen nicht die tiefgreifende Wirkung ihrer Interventionen auf die Geburt zu sehen. Diese im Krankenhaus tätigen Geburtsbegleiter:innen haben keine Ahnung, wie eine Geburt ohne all diese Eingriffe aussieht.*[29]

Der Interventionszyklus ist tief in der Praxis verankert: Routineeingriffe werden durchgeführt, um mögliche Komplikationen zu vermeiden; infolge dieser Eingriffe treten Komplikationen auf; dann sind Eingriffe erforderlich, um die Komplikationen zu bewältigen. Diese Abfolge immer wieder zu beobachten, verstärkt die tieferliegende Auffassung, dass Frauenkörper und Geburtsvorgang voller Gefahren sind und ein medizinischer Eingriff die Rettung sein kann.

UNSICHTBARE FRAUEN

Bis in die jüngste Zeit basierte die Weiterentwicklung des medizinischen Wissens auf dem männlichen Körper. Klinische Medikamentenstudien wurden bis in die 1990er Jahre ausschließlich an Männern oder männlichen Tieren durchgeführt.[30] Wir fangen gerade erst an, die unterschiedliche Reaktion weiblicher Körper auf Krankheiten und Medikamente zu erforschen. Bisher studierte man die weibliche Anatomie eher in Hinsicht auf ihre Fortpflanzungsfähigkeit als auf ihre vielen anderen komplexen Funktionen. Die Klitoris ist ein Beispiel für die medizinische Unsichtbarkeit der weiblichen Anatomie und Physiologie in der Medizin. Erst im letzten Jahrzehnt offenbarte sich deren Struktur in ihrer ganzen Pracht.[31] Früher verstand man sie als kleinen Knopf aus erogenem Gewebe, jetzt wissen wir, dass die Schenkel der Klitoris sich tief ins Becken erstrecken und ihre Schwellkörper sich an die Vagina anschmiegen. Dieses Wissen ist besonders wichtig, wenn man die gängige Praxis des Dammschnitts bei der Geburt betrachtet, bei der Nerven dieser Struktur durchtrennt werden, mit möglicherweise langfristigen Folgen für die Sexualfunktion.[32]

Im siebzehnten Jahrhundert begann man in der Medizin den menschlichen Körper als Maschine zu konzeptualisieren, die man in einzelne Organe und Systeme unterteilen konnte.[33] Daraus entwickelten sich die verschiedenen medizinischen Fachgebiete, und heute gibt es Ärzt:innen, die sich auf Herz, Lunge, Gehirn oder Magen-Darm spezialisieren. In diesem Rahmen entwickelte sich das Wissen über die Geburt. Dabei lag der Fokus darauf, wie die reproduktiven Organe arbeiten, um den Fötus auszutreiben. Im achtzehnten Jahrhundert wurden Texte zur Geburtshilfe mit realistischen Zeichnungen von während der Geburt verstorbenen Frauen illustriert.[34] Die Frauenkörper waren zerstückelt, und nur der sezierte Torso, der das Baby in Utero (in der Gebärmutter) zeigte, war übrig geblieben. Die Künstler, die diese Torsi zeichneten, versuchten nicht, die grausame Realität ihres Themas zu verbergen und nahmen die Gliedstümpfe in ihre Illustrationen auf. Diese Illustrationen wurden immer schematischer, und aktuelle Lehrbücher enthalten Strichzeichnungen von verstümmelten Torsi, versehen mit den genauen Maßen der Beckenknochen und des Babykopfs.[35] Die ganze Frau und die Individualität anatomischer Formen und Größen fehlen in diesen Darstellungen.

Die Entfremdung der Frau von der Geburt und noch fundamentaler vom Körper, ist meiner Meinung nach, das wichtigste und durchgängigste Thema in der modernen Geburtshilfe.

Barbara Katz Rothmann[36]

Auch moderne Darstellungen des Geburtsvorgangs spiegeln weiterhin wider, dass der gebärende Körper als Maschine betrachtet wird. So verwendet man noch immer den Begriff »Geburtsmechanismus« für die Beschreibung der Bewegungen, die ein Baby durch das Becken einer Frau macht. Der Geburtsfortschritt wird anhand der »drei Ps« betrachtet und gelehrt: die Power (Kontraktionen), der Passagier (der Fötus) und die Passage (das Becken und die Vagina). Diese Sichtweise lässt die ganzheitliche und sich wechselseitig beeinflussende Natur der Geburtsphysiologie außer Acht sowie den Einfluss, den Körperhaltungen, Emotionen, Umgebungen und die Gegenwart anderer Menschen auf den physiologischen Ablauf haben. Jedwede Komplikation wird als eine vom weiblichen Körper verursachte Fehlfunktion angesehen und nicht als eine durch Umgebung oder Interventionen hervorgerufene Störung. Die moderne Medizinsprache spiegelt diese Überzeugungen in Begriffen wie »Zervixinsuffizienz« (verkürzter Gebärmutterhals), »fehlender Fortschritt« und »zu enges Becken« wider.[37] Dieses beschränkte Verständnis von der Geburt lässt die Frau nur in Teilen sichtbar werden. Sie wird auf einzelne Körperteile reduziert und die Verbindung zu ihrer Umgebung dadurch gekappt.

Frauen fehlen auch in sozialen und kulturellen Geburtsnarrativen. Die Medienberichterstattung über die Geburt wirft ein Licht auf die Unsichtbarkeit gebärender Frauen. Babys werden von Frauenkörpern »entbunden«, normalerweise unter dramatisierten Umständen, die die Botschaft verstärken, dass der Körper der Frau gefährdet und die Person, die ihr Baby zur Welt bringt, ein Retter ist. Ein aktuelles Beispiel war ein Artikel im *Mirror* mit dem Titel »*Panic-stricken dad in just his boxers saves wife and baby using shoe lace.*« [Panischer Vater in Boxershorts rettet Frau und Baby mit Schnürsenkel]. Darunter die Schlagzeile: »Dan Sparrow, 38, aus Pontypridd, Südwales, musste schnell handeln, als Baby Kayden mit um den Hals gewickelter Nabelschnur aus Mutter Vicki, 28, ›herausschoss‹.«[38] Die Fotos, die diese Geschichten begleiten, zeigen normalerweise den Helden – Vater, Sanitäter, Passant –, der lächelnd das Baby hält. Auch Gesundheitsfachkräfte tragen Schuld daran, dass Medienerzählungen fortwährend Baby und geburtshilfliches Personal in den Mittelpunkt stellen, und nicht die Frau. Am Welthebammentag werden die sozialen Netzwerke mit Fotos von Hebammen überschwemmt, die Babys im Arm halten und schmunzeln. Die Mutter ist entweder abwesend oder im Hintergrund. Auf einem Foto, das die Australian Nursing and Midwifery Federation 2018 veröffentlichte, wurde die Mutter buchstäblich unkenntlich gemacht. Eine Hebamme verkündigte in ihrem Facebook-Newsfeed, dass heute Welthebammentag sei und fragte: »Wie wäre es mit ein paar aktuellen Fotos meiner Babys?« Diese Narrativen verfestigen das in der Herstory vorherrschende Bild der Frau (für die Reproduktion zuständig) als zweitrangig zum Baby (Produkt), und sie werfen ein Schlaglicht auf den Status der Person, die das Produkt »ausliefert«.

Auch Reality-TV-Shows wie »One Born Every Minute« [Bei *One Born Every Minute* handelt es sich um eine britische Doku-Serie ähnlich dem deutschen Format *Die Babystation – Jeden Tag ein kleines Wunder,* das den Alltag auf Geburtsstationen darstellt, indem es verschiedene Paare vom Weg ins Krankenhaus bis zur Geburt begleitet. In Großbritannien und den USA erfreut sich *OBEM* großer Beliebtheit. *Anm.d.Verlags*] setzen auf ein dramatisches Narrativ, das diese kulturelle Prägung verstärkt. Alys Einion analysierte die britischen Version von »One Born Every Minute«, um die Darstellung der Geburt zu erforschen.[39] Sie fand heraus, dass die narrative Struktur und die Sprache der Geburtsgeschichten suggerierten, dass die »Macht bei den Hebammen und Ärzten liegt und deren Fokus auf das Baby gerichtet ist«. Besonders stark vertreten waren die Perspektiven der männlichen Partner und der Hebammen, die die Geburtsgeschichten mit Hilfe von »ich« und »wir« erzählten und sich selbst in den Mittelpunkt stellten. Im Gegensatz dazu schilderten Frauen ihre Geburtsgeschichten häufig in Bezug auf die Personen um sie herum. Hebammen in der Show wurden auch als geschlossene, solidarische Gruppe dargestellt, wodurch die Frau zur Außenseiterin wurde. Eine andere Studie, die 2.847 Geburtsgeschichten aus einem Internet Forum analysierte, stellte fest, dass Frauen immer wieder »sich selbst als diejenigen mit der geringsten Kraft abgesehen vom Baby« darstellten, während die Ärzte in ihren Geschichten als kraftvoll dargestellt wurden.[40] Mediengeschichten spiegeln wider und verstärken innerhalb der vorherrschenden, kulturellen Normen die Unsichtbarkeit der Frau im Hinblick auf die Geburt.

UNSICHTBARES TRAUMA

Während die Medizin ihr Augenmerk auf die Reduzierung körperlicher Geburtskomplikationen richtet, vergisst sie, die Bedeutung psychischer und emotionaler Folgen anzuerkennen. Laut Forschungsergebnissen erlebt etwa ein Drittel der Frauen, die in gut ausgestatteten, modernen Geburtsstationen ihr Kind zur Welt bringen, die Geburt als traumatisches Ereignis.[41] Ein Geburtstrauma geht mit postnatalen psychischen Gesundheitsproblemen wie Depression und posttraumatischer Belastungsstörung einher. Dies wirkt sich auf die Fähigkeit der Frau, eine Bindung zu ihrem Baby aufzubauen, aus und kann die familiären Beziehungen durcheinanderbringen. Überall in der westlichen Welt ist Selbstmord eine der Hauptursachen für die »Müttersterblichkeit« (dieser Begriff umfasst alle Todesfälle, die während der Schwangerschaft und bis zum ersten Jahr nach der Geburt eintreten).[42] Psychische Geburtskomplikationen bleiben der Öffentlichkeit jedoch verborgen. Frauen sind dahingehend sozialisiert, dass sie, so lange es ihrem Baby gut geht, akzeptieren, was mit ihnen passiert, und wie sie sich dabei fühlen, geht keinen etwas an. Dieses babyfokussierte Grundprinzip führt den Märtyrer-Mutter-Archetypus fort, der sich im Laufe der Herstory herausbildete und heute weiterhin verstärkt wird.

> *Ich wurde wie eine Kuh behandelt, die Probleme beim Kalben hat, und fühlte mich missbraucht und gedemütigt.*
> anonym[43]

Wie eine Frau unter der Geburt behandelt wird, ist eher dafür verantwortlich, ob sie ein Trauma erlebt, als die Art der Geburt. Eine internationale Studie, in der die Schilderungen von 748 Frauen über ein Geburtstrauma analysiert wurden, ergab, dass die Handlungen und Interaktionen des geburtshilflichen Personals die Hauptursache für ein Trauma waren.[44] In der Studie beschrieben Frauen, was sie in ihrer Betreuung als traumatisch empfunden hatten. So wurde eine Reihe von Themen ermittelt. Frauen berichteten, wie das geburtshilfliche Personal eigene Agenden priorisierte, und in einigen Fällen, Eingriffe durchführte, um seinen eigenen Wünschen nachzukommen.

Ich fand das Lippenbekenntnis meines Arztes zu meinen Wünschen und dann sein Umkippen ins Gegenteil traumatisch. Ich fand den Kommentar: »Bringen wir die Sache hinter uns, ich muss zu einem Golfspiel« traumatisch.

anonym[45]

Die Studie ergab, dass Frauen zu Lernressourcen für das Krankenhauspersonal wurden, welches sie ohne gebührenden Respekt beobachtete oder an ihnen übte. Eine Frau beschrieb beispielsweise, dass bei der Geburt ihres Kindes »20 Leute im OP [waren], und die Hälfte unterhielt sich am Handy, während jemand mit der Geburtszange an mir übte«.[46] Das eigene Körperwissen der Frauen über den Geburtsfortschritt und das Wohlergehen ihrer Babys blieb unbeachtet zugunsten der klinischen Begutachtung durch das geburtshilfliche Personal. Dies führte dazu, dass die instinktiven Sorgen der Frauen ignoriert oder ihre eigenen Auffassungen zurückgewiesen wurden. Das Personal log auch, besonders in Bezug auf das Wohlergehen der Babys, oder drohte, um die Einwilligung zu bestimmten Maßnahmen zu erhalten.

Mir wurde im Grunde gesagt, wenn ich keinen Kaiserschnitt nach ihrem Zeitplan hätte, würde ich mein Baby umbringen, obwohl sie mir nicht sagen konnten, was genau »falsch« lief, weswegen ich nicht vaginal entbinden konnte … Sie machten mich nach und nach fertig, bis dahin, dass sie erklärten, mein Baby wäre »in Not« (sie war es nicht … ich konnte die Bildschirme sehen).

anonym[47]

Frauen beschrieben auch, dass sie heftigen Übergriffen ausgesetzt waren, was bei einigen Erinnerungen an sexuelle Gewalt triggerte.

Der erschreckendste Teil der ganzen Tortur war, als ich von vier Menschen niedergedrückt wurde und meine Genitalien ohne Erlaubnis und Mitspracherecht wiederholt berührt und untersucht wurden. Das nennt man Vergewaltigung, außer wenn man ein Kind auf die Welt bringt. Die Geburt meiner Tochter war sexuell traumatisierender als der Kindesmissbrauch, den ich erlebt hatte.

anonym[48]

In den USA untersuchte die »Giving Voice to Mothers Study« Faktoren in Bezug auf Ungerechtigkeit und Misshandlung während Schwangerschaft und Geburt.[49] Laut Studie berichtete jede sechste Frau von einer oder mehreren Misshandlungsarten, die sie erlebt hatte, wie z. B. Autonomieverlust, Anschreien, Beschimpfungen, Bedrohungen, Missachtung, und dass Hilfegesuche abgelehnt oder unbeantwortet blieben. In dieser Studie wurden auch Faktoren ermittelt, die mit Misshandlungen während der Geburt korrelieren, darunter eine Geburt im Krankenhaus, eine ärztlich geleitete Betreuung, Erstgeburt und ein Alter von unter 30 Jahren. Schwarze Frauen, hispanische Frauen, asiatische und indigene Frauen waren durchweg häufiger von Misshandlungen betroffen.

Indigene Frauen erlebten auch, dass sie während der Geburt von ihrem Land, ihrer Gemeinschaft und Familie getrennt wurden.[50] In Australien können z. B. Aboriginal- und Torres-Strait-Islander-Frauen oft nicht auf ihrem Land gebären. So werden sie zum Ende der Schwangerschaft in die Städte gebracht, wo sie umringt von Fremden in ungewohnter Umgebung auf die Geburt warten.[51]

> *Und ich habe Angst hier, also, die Stadt ist mir fremd, und wenn ich den Sonnenuntergang sehe, fühle ich mich einsam und ich möchte weinen, mache mir Sorgen … ich bekomme Heimweh, ich bin einsam … Wenn ich Heimweh bekomme und einsam bin, werde ich krank, also … jedes Mal, wenn ich hier sitze, sehe ich die Flugzeuge vorbeifliegen, es macht mich traurig … jedes Mal, wenn ich hier sitze, sind da Tränen, ich sitze hier, ich gehe nur hin und her, rein, raus, ich geh raus, ein Uhr, zwei Uhr … Es ist wie im Gefängnis, ich schlafe nicht, wenn ich um eins oder um zwei aufstehe, bleibe ich wach … heute schlafe ich nicht, jedes Mal, wenn ich den Sonnenuntergang sehe.*
>
> Rosyln, australische Ureinwohner-Mutter[52]

Kulturelle, emotionale und psychische Folgen dieser Politik werden ignoriert und mit unbelegten Behauptungen über verbesserte physische körperliche Outcomes abgetan. Respektlosigkeit und Missbrauch bei der Geburt werden jetzt als globales Problem anerkannt. Im Rahmen einer internationalen Kampagne der »White Ribbon Alliance« wurden mehr als eine Million Frauen befragt, was sie sich von ihrer peripartalen Betreuung wünschten. Die wichtigste Forderung war eine respektvolle und würdigende Betreuung. Daraufhin veröffentlichte »Safe Motherhood for All« folgende Stellungnahme:

Darum muss das Verständnis von der sicheren Mutterschaft über die Prävention von Morbidität oder Mortalität hinausgehen und die Respektierung der grundlegenden Menschenrechte der Frau eingeschlossen werden. Dies beinhaltet die Achtung der Autonomie, Würde, Gefühle, Entscheidungsfreiheit und Präferenz der Frau, einschließlich der Wahl der Betreuungspersonen.[53]

Die WHO empfiehlt, Maßnahmen für strukturelle Veränderungen bei den peripartalen Diensten zu ergreifen, um eine respektvolle Betreuung für alle Frauen zu fördern und zu erhalten.[54] Allerdings werden Strukturen und Funktionen der Dienste von tief verwurzelten kulturellen Einstellungen gegenüber Frauen und Geburt gestützt. Die Machtdynamik innerhalb der Einrichtungen legitimiert die Kontrolle, die geburtshilfliches Personal über Frauen hat, und ermöglicht Misshandlungen. Diejenigen, die sich Respektlosigkeit und Missbrauch zuschulden kommen lassen, sind oft nicht in der Lage, ihre Handlungen als das zu erkennen, was sie sind. Sie mögen die Absicht haben, eine sichere und effektive Betreuung zu leisten, aber sie sind sich nicht bewusst, wie ihre Handlungen von den Frauen erlebt werden. Oder sie behaupten, was besonders für Hebammen gilt, sie könnten ihre Arbeitsweise aufgrund des Handlungsdrucks von Kollegen nicht ändern. Hebammen haben oft mehr Angst vor der Machthierarchie an ihrem Arbeitsplatz, als vor der Misshandlung von Frauen. Hebammen machen für ihr missbräuchliches Handeln oft ärztliche Geburtshelfer:innen und Krankenhausrichtlinien verantwortlich.

Es gibt ein großes allgemeines Gefühl der Erschöpfung und »man kann die Dinge nicht ändern« und »das kann man nicht ändern« und »es war schon immer so«, »das ist sowieso egal«, »ich habe keine Stimme«, »wir haben das versucht, es hat nicht funktioniert«, diese Art von Geschichte, das ist das Narrativ, wir zucken nur mit den Schultern und tun, was wir tun müssen, um uns anzupassen.

anonym, Hebamme[55]

Es ist unwahrscheinlich, dass sich die Behandlung von Frauen signifikant ändern wird, wenn sich die zugrunde liegende Kultur nicht wesentlich ändert. Der erste Schritt ist jedoch, das Problem zu sehen und unsere individuelle Beteiligung einzugestehen.

BERUFLICHE HOHEITSGEBIETE

In den letzten Jahrzehnten hat sich der Berufsstand der Hebammen in einer konzertierten Aktion für eine Rückforderung der traditionellen Rolle der Hebamme bei der Betreuung von Schwangeren eingesetzt. Der internationale Hebammenverband ICM (The International Confederation of Midwives) steht gemeinsam mit seinen nationalen Mitgliedsverbänden und anderen globalen Agenturen wie der WHO an der Spitze dieser Bewegung. Die Erklärung des ICM zur »Hebammenpraxis als autonomer Beruf« beschreibt den Hebammenberuf als Tätigkeit, die »ihre Wurzeln in uralter Weisheit und Philosophie [hat] und gleichzeitig ihren Vertrag mit der Gesellschaft in Partnerschaft mit Frauen und Gemeinschaften erfüllt«.[56] In der Erklärung wird die berufliche Autonomie der Hebammen folgendermaßen definiert: Es soll ihnen möglich sein, ihre Standards für Ausbildung, Regulierung und Praxis selbst festlegen und kontrollieren zu können. Der ICM weist darauf hin, dass das »autonome Arbeiten die Hebammen dazu befähigt, ihren Vertrag mit der Gesellschaft zu erfüllen, indem sie zeitgemäße, evidenzbasierte, qualitativ hochwertige und ethische Betreuung für schwangere Frauen und ihre Familien anbieten«. Die Erklärung räumt jedoch ein, dass in einigen Teilen der Welt Hebammenausbildung, Regulierung und Praxis »in der Hand anderer Gesundheitsexpert:innen oder Regierungsbeamt:innen ruhen, die möglicherweise versuchen, den beruflichen Spielraum der Hebammen zu kontrollieren und einzuschränken. Der ICM mahnt eine Veränderung dieser Situation an, damit alle Frauen Zugang zu den Vorteilen einer autonomen Hebammenbetreuung erhalten.

Internationale Forschungsergebnisse zeigen, dass der »Goldstandard« der peripartalen Gesundheitsversorgung eine hebammengeleitete kontinuierliche Versorgung ist, mit Zugang zu medizinischer Unterstützung für diejenigen Frauen, die sie benötigen.[57] Dieses Modell nutzt das vereinte Fachwissen von ärztlichen Geburtshelfer:innen und Hebammen, was auf kostengünstigem Wege zu besten Outcomes für Frauen und Babys führt. Verbraucherorganisationen setzen sich ebenfalls für diesen evidenzbasierten Ansatz zur Gesundheitsversorgung ein. Der Zugang der Frauen zu einer hebammengeleiteten Kontinuität der Versorgung ist jedoch weltweit unterschiedlich, insbesondere in staatlich finanzierten Gesundheitssystemen. Peripartale Versorgung wird in der Regel durch im Krankenhaus ansässige Gesundheitsdienste verwaltet. Wenn die Betreuung also in erster Linie in den Händen von Hebammen liegen soll, muss die Medizin freiwillig einen Teil ihres Hoheitsgebiets abtreten.

Im Einklang mit historischen Entwicklungen wehrt sich das heutige medizinische Establishment größtenteils weiterhin gegen die Abtretung dieses Gebietes. Ärzte behaupten immer noch, dass Hebammen nicht sicher arbeiten und von Ärzten beaufsichtigt werden müssen. Im Jahr 2018 bezeichnete Tony Bartone (Präsident der australischen Ärztekammer) die Einführung einer von hebammengeleiteten Betreuung als »beunruhigenden Trend« und warnte, dass »dies nicht zum Standard werden sollte«.[58] Im selben Artikel stellte er auch fest, dass »Ideologie und berufsspezifische Agenden nicht die geburtshilflichen Konzepte und Dienste bestimmen sollten«.

In seinem Statement bezieht sich Tony Bartone auf Hebammen und ihre Agenden, und nicht auf die Medizin. Er vergisst dabei, dass es immer wieder die medizinische Ideologie und die arztspezifischen Agenden sind, die durchgehend die Konzepte und Dienste beeinflussen. Medizinische Organisationen haben weiterhin mehr Macht und Einfluss in politischen Verhandlungen als Hebammen- oder Verbraucherverbände.

Einige Hebammen haben versucht, ihre Selbstständigkeit außerhalb des Krankenhaussystems durch Dienstleistungsangebote in der privaten Praxis zurückzugewinnen. Diese Hebammen sind einer zunehmenden Regulierung und Kontrolle durch Aufsichtsbehörden ausgesetzt, in denen Krankenpflege und Medizin ihren Einfluss geltend machen. Im Jahr 2010 sorgten Ärzte z. B. dafür, dass privat praktizierende Hebammen in Australien eine Kooperationsvereinbarung mit einem Arzt unterzeichnen mussten, bevor ihre Klientinnen auf Medicare-Vergünstigungen zugreifen konnten.[59] Da Ärzte nicht zu solchen Kooperationen verpflichtet sind, weigern sich auch viele. Privat praktizierende Hebammen, die unter Umgehung der zunehmenden Bürokratie eine frauzentrierte Betreuung anbieten, sind der Verfolgung ausgesetzt.

Die Hexenverfolgungen des Mittelalters dauern bis heute an; die Foltermethoden haben sich jedoch geändert. Viele freiberuflich tätige Hebammen in Australien werden von Krankenhauspersonal bei ihrer Zulassungsstelle angezeigt, oft sogar mehrfach.[60] In den meisten Fällen werden sie nicht wegen schlechter Outcomes gemeldet, sondern weil ihre Verfahrensweise nicht den Krankenhausnormen entspricht. Während diese schikanösen Anzeigen überprüft werden, ist die Tätigkeit der Hebamme eingeschränkt, und ihr Ruf beschädigt. Eine neuere Studie untersuchte die Erfahrungen freiberuflicher australischer Hebammen, die durch ihre

Zulassungsgremien überprüft worden waren.[61] Alle Beteiligten berichteten, dass diese Erfahrung ihre psychische Verfassung und ihr Wohlbefinden massiv beeinflusst hatte. Sie berichteten, erschüttert gewesen zu sein und Gefühle der Scham, Furcht, Depression, Angst und posttraumatische Belastungsstörungen gehabt zu haben. Einige Hebammen hörten daraufhin auf zu praktizieren.

> *Ich habe einfach aufgegeben, weil ich nicht gewinnen kann … Ich hab einfach gesagt, dass ich an allem die Schuld trage … es waren unbedeutende Kleinigkeiten, und ich hab einfach nur gesagt, ich hab die Schuld, es ist mir egal, weil Sie mich am Ende des Tages sowieso schuldig sprechen werden. Es würde mich verdammt viel Geld kosten, dagegen anzukämpfen, und ich kann das nicht mehr.*
>
> anonym, Hebamme[62]

Im Gegensatz dazu fanden andere Hebammen trotz der Wahrscheinlichkeit einer Anzeige einen Weg, um weiter tätig zu sein.

> *Es interessiert mich nicht mehr, ehrlich gesagt. Ich sag mir nur, ich weiß, dass man mich anzeigen wird. Wissen Sie, wie ich es auch mache, es ist verkehrt. Also, ich denke nur, ich nehme eine Frau nicht unbedingt danach an, ob sie eine VBAC [vaginale Geburt nach einer Sectio] hatte oder nicht. Ich nehme eine Frau an, weil sie eine Frau ist und möchte, dass ich sie betreue.*
>
> anonym, Hebamme[63]

Anstatt innerhalb oder um das medizinische System herumzuarbeiten, entscheiden sich einige Hebammen gegen eine Zulassung oder geben sie auf, um stattdessen außerhalb der Regulation zu arbeiten.[64] Der Begriff »Hebamme« ist jedoch in vielen Ländern, wie z. B. Kanada, Australien, dem Vereinigten Königreich und Deutschland, gesetzlich geschützt und kann von Praktizierenden ohne Zulassung nicht verwendet werden.[65] Daher bezeichnen sich diese Leistungserbringerinnen oft als »traditionelle Geburtsbegleiterinnen« oder »Geburtsarbeiterinnen«. An Orten, an denen es für Hebammen illegal ist, ohne Zulassung zu arbeiten, kann gegen jede, die anerkannte Hebammen-Tätigkeiten ausübt, wie z. B. Voruntersuchungen, Beratungen und Behandlungen von Komplikationen, ermittelt werden. Viele dieser Geburtsbegleiterinnen sind hoch qualifiziert und haben mehr Erfahrung in der Unterstützung der physiologischen Geburt als im System eingetragene Hebammen. Da es jedoch keine Standards oder Vorschriften für die Ausbildung gibt, sind Frauen darauf angewiesen, dass jede, die diese Tätigkeit ausübt, ihre praktischen Fähigkeiten und Grenzen offenlegt. Die Zulassungsgremien verlangen von eingetragenen Hebammen, dass sie über bestimmte Kompetenzen wie z. B. Management von Notfallsituationen und Wiederbelebung von Neugeborenen verfügen. Bei nicht registrierten Praktizierenden können Frauen jedoch die Qualifikationen und Kompetenzen nicht überprüfen. Die Situation wird durch den jüngsten Trend zu Doulas (vgl. unten), die sich selbst als »Geburtshüterinnen« oder »Geburtsarbeiterinnen« bezeichnen, noch unübersichtlicher. Für Frauen kann es schwierig sein, Tätigkeiten und Verantwortlichkeiten der unterschiedlichen Anbieterinnen für Geburtsdienste in Erfahrung zu bringen.

Die Mehrheit der Hebammen arbeitet im medizinischen Bereich in Geburtseinrichtungen der Krankenhäuser. Ihr Arbeitsalltag kollidiert oft mit der frauzentrierten Hebammenphilosophie. Da sie selten eine physiologische Geburt erleben, ist es schwierig für sie, sich Fertigkeiten zur Begleitung einer solchen Geburt anzueignen. Stattdessen beobachten sie ständig die Eingriffe und Folgeeingriffe und die Komplikationen, die sie verursachen. Ihre Versuche, eine frauzentrierte Betreuung in institutionellen Einrichtungen bereitzustellen, kann zu Verzweiflung und Burnout führen.[66] Um sich zu schützen, wenden Hebammen eine Reihe von Strategien an.[67] Manche akzeptieren die medizinische Kultur und ihren Glauben, dass weibliche Körper generell dysfunktional und routinemäßige Eingriffe für eine sichere Geburt erforderlich sind. Andere versuchen, das System heimlich zu manipulieren, um es an die von ihnen betreuten Frauen anzupassen. So kann es z. B. sein, dass sie über die Ergebnisse von Vaginaluntersuchungen lügen, um Frauen mehr Zeit zu verschaffen. Das mag für die einzelne Frau in einem bestimmten Szenario funktionieren, trägt aber zur Aufrechterhaltung der dysfunktionalen Geburtskultur bei.

Nur sehr wenige Hebammen setzen sich über die institutionelle Kultur hinweg und praktizieren in einer Weise, die mit der Hebammenphilosophie und ihren Standards übereinstimmt. Vor allem, weil ein solches Verhalten die Position der Hebamme sowohl beruflich als auch sozial gefährdet. Wenn Hebammen in einer Einrichtung arbeiten, kann ihre Loyalität gefühlsmäßig in erster Linie bei der Institution und ihren Kolleg:innen liegen. Ihr Zugehörigkeitsgefühl hängt eher von der Akzeptanz der anderen in der Arbeitsumgebung ab, als von der einzelnen Frau, die sie während ihrer Schicht betreuen. Da es bei der Betreuung keine Kontinuität gibt, erleben Hebammen weder die langfristigen Auswirkungen des Geburtserlebnisses mit, noch müssen sie Frauen nach einer traumatischen Geburt auffangen.

Wenn Hebammen jedoch ihr Hoheitsgebiet zurückfordern wollen, müssen sie sich ihres Fachwissens, ihrer Kraft und ihres Einflussbereichs bewusst sein. Zu den beruflichen und gesetzlichen Pflichten der Hebammentätigkeit gehört es, die Physiologie zu fördern und zu unterstützen, sich der Ganzheitlichkeit der Schwangerschaft bewusst zu sein, die Frau und ihre Bedürfnisse in den Mittelpunkt zu stellen und in einer nicht-autoritären Partnerschaft mit Frauen zu arbeiten, um ihnen Zutrauen in ihre eigene Körperkompetenz für Geburt und Mutterschaft zu geben.[68] Einzelne Hebammen können unabhängig von ihrem Arbeitsplatz nach diesen Richtlinien praktizieren und sie tun es auch. So arbeiten z. B. einige Krankenhaushebammen nach diesen Prinzipien, während es Hausgeburtshebammen gibt, die es nicht tun. Selbst in ärztlich geleiteten Geburtseinrichtungen leisten Hebammen oft einen erheblichen Anteil der persönlichen Betreuung. Ihre Aktionen und Interaktionen beeinflussen, wie ermächtigt Frauen sich fühlen, und wie ihr Übergangsritus verläuft. Frauen, die im System gebären, verdienen gute Hebammen, die sich für sie einsetzen und »mit Frau« sein können.

Die berufliche und rechtliche Verpflichtung eine frauzentrierte, evidenzbasierte Betreuung anzubieten, hat Vorrang vor Krankenhausrichtlinien oder medizinischen Anordnungen.[69] Berufliche und rechtliche Pflichten der Hebammen in der Mutter-Hebamme-Beziehung sind klar: umfassende Informationen für eine Entscheidungsfindung bereitstellen, die Entscheidungen der Frau unterstützen und kompetent arbeiten. Um autonom zu werden, müssen Hebammen ihr berufliches Hoheitsgebiet abstecken, und Verantwortung für ihre Arbeitsweise und ihren Part an der Demontage der gegenwärtigen Machtdynamik übernehmen.

Hebammen müssen auch ihre eigene Identität und Rolle im modernen Kontext überdenken. Die Beziehung zwischen Müttern und Hebammen brach ab, als die Geburt aus der Gemeinschaft in die Krankenhäuser verlegt wurde. Traditionell wurden Hebammen von der kollektiven Frauenkultur unterhalten, die ihre Dienste in Anspruch nahm und bezahlte.[70] Hebammen waren bei den Hausgeburten der Frauen anwesend und arbeiteten mit den Klatschweibern (Freundinnen und weibliche Verwandte der Mutter) zusammen, die den größten Teil der emotionalen und körperlichen Betreuung leisteten. Es war die Rolle der Hebamme, die physiologischen Abläufe zu schützen sowie Komplikationen zu erkennen und zu behandeln. Hebammen waren der Frau, der Familie und der Gemeinschaft gegenüber für ihre Tätigkeit verantwortlich. Veränderungen in der gesellschaftlichen und kulturellen Landschaft führten dazu, dass Hebammen von Institutionen ausgewählt und angestellt wurden, und ihren Arbeitgebern und den Zulassungsstellen gegenüber verantwortlich waren. Status und Rolle der Hebamme in der Gemeinschaft beruhten nicht länger auf ihrer Fähigkeit, eine von Frauen geschätzte Dienstleistung zu erbringen.

Darüber hinaus wurden Frauen innerhalb ihrer Großfamilien immer mehr isoliert, so dass schließlich nur noch die Partner:innen sie unterstützten. Frauen verloren ihre Klatschweiber und damit auch die emotionale und körperliche Unterstützung einer Gruppe ihnen persönlich vertrauter Frauen. Als Reaktion darauf haben Hebammen versucht, die Rolle der Klatschweiber während der Geburt zusätzlich zu übernehmen. Die Erwartung, dass Hebammen die Geburtsphysiologie schützen, das Wohlergehen und den Geburtsfortschritt überwachen, mit dem übrigen Krankenhauspersonal im Interesse der Frau zusammenarbeiten, die Unterlagen vervollständigen, mit Komplikationen umgehen *und* alle emotionalen und körperlichen Bedürfnisse der Frau erfüllen können, ist unrealistisch. Hebammen sind überfordert, was zu einem Gefühl des Versagens, der Desillusionierung und des Burnouts beiträgt.[71] Das steht in Kontrast zur Erfahrung der Frauen in der Herstory, die in der Regel einander während der Geburt betreuten und dabei fürsorgliche Fähigkeiten entwickelten. Auch kann es für Angehörige in der ungewohnten Krankenhausumgebung schwierig sein, mit Krankenhauspersonal, das sie gemäß ihrer gesellschaftlichen Konditionierung als Experten betrachten, für die Frau zu sprechen.

Doulas könnten eine Lösung für dieses Problem sein, indem sie Frauen einen Ersatz für die traditionellen Klatschweiber bieten. Der Begriff »Doula« leitet sich vom altgriechischen Wort »doule« her, was »Dienerin« bedeutet.[72] Im modernen Kontext ist eine Doula eine Person, die darin erfahren ist, vor, während und nach der Geburt unermüdlich körperliche und emotionale Unterstützung für Frauen zu leisten.[73] Forschungsarbeiten belegen, dass die Unterstützung einer Doula Stress, Ängste und Schmerzempfinden mindern, Geburtsinterventionen reduzieren und den Anstoß zum Stillen geben kann.[74] Doulas werden direkt von der Frau angestellt, und ihre Tätigkeit ist zur Zeit nicht reguliert, was ihnen die Freiheit gibt, eine auf die einzelne Frau und ihre Familie ausgerichtete Betreuung anzubieten. Doulas leisten auch die dringend benötigte Unterstützung für die Familienmitglieder der Frau. Leider glauben manche Hebammen, dass Doulas in ihr Hoheitsgebiet eindringen.

Ich hab das Gefühl, als machten sie meinen Job, und ich fühle mich abgeordnet, die Pflichten einer geburtshilflichen Krankenschwester zu erledigen, die immer die Fiese ist, und die nur kommt, um VUs [vaginale Untersuchungen] zu machen, und Blutdruck und alles andere, denn man braucht nicht zehn Leute, die einem den Rücken massieren.

anonyme Hebamme[75]

Diese Reaktion beruht auf Missverständnissen über die traditionelle Rolle der Hebamme, und sie verdeutlicht die Verunsicherung und Bedrängnis, mit denen Hebammen heute sowohl im Krankenhaus als auch im häuslichen Bereich umgehen müssen. Für viele Frauen werden Doulas auch zur Hauptinformationsquelle für die pränatale Vorbereitung und Orientierung. Das kann problematisch sein, wenn persönliche Interessen verfolgt und der Wissensstand verkehrt dargestellt werden. Im Gegensatz zu den Hebammen sind Doulas weder fachlich noch rechtlich für ihre Praxis oder Informationsweitergabe verantwortlich. Doch interne Machtkämpfe tragen nicht zu einer positiven Veränderung der Geburtskultur bei. Solidarität zwischen Frauen, Doulas und Hebammen bietet das Potenzial, die kollektive Frauenkultur innerhalb der modernen peripartalen Betreuung zurückzugewinnen.

DAS BLATT WENDET SICH

In diesem Kapitel wurde in einer schonungslosen Momentaufnahme die moderne Geburtskultur mit all ihren Schwächen gezeigt, und es kann entmutigend sein, mit dem realen Vermächtnis der Herstory konfrontiert zu werden. Es gibt jedoch Potenzial für Veränderung und einen Kulturwandel, der zunehmend an Dynamik gewinnt. Um einen Wandel zu erreichen, muss sowohl innerhalb als auch außerhalb der institutionellen peripartalen Versorgung in allen Bereichen und auf allen Ebenen gehandelt werden. Jede einzelne an der Versorgung beteiligte Person, muss sich fragen, was zu ihrem Einflussbereich gehört, und wie sie ihre Macht nutzen kann, um das Blatt zu wenden. Frauen fällt das schwer, weil wir über Generationen hinweg zu Gehorsam und Stillschweigen erzogen wurden.

Außerdem wurden wir durch die gesamte Herstory davon abgehalten, uns zu versammeln und zu solidarisieren. Die Konsequenzen, die es in der Geschichte gab, wenn wir gegen die Mainstreamkultur vorgingen, werden unbewusst in unserem roten Faden gespeichert. Wir richten unseren Zorn und unsere Frustration gegen uns selbst und gegen andere Frauen, anstatt diese Gefühle zu benutzen, um die Kultur zu verändern. Um das Blatt zu wenden, müssen wir unsere individuellen und kollektiven Wunden heilen und das Risiko eingehen, unsere Macht auszuüben.

Auf globaler Ebene gewinnt das Konzept der Menschenrechte für schwangere und gebärende Frauen an Zugkraft, und so wurden im Jahr 2011 die »Universellen Rechte gebärender Frauen« kodifiziert, die die Geburt zu »einem wichtigen Übergangsritus mit tiefer persönlicher und kultureller Bedeutung für eine Frau und ihre Familie« deklarierten und die Menschenrechte der Frauen während der Geburt bekräftigten.[76] Die Zahl der Forschungsarbeiten zur Geburt wächst ebenfalls an, wie auch die Vielfalt der Wissenschaftler:innen. Zu den Mediziner:innen haben sich Akademiker:innen aus der Hebammenwissenschaft gesellt, und alle führen Studien durch, die Veränderungen in der Praxis und den Ausstieg aus unnötigen Eingriffen zum Ziel haben. Die Forschenden erkunden die Geburt auch aus der Perspektive der Frauen, und wie diese die peripartalen Dienstleistungen erleben. Klinische Leitlinien basieren auf Forschungsergebnissen, und diese Studien liefern wissenschaftliche Belege, um Praxis und Kultur zu verändern. Das geburtshilfliche Personal kann im persönlichen Kontakt zu den Frauen, die sie betreuen, Forschung und Leitlinien nutzen, um die eigene Praxis zu bestärken. Frauen können auch online Zugang zu Forschung und Leitlinien haben, um informierte Entscheidungen zu treffen.

Es entwickelt sich gerade eine starke Gegenkultur, die von Frauen selbst angeführt und teilweise von den sozialen Medien gestützt wird. Frauen werden sich zunehmend ihrer Unterdrückung bewusst, aber auch ihrer Rechte. Die sozialen Netzwerke haben es Frauen ermöglicht, sich zu vernetzen und sich zu Solidarität und Aktivität rund um das Thema Geburt zusammenzufinden. Organisationen, wie das von Milli Hill gegründete »Positive Birth Movement«, haben Frauen online und auf persönlicher Ebene zusammengebracht, so dass sie sich mobilisieren und einander unterstützen können. Frauen ergreifen Besitz von ihren eigenen Geburtsgeschichten und -aufnahmen und erschaffen eine neue Geburtskultur. Sie teilen Geburtsfotos und -videos, in denen sie selbst im Zentrum stehen, und die die rohe und kraftvolle Natur des Gebärens zeigen.

Frauen können jetzt verschiedene Arten der Geburt miterleben, ungeschönte Körper sehen und Geschichten über Geburten hören, in denen die Mutter die Heldin ist.

Die Geburt außerhalb des Systems der peripartalen Gesundheitsversorgung ist auch auf dem Vormarsch, da Frauen die Verantwortung für ihre Geburten selbst in die Hand nehmen. Einige mieten die Dienste nicht zugelassener geburtshilflicher Anbieter, so wie der traditionellen Geburtsbegleiterinnen. Andere gebären ohne professionelle Begleitung, eine Vorgehensweise, die als »freie Geburt«, »Alleingeburt« oder »Familiengeburt« bezeichnet wird. Die Abkehr von der etablierten peripartalen Betreuung zeigt, dass einige Frauen die Geburt neu konzeptualisieren, trotz oder gerade wegen der Medikalisierung.

> *Als Erstgebärende hatte ich das Gefühl, dass die größte Gefahr für meine Sicherheit und die meines Babys unnötige Eingriffe waren und, also, ich war jung und wusste, dass ich gesund war, und ich wusste, wenn ich in ein Krankenhaus ginge, würde ich richtig hart dafür kämpfen müssen, mein Baby sicher rauszubekommen.*
>
> anonym[77]

Die Reaktion der Medizin auf die COVID-19-Pandemie brachte Schwung in die Kehrtwende zur außerklinischen Geburt.[78] Krankenhausleitlinien schränkten die Rechte der Frauen auf die Wahl ihrer Betreuungspersonen bei der Geburt ein, untersagten die Wassergeburt und trennten COVID-19-infizierte Mütter von ihren Neugeborenen. Viele Frauen reagierten darauf, indem sie nach anderen Optionen suchten. Sie fanden beispielsweise durch Online-Netzwerke alternative Wege, ihren Bedürfnissen gerecht zu werden und sich gegenseitig zu unterstützen.

Ob jedoch freiwillig oder der Umstände wegen, die meisten Frauen im Westen werden noch jahrelang weiterhin in den herkömmlichen Geburtseinrichtungen gebären. Jede Frau verdient eine frauzentrierte, respektvolle Betreuung, die anerkennt, dass sie die Expertin ist, wenn es um ihren Körper und ihr Baby geht. Während das Blatt sich wendet, müssen wir mit einem neuen Verständnis an die Geburt herangehen und entsprechende Rahmenbedingungen für junge Mütter schaffen. Wir brauchen einen Ansatz, der die Vielfalt der Entscheidungen und Erfahrungen von Frauen einbezieht. Die Geburtsreise ist ganzheitlich; sie ist körperlich, emotional, psychisch, kulturell, gesellschaftlich und spirituell. Wer sie als rein körperliches Ereignis sieht, missachtet ihre Kraft und ihr Potenzial.

Wenn wir die Geburt als Übergangsritus auffassen, sind wir in der Lage, die Selbsttransformation zu würdigen, die bei der Geburtserfahrung stattfindet, egal wo sie passiert und wie sie verläuft. Diese Auffassung stärkt Frauen auf der Suche nach ihrem individuellen Weg durch ihren Übergangsritus und verlangt vom geburtshilflichen Personal, darüber nachzudenken, wie ihre Aktionen und Interaktionen sich auf die Erfahrungen von Frauen auswirken.

Endnoten

1 S. Kitzinger, *Frauen als Mütter, Geburt und Mutterschaft in verschiedenen Kulturen*, DTV München 1986, S. 133.

2 National Health Service, *Maternity services monthly statistics July 2020: experimental statistics*, NHS, 2020, abgerufen am 27.11.2022. digital.nhs.uk/data-and-information/publications/statistical/maternity-services-monthly-statistics/july-2020; Centers for Disease Control and Prevention (CDC), *National center for health statistics: births – method of delivery*, CDC, 2020, abgerufen am 27.11.2022. www.cdc.gov/nchs/fastats/delivery.htm; Australian Institute of Health and Welfare, *Australia's mothers and babies 2018 – in brief*, AIHW, 2020, abgerufen am 27.11.2022. https://www.aihw.gov.au/ reports/mothers-babies/australias-mothers-and-babies-2018-in-brief/contents/ table-of-contents

3 International Confederation of Midwives, *Midwifery: an autonomous profession*, ICM, 2017, abgerufen am 27.11.2022. www.internationalmidwives.org/our-work/policy-and-practice/icm-position-statements/

4 AIHW, *Australia's mothers and babies 2018.*

5 Australian Institute of Health and Welfare, *National core maternity indicators*, AIHW, 2020, abgerufen am 27.11.2022. www.aihw.gov.au/reports/mothers-babies/ncmi-data-visualisations/related-material

6 G. Dick-Read, *Motherhood in the post-war world: an address*, Heinemann, London, 1944; G Dick-Read, *Revelation of childbirth: the principles and practice of natural childbirth*, Heinemann Medical Books, London, 1942, S. 215.

7 D. Caton, ›Who said childbirth is natural? The medical mission of Grantly Dick Read‹, *Anesthesiology*, 1996, 84(4):955-964

8 J. Smith, F. Plaat und N. M. Fisk, ›The natural caesarean: a woman-centred technique‹, *BJOG*, 2008, 115(8):1037-1042.

9 R. Reed R, *Why induction matters*, Pinter & Martin, London, 2017, S. 123.

10 Online Etymology Dictionary, *Physiology*, Online Etymology Dictionary, 2020, abgerufen am 27.11.2022. www.etymonline.com/word/physiology

11 Dictionary.com, *Physiological*, Dictionary.com, n.d., abgerufen am 27.11.2022. www.dictionary.com/browse/physiological

12 Online Etymology Dictionary, *Patho-*, Online Etymology Dictionary, 2020, abgerufen am 27.11.2022. www.etymonline.com/word/patho-

13 B. Fawcett, Z. Weber und H. Bannister, *The medicalisation of everyday life: a critical perspective*, Red Globe Press, London, 2020.

14 *The Lancet Maternal Health Series, Too much too soon,* TLMHS, n.d., abgerufen am 27.11.2022. www.thelancet.com/pdfs/journals/lancet/PIIS0140-6736(16)31472-6.pdf

15 E. E. Petersen, N. L. Davis, D. Goodman, S. Cox, N. Mayes, E. Johnston, C. Syverson, K. Seed, C. K. Shapiro-Mendoza, W. M. Callaghan und W. Barfield, *Vital signs: pregnancy – related deaths, United States, 2011-2015, and strategies for prevention, 13 States, 2013-2017.* Centers for Disease Control and Prevention, 2019, abgerufen am 27.11.2022. www.cdc.gov/mmwr/volumes/68/wr/mm6818e1.htm; M. Knight, K. Bunch, D. Tuffnell, J. Shakespeare, R. Kotnis, S. Kenyon, J. J. Kurinczuk (eds), *Saving lives, improving mothers' care: lessons learned to inform maternity care from the UK and Ireland confidential enquiries into maternal deaths and morbidity 2015-2017*, Maternal, Newborn, and Infant Clinical Outcome Review Programme (MBRRACE-UK), 2019; E. S. Draper, I. D. Gallimore, L. K. Smith, A. C. Fenton, J. J. Kurinczuk, P. W. Smith, T. Body und B. N. Manktelow, *MBRRACE-UK perinatal mortality surveillance report: UK perinatal deaths for births from January to December 2018*, The Infant Mortality and Morbidity Studies, Department of Health Sciences, University of Leicester, 2020, abgerufen am 27.11.2022. www.npeu.ox.ac.uk/mbrrace-uk/reports

16 Safe Motherhood for All, *Position statement: the vulnerable and those experiencing disadvantage.* The White Ribbon Alliance, n.d., abgerufen am 27.11.2022. maternalhealthmatters.org.au/wp-content/uploads/2020/09/Position-Statement-Safe-Motherhood.pdf; Petersen et al., *Vital signs*

17 Knight et al. (eds), *Saving lives, improving mothers' care.*

18 *The Lancet Maternal Health Series, Too much too soon.*

19 S. Downe und S. Byrom (eds), *Squaring the circle: normal birth research, theory and practice in a technological age*, Pinter & Martin, London, 2019; World Health Organization, *Intrapartum care for a positive childbirth experience*, WHO, 2018, abgerufen am 27.11.2022. www.who.int/publications/i/item/9789241550215

20 World Health Organization, *Individualized, supportive care key to positive childbirth experience, says WHO* [media release], 15 February 2018, abgerufen am 27.11.2022. www.who.int/home/15-02-2018-individualized-supportive-care-key-to-positive-childbirth-experience-says-who

21 R. Reid, ›Doctor blames women's fat vaginas for higher rate of intervention during birth‹, *Grazia*, 12 November 2019, abgerufen am 27.11.2022. graziadaily.co.uk/beauty-hair/wellness/fat-vagina/

22 T. J. Cade, A. Polyakov und S. P Brennecke, ›Implications of new criteria for the diagnosis of gestational diabetes: a health outcome and cost of care analysis‹, *BMJ Open*, 2019, 9:1065-1072, doi: 10.1136/bmjopen-2018-023293.

23 Cade et al., ›Implications of new criteria for the diagnosis of gestational diabetes: a health outcome and cost of care analysis‹; AIHW, *Australia's mothers and babies 2018.*

24 AIHW, *Australia's mothers and babies 2018.*

25 AIHW, *Australia's mothers and babies 2018.*

26 S. Downe, K. Finlayson, O. Oladapo, M. Bonet und A. M. Gülmezoglu, ›What matters to women during childbirth: a systematic qualitative review‹, *PLoS One*, 2018, 13(4):e0197791, doi: 10.1371/journal.pone.0194906.

27 J. Weave und J. Magill-Cuerden, ›»Too posh to push«: the rise and rise of a catch-phrase,‹ *Birth*, 2013, 40(4):264-271.

28 A Shub, K Williamson, L Saunders und E. A. McCarthy, ›Do primigravidae and their carers have a realistic expectation of uncomplicated labour and delivery?: a survey of primigravidae in late pregnancy, obstetric staff and medical students,‹ *ANZJOG*, 2012, 52(1):73-77.

29 M. Wagner, ›Fish can't see water: the need to humanize birth‹, *International Journal of Gynecology & Obstetrics*, 2001, 75:S25-S37.

30 G. Jackson, ›The female problem: how male bias in medical trials ruined women's health‹, *Guardian*, 14 November 2019, abgerufen am 27.11.2022. www.theguardian.com/lifeandstyle/2019/nov/13/the-female-problem-male-bias-in-medical-trials

31 D. Mazloomdoost und R. N Pauls, ›A comprehensive review of the clitoris and its role in female sexual function‹, *Sexual Medical Review*, 2015,3(4):245-263.

32 B. Doğan, I. Gün, Ö. Özdamar, A. Yilmaz und M. Muhçu, ›Long-term impacts of vaginal birth with mediolateral episiotomy on sexual and pelvic dysfunction and perineal pain‹, *Journal of Maternal-Fetal & Neonatal Medicine*, 2017, 30(4):457-60.

33 J. Donnison, *Midwives and medical men: a history of the struggle for the control of childbirth*, Historical Publications, London, 1988.

34 L. Massey, ›Pregnancy and pathology: picturing childbirth in Eighteenth-Century obstetric atlases‹, *The Art Bulletin*, 2005, 87(1):73-91.

35 R. Rankin (ed), *Physiology in childbearing with anatomy and related biosciences*, 4th edn, Elsevier, 2017.

36 B. Rothman, *Recreating motherhood*, Rutgers University Press, New Jersey, 2000, S. 105.

37 N. Mobbs, C. Williams und A. Weeks, ›Humanising birth: does the language we use matter?‹ *The BMJ Opinion*, 8 February 2018, abgerufen am 27.11.2022. blogs.bmj.com/bmj/2018/02/08/humanising-birth-does-the-language-we-use-matter/

38 A. Aspinall, ›Panic-stricken dad in just his boxers saves wife and baby using shoelace‹, *Mirror*, 4 November 2019, abgerufen am 27.11.2022. https://www.mirror.co.uk/news/uk-news/panic-stricken-dad-just-boxers-20812053

39 A. Einion, ›»Babies just popping out all over the place«: an exploratory, theory testing analysis of television birth narratives‹, *The Practising Midwife*, 2019, 22(5). www.all4maternity.com/babies-just-popping-out-all-over-the-place-an-exploratory-theory-testing-analysis-of-television-birth-narratives/

40 M. Antoniak, D. Mimno und K. Levy, ›Narrative paths and negotiation of power in birth stories‹, *Proceedings of the ACM on Human Computer Interaction*, 2019, 3(88), abgerufen am 27.11.2022. dl.acm.org/doi/10.1145/3359190

41 K. L. Alcorn, A. O'Donovan, J. C. Patrick, D. Creedy, G. J. Devilly, ›A prospective longitudinal study of the prevalence of post-traumatic stress disorder resulting from childbirth events‹, *Psychological Medicine*, 2010, 40(11):1849–1859.

42 Australian Institute of Health and Welfare, *Maternal deaths in Australia*, AIHW, 2019, abgerufen am 27.11.2022. www.aihw.gov.au/reports/mothers-babies/maternal-deaths-in-australia/contents/maternal-deaths-in-australia; K. Mangla, M.. C. Hoffman, C Trumpff, S. O'Grady und C. Monk, ›Maternal self-harm deaths: an unrecognized and preventable outcome‹, *American Journal of Obstetrics & Gynecology*, 2019, 221(4):295-303; Knight et al. (eds), *Saving lives, improving mothers' care.*

43 R. Reed, R. Sharman und C. Inglis, ›Women's descriptions of childbirth trauma relating to care provider actions and interactions‹, *BMC Pregnancy and Childbirth*, 2017, 17(21), doi: 10.1186/s12884-016-1197-0.

44 Reed et al., ›Women's descriptions of childbirth trauma relating to care provider actions and interactions‹.

45 Reed et al., ›Women's descriptions of childbirth trauma relating to care provider actions and interactions‹.

46 Reed et al., ›Women's descriptions of childbirth trauma relating to care provider actions and interactions‹.

47 Reed et al., ›Women's descriptions of childbirth trauma relating to care provider actions and interactions‹.

48 Reed et al., ›Women's descriptions of childbirth trauma relating to care provider actions and interactions‹.

49 S. Vedam, K. Stoll, T. K. Taiwo, N. Rubashkin, M. Cheyney, N. Strauss, M. McLemore, M. Cadena, E. Nethery, E. Rushton, L. Schummers, E. Declerq and GVtM-US Steering Council, ›The giving voice to mothers study: inequity and mistreatment during pregnancy and childbirth in the United States‹, *Reproductive Health*, 2019, 16(77), doi: 10.1186/s12978-019-0729-2.

50 C. Stephens, J. Porter, C. Nettleton, R. Willis, ›Disappearing, displaced, and undervalued: a call to action for Indigenous health worldwide‹, *The Lancet*, 2009, 367(9527):2019-2028, doi: 10.1016/S0140-6736(06)68892-2.

51 Felton-Busch und S. Larkins, ›Remote dwelling Aboriginal Australian women and birthing: a critical review of the literature‹, *Women and Birth*, 2019, 32(1):6-15.

52 A. E. Brown, J. A. Fereday, P. F. Middleton und J. I. Pincombe, ›Aboriginal and Torres Strait Islander women's experiences accessing standard hospital care for

birth in South Australia – a phenomenological study‹, *Women and Birth,* 2016, 29(4):356.

53 Safe Motherhood for All, *Position statement.*

54 World Health Organization, *The prevention and elimination of disrespect and abuse during facility-based childbirth*, WHO, 3 September 2014, abgerufen am 27.11.2022. apps.who.int/iris/handle/10665/134588

55 C. J. Catling, F. Reid und B. Hunter, ›Australian midwives‹ experiences of their workplace culture‹, *Women and Birth*, 2017, 30(2):141.

56 International Confederation of Midwives, *Midwifery: an autonomous profession*, ICM, 2017, abgerufen am 27.11.2022. www.internationalmidwives.org/our-work/policy-and-practice/icm-position-statements/

57 C. Homer, ›Models of maternity care: evidence for midwifery continuity of care‹, *Medical Journal of Australia,* 2016, 205(8), doi: 10.5694/mja16.00844.

58 Australian Medical Association, ›Obstetricians and GP-obstetricians excluded from maternity care in disturbing trend – AMA‹, AMA, 18 December 2018, aberufen am 27.11.2022. ama.com.au/media/obstetricians-and-gp-obstetricians-excluded-maternity-care-disturbing-trend-ama-0

59 R. Reed, ›The future of midwifery and homebirth in Australia?‹, *Midwife-Thinking blog*, 2 January 2014, abgerufen am 27.11.2022. midwifethinking.com/2014/01/02/the-future-of-midwives-and-homebirth-in-australia/

60 J. Hunter, K. Dixon und H. G. Dahlen, ›The experiences of privately practising midwives in Australia who have been reported to the Australian Health Practitioner Regulation Agency: a qualitative study‹, *Women and Birth*, 2020, abgerufen am 27.11.2022. doi.org/10.1016/j.wombi.2020.07.008

61 Hunter et al., ›The experiences of privately practising midwives in Australia who have been reported to the Australian Health Practitioner Regulation Agency‹.

62 H. Dahlen und J. Hunter, ›Moderne Hexenjagd‹, in H. Dahlen, B. Kumar-Hazard und V. Schmied (eds), *Geburt von der Stange? Warum Frauen weltweit außerklinisch gebären*, Magas Verlag, Bonn, 2022.

63 Hunter et al., ›The experiences of privately practicing midwives in Australia who have been reported to the Australian Health Practitioner Regulation Agency‹.

64 E. C. Rigg, V. Schmied, K. Peters und H. G. Dahlen, ›The role, practice and training of unregulated birth workers in Australia: a mixed methods study‹, *Women and Birth*, 2019, 32(1):e77-e87, abgerufen am 27.11.2022 www.sciencedirect.com/science/article/abs/pii/S1871519217302615.

65 College of Midwives Ontario, *Statement on the use of restricted titles*, CMO, 2 November 2018, abgerufen am 27.11.2022. www.cmo.on.ca/statement-on-the-use-of-restricted-titles/; Nursing and Midwifery Board of Australia, *Fact sheet: the use of health practitioner protected titles*, The Australian Health Practitioner

Regulation Agency, 6 August 2019, abgerufen am 27.11.2022. www.nursing midwiferyboard.gov.au/codes-guidelines-statements/faq/the-use-of-health-practitioner-protected-titles.aspx; Nursing & Midwifery Council, *We regulate midwives*, NMC, 13 July 2020, abgerufen am 27.11.2022. www.nmc.org.uk/about-us/our-role/who-we-regulate/midwifery/

66 S. Geraghty, C. Speelman und S. Bayes, ›Fighting a losing battle: midwives experiences of workplace stress‹, *Women and Birth*, 2019,32(3):e297-e306, pubmed.ncbi.nlm.nih.gov/30082214/.

67 R. Reed, *Midwifery practice during birth: rites of passage and rites of protection* [unpublished PhD thesis], University of the Sunshine Coast, 2013, abgerufen am 27.11. 2022. research.usc.edu.au/esploro/outputs/doctoral/Midwifery-practice-during-birth-rites-of/99448729602621

68 International Confederation of Midwives, *Philosophy and model of midwifery care*, ICM, 2014, abgerufen am 27.11.2022. www.internationalmidwives.org/our-work/policy-and-practice/philosophy-and-model-of-midwifery-care.html

69 ICM, *Philosophy and model of midwifery care.*

70 A. Wilson, *Ritual and conflict: the social relations of childbirth in early modern England*, Routledge, London, 2016.

71 Geraghty et al., ›Fighting a losing battle: midwives experiences of workplace stress‹.

72 Online Etymology Dictionary, *Doula*, Online Etymology Dictionary, 2020, abgerufen am 26. Oktober 2020.

73 M. McMahon, *Why doulas matter,* Pinter & Martin, London, 2015.

74 J. Stevens, H. Dahlen, K. Peters und D. Jackson, ›Midwives' and doulas' perspectives of the role of the doula: a qualitative study‹, *Midwifery*, 2011, 27:509-516.

75 Stevens et al., ›Midwives' and doulas' perspectives of the role of the doula‹.

76 White Ribbon Alliance, *Respectful maternity care: the universal rights of child-bearing women*, 16 December 2011, abgerufen am 27.11.2022. www. health policyproject.com/index.cfm?ID=publications&get=pubID&pubID=44

77 M. Jackson, H. Dahlen und V. Schmied, ›Birthing outside the system: perceptions of risk amongst Australian women who have freebirths and high risk homebirths‹, *Midwifery*, 2012, 28(5):564.

78 N. Hodson, ›Home-birthing and free-birthing in the era of COVID-19‹, *BMJ Sexual & Reproductive Health blog*, 2 April 2020. blogs.bmj.com/bmjsrh/2020/04/02/home-birth-covid-19/; CSE Homer, M Davies-Tuck, H. G. Dahlen und V. L. Scarf, ›The impact of planning for COVID-19 on private practising midwives in Australia‹, *Women and Birth*, 2019, abgerufen am 27.11.2022, doi.org/10.1016/j.wombi.2020.09.013; J Ries, *Interest in home births rises during the COVID-19 pandemic*, Healthline Parenthood website, 17 June 2020, abgerufen am 27.11.2022. www.healthline.com/health/pregnancy/home-births-rise-with-covid-19

Drei

Blutmysterien

Wenn du wissen willst, wo deine Kraft wirklich liegt, brauchst du nur deine Körperprozesse zu betrachten, die man dich ablehnen, leugnen und fürchten lehrte.
Christine Northrup[1]

Wenn wir die Geburt als Übergangsritus zurückgewinnen wollen, müssen wir uns an alte Weisheiten über den weiblichen Körper erinnern. Wir müssen auch verstehen, wie unsere Lebensphasen und Übergangsriten unsere Erfahrungen und unser Selbstwertgefühl prägen und beeinflussen. Die Natur ist zyklisch; alles erwacht zum Leben, wächst, verfällt und stirbt. Der Mensch erfährt im Verlauf seines Lebenszyklus körperliche Veränderungen – Geburt (Leben), Pubertät (Wachstum), Altern (Verfall) und Sterben (Tod). Frauen durchlaufen während ihrer fruchtbaren Jahre Menstruationszyklen in vier Phasen, die die vier Phasen ihres Lebenszyklus widerspiegeln. Unser Leben und unsere Körper befinden sich andauernd in einem natürlichen Zustand von Übergang und Wandlung. In einer modernen Kultur, die Linearität und Konstanz schätzt, können wir das Potenzial unserer sich ständig verändernden Körper und Gefühle aus dem Blick verlieren.

Einige biologische Transformationen gehen mit Veränderungen unserer Rolle und unseres Status innerhalb der Gesellschaft einher. Diese körperlichen und sozialen Veränderungen sind kraftvolle Übergangsriten. Ein wichtiges Element der körperlichen Übergangsriten von Frauen ist das Blut; die erste Menstruationsblutung signalisiert das Frausein, Geburtsblut begleitet den Eintritt in die Mutterschaft, und das Ende der Menstruationsblutung markiert den Eintritt in die Menopause. Blutungen sind ein grundlegender Bestandteil unseres monatlichen Menstruationszyklus. Diese mit Wachstum und Selbsttransformation einhergehenden biologischen Veränderungen des weiblichen Körpers werden unter dem Begriff »Blutmysterien« gefasst.[2] Was mit den Frauen während dieser Veränderung geschieht und in ihrem Umfeld stattfindet (Riten), prägt ihre Wahrnehmung von sich und der Gesellschaft. Wie wir unseren inneren Zyklus und unsere Blutriten erleben, prägt unser Verhältnis zu unserem Körper. Unsere Erfahrungen mit den körperlichen Übergangsriten prägen, wie wir als Frauen und geburtshilfliches Personal die Geburt wahrnehmen und an sie herangehen. Die Blutmysterien und die mit ihnen verbundenen gesellschaftlichen und kulturellen Reaktionen stellen einen weiteren Faden der Kette dar, mit der der Geburtsritus verwoben wird.

Ein Überblick über natürliche Zyklen, Lebensphasen und Übergangsriten

Jahreszeit	Frühjahr	Sommer	Herbst	Winter
Mond	Zunehmend	Voll	Abnehmend	Dunkel
Lebenszyklus	Maid	Mutter	Maga	Alte Weise
(ungef. Alter)	(0–25)	(25–50)	(50–70)	(70–Tod)
Übergangsritus	Menarche	Geburt/en	Perimenopause	Sterben
Menstr.-Zyklus	Follikular	Ovulation	Luteal	Menstruation

DER INNERE MOND

Zu allen Zeiten der Herstory hat man den Zusammenhang zwischen Menstruationszyklus, Mondzyklus und Emotionen erkannt. Im Englischen gehen die Wörter »moon« und »mind« (Mond und Geist) [sowie auch im Deutschen das Wort »Mond«] auf das indoeuropäische Stammwort »manas« zurück, das auf das »weise Blut« der Großen Mutter verweist.[3] Der englische Begriff »lunacy« (Verrücktheit, Wahnsinn) bedeutete, besessen vom Geist der Mondgöttin Luna zu sein, und »moonstruck« (geistig verwirrt) war, wer von der Göttin erwählt wurde.[4] Das heutige Wort »Menses« leitet sich vom lateinischen *mensis* ab, das »Mond« bedeutet.[5] Der Mondzyklus und der Monatszyklus dauern beide etwa 28 Tage und spiegeln einander mit ihren zunehmenden und abnehmenden Phasen. Unsere Vorfahrin nutzte den Mond, um ihre Menstruationszyklen und Schwangerschaften nachzuverfolgen.[6] Frauen berechneten den voraussichtlichen Geburtstermin ihres Kindes, indem sie die Mondzyklen zählten. Zehn Mondzyklen dauern 295 Tage (42 Wochen), und die meisten Kinder werden zwischen der 37. und 42. Woche nach der letzten Monatsblutung ihrer Mutter geboren. Daher würde das Kind normalerweise während des zehnten Mondzyklus geboren werden. Viele Göttinnen werden mit dem Mond assoziiert, besonders diejenigen, die für Fruchtbarkeit und Geburt stehen.

In der jüngeren Herstory wurden die Bande mit unserer zyklischen Natur zerrissen, und die weiblichen Weisheiten über den Menstruationszyklus unterdrückt. Das hatte zur Folge, dass der Menstruationszyklus, wie auch andere natürlich auftretende Körperfunktionen von Frauen, pathologisiert und medikalisiert wurden. Forschung und medizinisches Wissen über die Menstruation konzentrieren sich auf Komplikationen und pathologische Vorgänge, anstatt die physiologischen und emotionalen Aspekte des weiblichen Zyklus zu untersuchen. In einer Kultur, die Wert auf Beständigkeit legt, haben wir eine negative Einstellung zu den körperlichen und emotionalen Schwankungen im Menstruationszyklus verinnerlicht. Dazu kommt, dass die Medizin, seit sie die Kontrolle über die Fortpflanzung der Frau erlangt hat, das traditionelle Wissen über die Steuerung der Fruchtbarkeit unterdrückt. Viele Frauen wissen sehr wenig über ihre Fruchtbarkeit und verlassen sich deshalb bei der Schwangerschaftsverhütung auf die Medizin. In den 1960er Jahren begrüßten viele Feministinnen die Antibabypille, weil sie ihnen ein Gefühl der Kontrolle über ihre Fortpflanzung vermittelte. Es wurde kaum gesehen, dass die Pille nur ein Ersatz für das Wissen und die Kontrolle war, die man den Frauen zuvor genommen hatte. Dabei fangen wir gerade erst an zu verstehen, wie hormonelle Verhütungsmittel den Körper und die Lebenserfahrungen von Frauen verändern.

Die medizinische Empfängnisverhütung ersetzt den während des Zyklus schwankenden hormonellen Status durch einen relativ konstanten Hormonspiegel. Viele Frauen verzichten gern auf ihren Menstruationszyklus und verlassen sich auf die wirksame Verhütung in Form einer praktischen Pille. Man muss jedoch gut informiert sein, um Entscheidungen über Eingriffe in die Natur, seien es Monatszyklen oder Geburten, zu treffen. Wenn eine Frau sich für einen Eingriff entscheidet, muss sie auch wissen, gegen was sie sich dabei entscheidet. Der Menstruationszyklus bietet ihr die Möglichkeit, sich selbst und ihren Körper kennenzulernen. Es kann in allen Lebensbereichen, einschließlich unserer Beziehungen, hilfreich sein, wenn wir ein Bewusstsein für unsere eigenen Zyklen entwickeln und mit ihnen arbeiten. Die schwankenden Hormone beeinflussen, wie wir anderen begegnen, während wir wechselnde Energien, emotionale Schwingungen und Veränderungen in unserer erotischen Gestimmtheit durchmachen. Vor diesem Hintergrund können wir verstehen, warum wir manchmal ein Bedürfnis nach Gesellschaft und Interaktion, manchmal nach Einsamkeit verspüren.

Auch bei der Vorbereitung auf die Geburt kann es für Frauen hilfreich sein, wenn sie ihre körperliche und emotionale Reaktion auf die unterschiedlichen Hormone im Menstruationszyklus kennen, so dass sie herausfinden können, was sie während der Wehen benötigen. Der folgende Abschnitt des Buches nimmt uns mit auf eine Reise durch den Menstruationszyklus, und verknüpft ihn mit dem Mondzyklus und den Jahreszeiten. Die Zeitangaben beziehen sich auf den durchschnittlichen 28-Tage-Zyklus; dieselben Phasen treten jedoch auch bei kürzeren oder längeren Zyklen auf. Der Menstruationszyklus besteht aus zwei Zyklen, die sich gegenseitig beeinflussen und überschneiden, – dem Ovarialzyklus (Eierstockzyklus) und dem Uteruszyklus (Gebärmutterzyklus). Der Ovarialzyklus umfasst eine Follikelphase, die Ovulation und eine Lutealphase; der Uteruszyklus umfasst die Menstruation, eine Proliferations- und eine Sekretionsphase.

Follikel-/Proliferationsphase (zunehmender Mond)

Die Follikelphase des Menstruationszyklus dient der Vorbereitung auf die Empfängnis. Sie beginnt mit dem ersten Tag der Blutung (Tag 1), und ihre Energie baut sich zum Eisprung hin auf (Tag 14). Diese Zyklusphase kann bei Frauen mit längeren oder kürzeren Menstruationszyklen variieren. Zu Beginn der Follikelphase schüttet die Hypophyse ein follikelstimulierendes Hormon (FSH) aus. Daraufhin beginnen zwischen zehn und zwanzig Follikel (Zellen in den Eierstöcken) zu reifen. Während die Follikel reifen, produzieren sie Östrogen, das im Körper Veränderungen in Gang setzt, um ihn auf die Empfängnis vorzubereiten. In den Eileitern (Ovidukt/e oder auch fallopische Röhren genannt, nach dem Mann, der sie »entdeckte«), wachsen die Zilien oder Flimmerhärchen, um dafür bereit zu sein, eine Eizelle zur Gebärmutter zu transportieren, während die Gebärmutterschleimhaut sich verdickt, um die befruchtete Eizelle zu ernähren. Der Gebärmutterhals (Zervix) zieht sich nach oben, wodurch mehr Platz in der Vagina entsteht, und der Muttermund öffnet sich, um das Sperma zu empfangen. Der zervikale Schleim (Gebärmutterhalsschleim) wird alkalischer und verändert seine Struktur, wodurch Leitbahnen geschaffen werden, die das Sperma in die Gebärmutter leiten können. Währenddessen bewirkt ein ansteigender Östrogenspiegel die Reduktion von FSH, wodurch die Stimulierung weiterer Eizellen verhindert wird. Während die meisten heranreifenden Follikel zerfallen und vom Körper resorbiert werden, entwickelt ein Follikel sich zu einem reifen Ei und wandert an die Oberfläche des Eierstocks (Ovar). Auch das in Nebennieren und Eierstöcken produzierte Testosteron steigt in dieser Phase an. Die Follikelphase reagiert empfindlich auf physischen und emotionalen Stress, der ihre Dauer verändern kann.

Die Proliferationsphase steht im Einklang mit dem zunehmenden Mond, der Frühlings-Tagundnachtgleiche (Ostara) und der inneren steigenden Flut. Dies ist die dynamische und aktive Phase des Menstruationszyklus, in der Frauen sich oft stärker motiviert fühlen und mehr Energie und Ausdauer haben. Östrogen erhöht das Bewusstsein für das eigene Selbst und Andere und senkt die Risikobereitschaft, während das Testosteron für Antrieb sorgen kann, Dinge zu erledigen.[7] Für viele Frauen ist die Follikelphase eine gute Zeit, um Projekte zu beginnen, Pläne zu schmieden und Vorbereitungen zu treffen.

> *In der Follikelphase fällt es mir leichter, alle notwendigen Verwaltungsaufgaben zu erledigen und meine To-Do-Listen zu erstellen. Ich fühle mich auch richtig motiviert und halte mich besser an meine Trainingspläne als zu anderen Zeiten in meinem Zyklus.*
>
> Melanie[8]

Ovulation (Vollmond)

Der Eisprung erfolgt normalerweise um den 13. oder 14. Tag herum, wenn das Östrogen seinen Höchstwert erreicht und ein Gonadotropin-Releasing-Hormon stimuliert hat, das einen sprunghaften Anstieg des in der Hypophyse produzierten luteinisierenden Hormons (LH) auslöst. Das führt zum Platzen des reifen Follikels, wodurch das Ei aus dem Eierstock freigegeben wird. Die Bänder kontrahieren und ziehen den Eierstock näher an den Eileiter, so dass die Fimbrien (die fransenartigen Ränder des Eileiters) das Ei auffangen und in den Eileiter befördern können. Manchmal spüren Frauen den Eisprung körperlich, und haben Schmerzen, Krämpfe oder einen hellrosa/roten Ausfluss. Der dumpfe Schmerz, den einige Frauen während des Eisprungs im Eierstockbereich empfinden, wird als *Mittelschmerz* bezeichnet. In dieser Phase ist reichlich Gebärmutterhalsschleim vorhanden, dessen zähflüssige und dehnbare Konsistenz, sich bestens für die Fortbewegung der Spermien eignet. Während des Eisprungs erreicht auch das Testosteron seinen ersten Höchststand im Menstruationszyklus. Die Eizelle kann innerhalb von 24 Stunden befruchtet werden; anderenfalls stirbt sie ab und wird in den Eileiter absorbiert. Der Progesteronspiegel beginnt anzusteigen, um eine Schwangerschaft vorzubereiten, und bewirkt unmittelbar nach dem Eisprung einen Anstieg der Körpertemperatur um 0.25 Grad Celsius (0.4. Fahrenheit).

> *Im Laufe der Jahre habe ich zu verschiedenen Zeiten meines Zyklus subtile (und nicht so subtile) Veränderungen in meinem Körper bemerkt. Wenn ich zum Beispiel in meiner fruchtbaren Eisprungphase bin, merke ich, dass meine Denkmuster und Stimmungen wechseln. Obwohl ich während meines restlichen Zyklus sicher bin, dass gerade nicht der richtige Zeitpunkt für ein Baby ist, weiß ich, der Moment wird eines Tages kommen, und dann werde ich alles tun, um schwanger zu werden – eine Entscheidung, mit der ich zufrieden bin. Während des Eisprungs wandeln sich jedoch die logischen Überlegungen, die ich während meinem Restzyklus habe, zu emotionalen Gedanken über Kinder, und wie sehr ich mir ein eigenes wünsche. Wenn ich sie nur sehe, denke ich daran, wie gern ich mein eigenes hätscheln würde. Ohne zu überlegen, wie sich das auf mein Leben auswirkt. Alles, was ich will, ist ein Baby. Es fühlt sich an, als ob meine Gefühle die Oberhand gewinnen, und manchmal merke ich es erst, wenn mein fruchtbares Fenster sich schließt. Dann bekomme ich wieder einen klaren Verstand, und ich stelle fest, dass ich unter dem Einfluss der Ovulation stand.*
>
> Lois[9]

Der Eisprung steht im Einklang mit dem Vollmond, der Sommersonnenwende (Litha) und dem Höhepunkt der inneren Flut. Die während der Ovulation auftretenden körperlichen Veränderungen dienen dazu, einen Partner anzuziehen und ein Kind zu zeugen. Die Hormone verändern Körpergeruch, Stimme und Körperbewegungen, um eine Frau rund um den Eisprung für heterosexuelle Männer anziehender zu machen.[10]

Auch das Verhalten ändert sich, und Frauen bemühen sich öfter äußerlich attraktiv zu wirken, tragen freizügigere Kleidung oder kaufen Beauty-Produkte.[11] Zyklus-Apps verkaufen Informationen zum Menstruationszyklus an Marketing-Firmen, die dann mit ihrer Werbung für Schönheitsprodukte gezielt Frauen rund um den Eisprung ansprechen.[12] Heterosexuelle Frauen interessieren sich mehr für Männer, wenn sie ihren Eisprung haben, auch außerhalb ihrer monogamen Partnerschaft.[13] Ein hoher Testosteronspiegel steigert Sexualtrieb, Durchsetzungskraft und Selbstvertrauen, was für manche Frauen sehr dramatisch ist. Träume können in dieser Zeit erotischer werden, und Orgasmen werden oft stärker und tiefer empfunden.[14]

Die Kombination aus hohem Östrogen- und Testosteronspiegel kann einen starken Antrieb schaffen, Dinge zu erledigen und Projekte zu beenden. Gleichzeitig kann Östrogen bei einigen Frauen zu Zufriedenheit und Entspannung führen und sie aufgeschlossener für die Bedürfnisse anderer machen. Frauen, die normalerweise introvertiert sind, ertappen sich manchmal dabei, offener im Umgang mit anderen Menschen zu sein. Zu diesem Zeitpunkt können Beziehungen und Gefühle besonders wichtig werden, und verstärkt der Wunsch auftreten, mit anderen Menschen und mit der Welt zu interagieren.

> *Eisprung ist phantastisch. Dynamisch, selbstbewusst, motiviert. Fast (aber nicht ganz) möchte ich in diesem Zustand zu Hause sein. Ich nutze die Zeit, um alles zu machen, was viel Energie, Leistung oder nach Außen gerichtete soziale Interaktionen erfordert. Das ist meine kreativste Phase.*
>
> Helen[15]

Luteal-/Sekretionsphase (abnehmender Mond)

Die Lutealphase des Menstruationszyklus, die nach dem Eisprung beginnt und 14 Tage dauert, bereitet den Körper auf das Austragen einer Schwangerschaft vor. Der Follikel, der sich geöffnet hat, um das Ei freizugeben, schließt sich und fällt in sich zusammen, wobei er sich gelb verfärbt und zum Gelbkörper (Corpus luteum) wird. Der Gelbkörper sondert viel niedrigere Östrogenwerte ab als der vormalige Follikel. Dafür schüttet er große Mengen an Progesteron aus, wodurch die Hypophyse daran gehindert wird, weiteres LH oder FSH zu produzieren. So wechselt das Milieu der Vagina von fruchtbar zu unfruchtbar, der Gebärmutterhalsschleim wird saurer und verändert seine Konsistenz, um weitere Spermien daran zu hindern, in die Gebärmutter zu schwimmen. Auch der Gebärmutterhals wandert nach unten, und der Muttermund schließt sich. Die Hauptaufgabe des Progesterons besteht darin, eine potenzielle Schwangerschaft zu fördern. Es verstärkt die Blutzufuhr zur Gebärmutter, wodurch die Schleimhaut sich noch mehr verdickt und Zucker, Glykoproteine und Aminosäuren ausschüttet, um eine befruchtete Eizelle versorgen zu können. Die Brüste schwellen in Vorbereitung auf eine Schwangerschaft an, und viele Frauen nehmen sie in dieser Zeit als empfindlicher und knotiger wahr. Progesteron erhöht auch die Körpertemperatur und bewirkt, dass der Körper mehr Flüssigkeit einlagert. Das Hormon kann auch gesteigerten Appetit, Völlegefühl, Verstopfung und Hautveränderungen hervorrufen. Zwar berichten viele Frauen während der Dominanz des Progesterons von einer verminderten Libido, aber der zweite sprunghafte Anstieg des Testosterons (etwa einen Tag vor der Menstruation) kann das sexuelle Verlangen verstärken.

Die Lutealphase steht im Einklang mit dem abnehmenden Mond, der Herbst-Tagundnachtgleiche (Mabon), und dem Abebben der inneren Flut. Progesteron fördert die Innenschau, Besinnung und den Rückzug von der Außenwelt. Frauen werden ermutigt, sich nach innen zu wenden. Unter dem Einfluss von Progesteron wird die mit dem intuitiven Wissen und kreativen Denken verbundene rechte Gehirnhälfte aktiver.[16] In der Lutealphase sind Träume häufiger, länger und intensiver, und eher von »dunkler« Natur.[17] Christine Northrup legt nahe, dass in dieser Zeit »der Schleier zwischen den Welten des Sichtbaren und des Unsichtbaren, des Bewussten und des Unbewussten viel durchlässiger ist«.[18] In diesem zutiefst verinnerlichten und emotional sensitiven Zustand sind Frauen am meisten im Einklang mit ihrem inneren Wissen. Oft haben sie das Bedürfnis nach Rückzug und Abkehr von gesellschaftlichen Interaktionen und den Ansprüchen anderer Menschen. Das Absinken des Östrogenspiegels (das Care-Hormon) in Kombination mit dem sprunghaften Anstieg von Testosteron kann zu jähzornigen Reaktionen, weniger Toleranz gegenüber Blödsinn und mehr Wahrheitsliebe führen – selbst wenn die Wahrheit nicht das ist, was die Menschen hören wollen.

Post Ovulation ist eine harte Nummer für mich … ein Absturz aus den schwindelnden Höhen des Eisprungs und weiter ins mehr Introspektive, das Bedürfnis allein zu sein, von fast allem tierisch genervt.

Gewöhnlich gipfelt das in einem Streit mit meinem Partner, darüber wie laut er kaut oder ähnlicher Quatsch. Und in dieser Phase finde ich ihn auch total unattraktiv. Wut und Heulkrämpfe sind Standard in diesen Tagen vor der Blutung. Hochsensibel. Etwas ängstlicher. Alles wird zu einer etwas größeren Herausforderung. Es ist ok. Es geht vorbei.

Jennifer[19]

Dies ist die Erntephase, in der wir einfahren, was wir in der ersten Hälfte des Zyklus gesät haben. Alles, was nicht funktioniert oder verdrängt wurde, wird hochkochen, und uns beschäftigen, damit wir merken, was sich ändern muss. Viele Frauen fühlen sich zu Säuberungs- und Aufräumaktionen getrieben, wenn das Testosteron kurz vor der Menstruation einen Energieschub auslöst. Es ist ein guter Zeitpunkt, aktiv zu werden und alles auszusortieren, was nicht funktioniert, von Kleidung bis hin zu Beziehungen.

Die mit der Lutealphase des Menstruationszyklus verbundenen Gefühle und Verhaltensweisen werden im Gegensatz zu denen der Follikelphase und Ovulation in unserer modernen Kultur nicht gewürdigt. In sich gehen, sich mit der eigenen inneren Weisheit verbinden, und Wut und Frustration über die Borniertheit anderer Menschen und die Stupidität der Zustände im eigenen Umfeld herauslassen, ist für Frauen kein akzeptiertes Verhalten. Darum wurde dieser normale Aspekt des Menstruationszyklus pathologisiert, medikalisiert und mit dem Etikett »prämenstruelles Syndrom (PMS)« versehen. Während die Lutealphase für eine Minderheit der Frauen extrem und belastend sein kann, gehört sie für die meisten zu den normalen Gezeiten ihres körperlichen und emotionalen Zyklus. Diese Phase ist eine Gelegenheit hinzuhören, was ansteht, und zu erkennen, was sich ändern muss. Bei den »Spannungen« beim »prämenstruellen Syndrom« (PMS) handelt es sich oft nur darum, dass die Möglichkeit fehlt, dem natürlichen Rückzugsbedürfnis nachzukommen, sich eine Verschnaufpause zu gönnen und bei all den Anforderungen durch Beruf und andere Menschen kürzerzutreten.

Je nachdem, welche Belastungen mein Leben mit sich bringt, ist es eine Zeit, in der ich, wenn ich keine Rückzugsmöglichkeit habe, um kürzerzutreten, eine erdrückende Rastlosigkeit spüre, oft begleitet von intensiver körperlicher Hitze. Ich habe das Bedürfnis, dass jeder mir »vom Leibe bleiben soll« in jeglicher Bedeutung des Begriffs. Ich fühle ein buchstäbliches Brennen, als würde ich körperlich auf Kinder, die an mir klammern, reagieren und vor Abscheu eine Gänsehaut bekommen.

Marion[20]

Solche Situationen führen zu Frustration und Handgreiflichkeiten, die als typisch für PMS gelten und zu der Auffassung geführt haben, dass »außer Kontrolle geratene«, wütende Frauen in Schach gehalten werden müssen. Wie schon bei der Geburt, werden die Frauen als das Problem angesehen, anstatt das, was ihnen oder um sie herum passiert.

Menstruation (dunkler Mond)

Tritt keine Schwangerschaft ein, schrumpft der Gelbkörper und beendet die Hormonausschüttung. In Hinblick auf die Hormonproduktion ist dies die »unproduktive Phase« des Zyklus, in der sowohl Progesteron als auch Testosteron auf ihrem niedrigsten Stand sind. Der Rückgang von Progesteron zieht die Blutgefäße, die die Gebärmutterschleimhaut versorgen, zusammen, wodurch die Zellen in der äußersten Schicht keinen Sauerstoff mehr erhalten. Diese Zellen sterben ab, und in Folge fluten weiße Blutkörperchen in den Bereich, die Enzyme absondern, um die abgestorbene Schicht der Gebärmutterschleimhaut abzubauen. Einige der Enzyme wirken auch auf gesunde Blutgefäße und schädigen sie, was zur Menstruationsblutung führt. Die absterbenden Zellen setzen jedoch ein Protein namens Hypoxie-induzierter Faktor (HIF) frei, das die Heilung der Blutgefäße einleitet. Die HIF-Konzentration, die von Frau zu Frau unterschiedlich ist, bestimmt, wie schnell die Blutgefäße repariert werden und die Blutung aufhört. Ein hoher Blutzuckerspiegel kann die Funktion des HIF beeinträchtigen und die Menstruationsblutung verstärken. Nicht alle Zellen in der äußeren Schicht der Gebärmutterschleimhaut sterben ab; einige bleiben in Bereitschaft, um sich für den nächsten Menstruationszyklus zu regenerieren und eine neue Schleimhaut aufzubauen.

Die Menstruation steht im Einklang mit dem dunklen Mond, der Wintersonnenwende (Yule), der inneren Ebbe. Es ist die Zeit zum Wiederauftanken und Erholen, und sich der Aufgaben bewusst zu werden, die als Antwort auf das, was in der Sekretionsphase ans Licht gekommen ist, angepackt werden müssen. Menstruationskrämpfe signalisieren die Notwendigkeit zu entschleunigen, auszuruhen, sich Zeit zu nehmen und sich zurückzuziehen. Die hormonellen Veränderungen können eine Art Benommenheit hervorrufen, ein Gefühl wie unter der Erde »zu sein«.

Unsere Ahninnen würdigten die visionäre und spirituelle Kraft der Menstruation. In vielen Kulturen boten Mondhütten oder rote Zelte menstruierenden Frauen einen Rückzugsort. Während ihrer Isolation widmeten die Frauen sich Meditation und Gebeten, um Visionen und Botschaften aus ihrem Innern zu empfangen.[21] Leider wird in unserer modernen Kultur Durchhaltevermögen gefordert, und so greifen Frauen oft zu Medikamenten, um die Krämpfe zu bewältigen und ihr Leben wie gewohnt weiterzuführen.

> *Ich habe herausgefunden, dass die Menstruation eine Zeit für Kontemplation, Kreativität und die Erforschung meiner inneren Welt ist, und es geht mir besser, wenn ich früh ins Bett gehe und weniger oberflächlichen Umgang habe. Ideen und große »Aha«-Momente sprudeln hier leichter. Ich sehe auch, dass die Zeit, die ich darauf verwandt habe, mir einen heiligen Ort für die Blutung zu schaffen, ein Schlüsselfaktor dafür war, dass ich es zustande gebracht habe, mir einen heiligen Ort für die Geburt meiner Kinder zu schaffen. Dass die Art, wie wir bluten, die Art ist, wie wir gebären.*
>
> Amy[22]

Menstruationsblut gilt seit jeher als mächtig und geheimnisvoll. Andere weibliche Säugetiere menstruieren nicht, was erklären könnte, warum die frühen Menschen Mythen schufen, um die Bedeutung der weiblichen Regelblutung verständlich zu machen. In vielen frühen Schöpfungsmythen geht es um das Menstruationsblut.[23] In Mesopotamien glaubte man, dass die Große Göttin die Menschen aus Lehm erschaffen hatte, der mit ihrem Menstruationsblut vermischt war. Auch glaubte man, dass die frühen Götter ihre Macht auf dem Menstruationsblut begründeten. Der altnordische Gott Thor erlangte zum Beispiel seine spirituelle Erleuchtung durch ein Bad im Fluss des Menstruationsbluts von Riesinnen. Kali lud die Götter ein, »im blutigen Fluss ihres Schoßes zu baden«, so dass sie gesegnet gen Himmel fahren konnten. Odin erlangte seine Macht, indem er »weises« Blut aus dem Kessel im Schoß von Mutter Erde stahl und trank. In frühen Gesellschaften galt Menstruationsblut als kostbare und heilige Flüssigkeit und wurde für verschiedene Weihe-, Heilungs-, und Konservierungszwecke verwendet.[24] Die moderne Wissenschaft beginnt gerade erst das Heilpotential von Menstruationsblut wiederzuentdecken.

Menstruationsblut enthält zum Beispiel Stammzellen, die für die Reparatur von geschädigtem Körpergewebe verwendet werden können.[25]

Die Macht, die menstruierenden Frauen und dem Menstruationsblut zugeschrieben wurde, führte zur Entwicklung eines Tabus. Diese Überzeugungen spiegeln sich heute noch in der Sprache wider – zum Beispiel, wenn man die Menstruation im Englischen als »the Curse« (der Fluch) bezeichnet. Laut Talmud, dem alten Schriftwerk des Judentums, ist die Menstruation einer der zehn Flüche, mit denen Gott Eva belegete, um sie für ihre Rebellion zu strafen; die Schrift bezeichnet die Gebärmutter als »Ort der Fäulnis«.[26] Die Blutung wurde (und wird immer noch) in vielen Kulturen als schmutzig und unrein angesehen. Der Gründer der Presbyterianischen Kirche, John Calvin, nannte die Menstruation z. B. eine »faulige Krankheit«.[27] Solche kulturellen und religiösen Vorstellungen führten dazu, dass menstruierende Frauen von anderen Mitgliedern der Gemeinschaft isoliert wurden, um eine »Kontamination« zu vermeiden. In vielen Fällen war es ihnen verboten, während ihrer Blutung Menschen oder Dinge zu berühren. Ein schottischer Medizintext aus dem Mittelalter enthält das Gedicht »Oh! Menstruierende Frau, du bist ein böser Geist; von dem die gesamte Natur streng abgeschirmt werden sollte«. (Oh! Menstruating woman, thou't a fiend; From which all of nature should be closely screened).[28]

Man sorgte sich besonders um die Folgen des Geschlechtsverkehrs während der Menstruation.[29] Die alten Hindus glaubten, dass ein Ehemann seine Weisheit verlöre, wenn er mit seiner blutenden Frau Sex hätte. In der vedischen Mythologie paarte Vishnu sich mit der Göttin Erde während ihrer Menstruation, worauf sie Monster empfing, die beinahe den Planeten zerstörten. Die katholische Kirche behauptete in ihren Anfängen, dass Geschlechtsverkehr während der Menstruation »missgebildete, blinde, lahme und aussätzige Nachkommen« zur Folge habe, und im 16. Jahrhundert glaubten medizinische Experten, dass der Menstruationsfluss Dämonen hervorbrächte.[30] Noch in den 1990er Jahren erzählten Ärzte ihren Patientinnen, dass Sex während der Menstruation zu Infektionen führen könnte.[31]

Ein Blick auf die Funktion des Oxytocins während der Menstruation könnte helfen, die Angst vor Sex in dieser Zyklusphase besser zu verstehen.[32] Oxytocin wird während des Sex und in besonders hohen Mengen während des Orgasmus ausgeschüttet. Das Hormon stimuliert die Freisetzung von Vasopressin, ein Hormon, das das Potenzial für tiefmeditative Theta-Gehirnwellen-Zustände erhöht. Oxytocin in Kombination mit der introspektiven Wirkung von Progesteron kann eine hochintensive, kreative und visionäre Erfahrung bewirken. Darüber hinaus ist es unwahrscheinlich, dass Sex während der Menstruation zu einer Schwangerschaft führt. Vielleicht fürchteten patriarchalische Kulturen die Mischung aus ungezügelter, nicht reproduktiver Sexualität und Kreativität.

Es überrascht nicht, dass menstruierenden Frauen traditionell die Teilnahme an religiösen Riten oder auch nur das Betreten von Andachtsstätten untersagt war. Noch 1972 bekräftigte Papst Paul VI, dass Frauen, basierend auf dem traditionellen katholischen Verbot gegen menstruierende Frauen in Altarnähe, keine liturgischen Dienste ausüben durften.[33] Interessanterweise beantragten einige Kirchenführer, diese vorchristlichen Vorstellungen und Gesetze über die Menstruation aufzuheben, wobei sie sich in ihrer Argumentation auf das Beispiel Jesu beriefen.[34] Jesus hatte die Reinheitsgebote kritisiert, inklusive derer, die Frauen betrafen. In Missachtung des Hebräischen Gesetzbuchs berührte er die »Unberührbaren«, und wurde auch von ihnen berührt, darunter ein »Aussätziger« und eine »Frau mit Blutfluss«. In vielen Religionen und Kulturen ist die Menstruation noch immer mit latenten Tabus belegt, was sich auf die Erfahrungen einzelner Frauen während der Menstruation auswirkt. Untersuchungen haben ergeben, dass Frauen, die sich an die Regeln ihres religiösen Erbes halten, während ihrer Menstruation eher an Krämpfen und Schmerzen leiden.[35]

Menstruationsscham ist jedoch nicht auf Frauen mit religiösen Überzeugungen beschränkt. Patriarchalische Ansichten über die Menstruation haben die Gesellschaft über Jahre hinweg durchdrungen. Selbst der Begriff »Hygieneprodukt« spiegelt die Auffassung wider, dass die Blutung unhygienisch ist. Die mit der Menstruation einhergehende Scham wirkt sich generell auf unsere Wahrnehmung des weiblichen Körpers aus. Sie beeinflusst die Körperwahrnehmung der Frauen, ihr Selbstgefühl und wie sie gebären.[36] Eine aktuelle Studie mit über dreitausend Teilnehmerinnen liefert eine Momentaufnahme der weiblichen Menstruationserfahrung.[37] Laut Studie missfiel 41 % der Mädchen zwischen 12 und 18 Jahren alles, was mit ihrer Periode zusammenhing, und 9 % hatten keine Ahnung, was passierte, als sie ihre erste Periode hatten.

Heimlichtuerei lässt die Scham fortbestehen, und erst wenn die Heimlichtuerei abgeschafft wird, kann auch die Scham abgebaut werden. In den letzten Jahren gab es Bemühungen, die Menstruationsscham in der westlichen Kultur zu überwinden. Werbung für Menstruationsprodukte wird allmählich zur Normalität und zeigt viele unterschiedliche weibliche Körper. Die blaue Flüssigkeit, die man benutzte, um Blut darzustellen, wurde durch eine blutähnliche Flüssigkeit ersetzt. Immer mehr Bücher und Ressourcen bieten Informationen über den Menstruationszyklus speziell für Frauen. Frauen posten ihre Erfahrung mit dem Menstruationszyklus und der Menstruation in den sozialen Medien.

> *Ich habe lange gebraucht, um der Menstruation positive Seiten abzugewinnen. Ich sah sie als Unannehmlichkeit, Störung, etwas Nerviges. Erst als ich die unglaublichen Fähigkeiten meines Körpers begriff, lernte ich, mit seinen Rhythmen mitzugehen und in mich hineinzuhorchen. Jetzt kenne ich seine subtilen Veränderungen und ihre Auswirkungen auf Energie, Stimmung, Appetit und Konzentration. Ich erkenne mein Bedürfnis nach Introspektion und Besinnung vor der Periode und meine wachsende Energie und meine Lebendigkeit, wenn die Periode vorbei ist. Ich habe mich um die Aufklärung meiner Töchter über ihren eigenen Körper und seine angeborenen Gaben gekümmert. Wir haben ihre ersten Perioden zelebriert und diskutieren in einem fort, was sie alles können, während wir die ganze Zeit mit der gesellschaftlichen Konditionierung kämpfen, die ihnen einredet, dass Perioden schrecklich, schmutzig und nicht erwähnenswert sind.*
> Emma[38]

LEBENSPHASEN UND ÜBERGANGSRITUALE

Jede der vier Phasen des weiblichen Lebenszyklus hat ihre eigenen Übergangsriten (siehe Tabelle oben). Diese Riten gehen mit wichtigen körperlichen Veränderungen einher, die ein enormes Lern- und Wachstumspotenzial in sich tragen. Muster entstehen und wiederholen sich. Sie gewähren Einsichten, mit deren Hilfe wir Aspekte unserer Persönlichkeit heilen und zurückgewinnen können. Jeder Übergangsritus prägt den nächsten; was in der Menarche geschieht, beeinflusst, wie wir an die Geburt herangehen und schließlich an Menopause und Tod. Jane Hardwicke Collings beschreibt die Übergangsriten als »Portale, die uns mit unserer Lebensgeschichte, Zielen und Heilmitteln verbinden«.[39] Sie erklärt es so:

> *Jede Phase oder Jahreszeit eines Frauenlebens hat einen Übergangsritus, der das Thema setzt und der Frau Informationen gibt, wie ihre jeweilige Kultur ihre neue Rolle bewertet, und was von ihr erwartet wird.*[40]

Viele Gesellschaften respektieren die Macht der Übergangsriten und deren Potenzial, Menschen zu lenken und in ihre kommende Rolle einzuführen. Um bewusst Kultur zu erschaffen und diese zu stärken, werden aufwendige Zeremonien und Rituale gestaltet, mit denen die an die neue Rolle geknüpften Erwartungen übermittelt werden. Oft glaubt man, es gäbe in der westlichen Welt keine Übergangsriten, weil wir sie »verloren« hätten. Das stimmt jedoch nicht; Botschaften werden übermittelt, egal ob sie bewusst erschaffen wurden oder nicht, und sie sind ebenso mächtig. In der westlichen Kultur haben wir jeden weiblichen Übergangsritus als krankhaft bewertet und in einen medizinischen Kontext versetzt. Das spiegelt unsere kulturellen Vorstellungen über die Medizin wider und übermittelt Frauen die Botschaft, dass sie ihren Körper und ihre Emotionen kontrollieren müssen, statt ihre natürlichen Eigenschaften zu akzeptieren. Diese Botschaften werden von Frauen empfangen, egal ob sie sich ihrer bewusst sind.

Im folgenden Abschnitt wird die Geschichte der weiblichen Lebensphasen und der mit ihnen verbundenen Übergangsriten erzählt. Es wird versucht, das Wissen über die weibliche Erfahrung wiederzugewinnen, das uns ermöglicht mit unserem Körper und unserer Natur zu arbeiten, statt beides zu kontrollieren. Die Lebensphasen stehen im Einklang mit anderen natürlichen Zyklen, wie dem Mondzyklus, dem Menstruationszyklus und dem Wechsel der Jahreszeiten, die bereits erörtert wurden (siehe Tabelle). Die Altersangaben sind ungefähre Angaben, da alle weiblichen Körper und Lebenswege einzigartig sind, und einige Frauen die Übergangsriten nicht in der üblichen Lebensphase erfahren. Manche gebären beispielsweise früher oder später als in der »Mutter«-Phase oder erleben eine frühe Menopause.

Maid und Menarche

Die Lebensphase der Maid steht im Einklang mit dem Frühling, dem zunehmenden Mond und der Follikelphase des Menstruationszyklus. Sie beschreibt die Zeit von der Geburt bis zum ca. 25. Lebensjahr. Die Energie der Maid ist dynamisch und unbeschwert, während ihr Körper zur Weiblichkeit erblüht. Zu den jungfräulichen Göttinnen der Lebensphase der Maid gehören Artemis, Persephone, Parvati und Rhiannon. Der Sabbat (Festtag) der Maid ist Ostara (Frühlings-Tagundnachtgleiche), der mit Ostern und der Göttin Eostre verbunden ist. Während der Lebensphase der Maid steigt der Östrogenspiegel, und mit Beginn der Fruchtbarkeit setzt das Auf und Ab der Hormone des Menstruationszyklus ein.

Der Übergangsritus der Maid ist die Menarche, die erste Blutung. Die Botschaften, die sie während ihrer Menarche empfängt, übermitteln ihr, was die Gesellschaft von ihr als Frau erwartet. Die Reaktionen ihrer Umgebung auf ihre erste Blutung werden ihr Verhältnis zu ihrem Körper beeinflussen. Das wird sich darauf auswirken, wie sie mit Liebesbeziehungen, Geburt und ihren anderen Übergangsriten umgehen wird. Bei den traditionellen Zeremonien rund um die Menarche führen ältere Frauen Rituale durch, um die Mädchen in das Frausein einzuführen, sie willkommen zu heißen und ihnen wichtiges Wissen über diese Lebensphase zu vermitteln. Diese Zeremonien variieren je nach den kulturellen Werten der jeweiligen Gesellschaft, die sie gestaltet und durchführt. In der westlichen Kultur gibt es keine zeremoniellen Übergangsriten ins Frausein. Stattdessen werden Mädchen durch gesellschaftliche Botschaften, die sie beispielsweise von Gleichaltrigen, Verwandten und Medien erhalten, ins Frausein eingeführt. Die Reaktionen von Frauen und Männern, die in ihrem Leben wichtig sind, werden die Gefühle des Mädchens über sich selbst und die Weiblichkeit im weiteren Sinne beeinflussen.

Bei meiner Menarche-Erfahrung wurde ich nicht unterstützt. Meine Mutter sprach nie mit mir darüber, und ich blutete ein Jahr lang, bevor sie es versehentlich durch jemand anders herausfand. Die Botschaft, die ich erhielt, war, dass Bluten privat war und nicht diskutiert wurde. Es ist schwer definitiv zu sagen, wie das mit meinen Geburtserfahrungen zusammenhängt, denn ich hatte viele Geburten und das in unterschiedlichen Situationen. Aber jedenfalls hatte ich immer das Gefühl, dass ich (a) diese mütterliche Verbindung und Unterstützung während der Geburt wollte und (b), dass ich diese Unterstützung nicht verdiente, denn wenn meine eigene Mutter sie mir nicht geben würde, warum sollte ich das von jemand anders erwarten, und (c), dass ich diese Unterstützung sowieso nicht brauche. Die letzten beiden Geburten, bei denen ich allein gebar, haben mir schließlich gezeigt, dass ich schwierige Dinge tun kann, ohne mich dabei auf jemand anders als mich selbst zu verlassen. Davon abgesehen fühle ich mich nach all den Jahren immer noch hin und her gerissen, denn eigentlich wollte ich die mütterliche Unterstützung, musste jedoch ohne sie auskommen.

Shara[41]

Unter Frauen rückt die Bedeutung dieses Übergangs immer stärker ins Bewusstsein, und das Bestreben wächst, den Menarche-Übergangsritus wieder einzuführen. Insbesondere Mütter versuchen, Zeremonien und Rituale zu finden, um ihre Töchter als Frauen willkommen zu heißen. Für den Menarche-Übergangsritus werden Maiden-Mondkreise immer beliebter. Die Mädchen und ihre Mütter versammeln sich zu diesen Kreisen, um Wissenswertes über den Menstruationszyklus zu erfahren und Rituale durchzuführen. Mütter winden ihren Töchtern z. B. Blumenkränze und heißen sie als Frau willkommen.

Auch kulturelle Normen beeinflussen den Übergang des Mädchens und sein Verständnis vom Frausein. Im westlichen patriarchalischen Kontext wird die Maid für ihre Sexualität und ihre Fähigkeit zur Fortpflanzung gefeiert. Unsere Medien sind gesättigt von sexualisierten Bildern, die die Maid und ihren ausgereiften Körper zeigen. Sie begegnet uns auf Laufstegen und in Anzeigen. Mit ihr will man uns alle möglichen Produkte von Unterwäsche bis hin zu Autos verkaufen. Die kulturelle Botschaft lautet, dass der Wert der Maid in ihrer Fruchtbarkeit und Attraktivität für Männer liegt. Dabei wird ihr Körper nach unrealistischen, äußeren Schönheitsmaßstäben beurteilt. Durch die bloße Tatsache, dass sie den männlichen Blick anziehen, können junge Mädchen sich der Veränderungen ihres Körpers noch stärker bewusst werden. Mädchen sind während der Lebensphase der Maid besonders anfällig für sexuelle Viktimisierungen. Das heißt, sie sind potenziell gefährdeter, als es Frauen und Frauenkörper ohnehin schon sind.[42] Dieser Wandel kann auch eine schwierige Zeit für Mädchen sein, die sich nicht in der heteronormativen kulturellen Erzählung widergespiegelt sehen oder für diejenigen, die in Aussehen und Verhalten nicht den weiblichen Stereotypen entsprechen. Dies ist die Lebensphase, die mit Essstörungen, körperdysmorphen Störungen und Selbstverletzungen aller Art einhergeht.

Mutter und Geburt/en

Die Mutterphase des Lebens steht im Einklang mit dem Sommer, dem Vollmond und der Ovulationsphase des Menstruationszyklus. Die Energie der Mutter ist kreativ, nährend, gebend und verantwortungsbewusst. Ihr Körper ist in seinem fruchtbarsten Stadium, und der Sabbat der Mutter ist Litha (Sommersonnenwende), ein Fest zum Höhepunkt des Sommers. Sie wird mit Fruchtbarkeit und Mutter-Göttinnen wie Hathor, Aphrodite und Olwen in Verbindung gebracht. Die Mutterphase des Lebens findet unabhängig von Gebären und Mutterschaft statt. Frauen treten etwa im Alter von 25 Jahren in diese Phase ein. Obwohl Geburt und Mutterschaft archetypisch dieser Zeit zugeordnet werden, wollen oder können viele Frauen keine Kinder gebären. Es ist die Zeit, in der Persönlichkeitsmerkmale erschaffen, geboren und gepflegt und Projekte, Karrieren, Abschlüsse, Reisen oder Kampagnen angepackt und durchgeführt werden. Jede »Geburt« lehrt die Frau, wer sie ist und welche Gaben sie für sich und andere bereithält. Wenn wir uns unsere kreativen Prozesse bewusstmachen, können wir erkennen, wie wir mit der Geburt umgehen werden und welche Unterstützung wir dabei benötigen.

> *Mir ist bewusst, dass die Art und Weise, wie ich irgendetwas im Leben zustande bringe (und Gebären ist keine Ausnahme), meistens nicht einfach oder gradlinig ist. Irgendwann in dem ganzen Prozess gerate ich an einen Punkt, an dem ich nur noch sagen kann: »Das ist zu viel, ich kann das nicht, ich mag das nicht, ich bin nicht klug, stark, mächtig genug.« Darum gebe ich auf, aber ich stecke zu tief drin, um aufzugeben. Es ist wie in der »Übergangsphase« der Wehen und es ist immer dasselbe. Ich gehe damit um, indem ich es anderen gegenüber zur Sprache bringe (in Wirklichkeit ist es ein Jammern), aber letztendlich schaffe ich es, und generell steuere ich mich allein da durch. Vielleicht habe ich nicht gewusst, dass dies zur Geburt führt, aber rückblickend ist es wirklich deutlich. Jetzt wo ich den Prozess kenne, weiß ich, dass ich mich selbst darin unterstützen kann und dass ich das, was ich brauche, in mir habe.*
>
> Geraldine[43]

Während der Mutterphase erleben Frauen die Geburt, zu der die Geburten von Babys, Fehlgeburten und Abtreibungen gehören. Jede Schwangerschaft und Geburt ist ein Übergangsritual, das die Frau in die Mutterschaft einführt, auch wenn sie kein Baby im Arm hält. Bei der Geburt lernt eine Frau, etwas über sich selbst und wie ihre Kultur die Mutterschaft bewertet. Alles, was in dieser Zeit gesagt oder nicht gesagt wird, lässt diese Botschaften deutlich werden. Außerdem wurden Schwangerschaft und Geburt medikalisiert; sogar Fehlgeburten und Abtreibungen werden als medizinische Ereignisse behandelt. Die während der Übergangsriten an Frauen übermittelten Botschaften schwächen ihr Vertrauen in den eigenen Körper und das Selbstvertrauen, und sie bestärken die Annahme, dass externe Experten gebraucht werden.

Die Geburt birgt jedoch auch das Potenzial, Wunden zu heilen, die in der Lebensphase der Maid hinsichtlich der Beziehung zu Körper und Selbstwertgefühl entstanden. Viele Frauen stellen fest, dass Schwangerschaft, Geburt und Stillen ihre Körperwahrnehmung verändern. Dass sie durch den eigenen Körper Leben in die Welt bringen, vermag sie zu lehren, wer sie sind und wozu sie fähig sind. Bei der Geburt tauchen wir in die dunkelsten Abgründe unseres Selbst ein, und Frauen können sich omnipotent fühlen und euphorisch sein, wenn sie zurückkehren.

In der Mutterphase ziehen viele Frauen ihre Kinder groß und betreuen ihre Familien. Das dominierende Hormon in dieser Phase ist das Östrogen, das uns empfänglicher für die Bedürfnisse anderer macht und unsere Bereitschaft steigert, sie an erste Stelle zu setzen.[44] Östrogen beeinflusst die emotionale Verarbeitung und verbessert die Fähigkeit, Mimik zu entschlüsseln und wiederzuerkennen. Ebenso wirkt es sich auf die emotionale Erregung aus und verstärkt die Intensität emotionaler Erfahrungen. Es gibt jedoch erhebliche geschlechtsbezogene kulturelle Klischees über das Aufziehen von Kindern. Da Frauen Kinder gebären, wird davon ausgegangen, dass sie biologisch für ihr Aufziehen programmiert sind. Diese Unterstellung hat ihre Wurzeln in der Herstory, als es zu einem Zeitpunkt für Männer notwendig wurde, dass Frauen sich auf die Mutterschaft konzentrieren.

Tatsächlich wirkt Östrogen sich nicht spezifisch auf Mutter-Kind-Beziehungen aus, sondern beeinflusst Beziehungen generell, da es die Bereitschaft fördert, auf die Bedürfnisse anderer einzugehen. Nur wenn das Östrogen während Schwangerschaft, Geburt und postnataler Phase sich mit Prolaktin und Oxytocin verbindet, wird speziell das mütterliche Verhalten ausgelöst. Die dauerhafte Fürsorglichkeit, als eine in erster Linie weibliche Aufgabe zu betrachten, ist eher kulturell und sozial, als biologisch bedingt.

Ich habe mir nicht ausgesucht, keine Mutter zu werden, weil ich lieblos oder selbstsüchtig bin, ich habe mich bewusst in einem sehr jungen Alter dafür entschieden, und ich bin zufrieden mit meiner Entscheidung. Aber es verletzt mich, wenn Leute weniger von mir halten, weniger von meinem Wissen halten, Vermutungen anstellen, die auf vorgefassten Meinungen über das Frausein basieren. Meine freie Zeit kann ich anderen geben, so wie eine Mutter es tun würde, ich unterstütze diejenigen, die sich entscheiden, Kinder zu bekommen. Ich unterstütze diese Kinder beim Heranwachsen durch verschiedene Formen der Erziehung und Liebe. Während meiner Jahre in der Mutterphase habe ich viele Projekte geboren, und ich plane, die nächsten 10 Jahre zu nutzen, um noch mehr zu gebären. Ich bin eine Nährerin und eine Schöpferin wie jede andere Frau.

Frankie[45]

Kulturelle Vorstellungen von der Mutterschaft entwickelten und verfestigten sich über Jahrtausende. Die sich aufopfernde Mutter wird weiterhin vielfach als idealtypisch angesehen. Ebenso gilt die Frau, die ihre Kinder über alles stellt, als »gute Mutter«. Sobald Frauen die Lebensphase der Maid, in der sie sexuell verfügbar sind, hinter sich lassen, werden sie darin bestärkt, ihre gesamte Identität auf dem Muttersein aufzubauen, und man definiert sie in erster Linie durch ihre Mutterrolle. Dies kommt in den Mainstream-Medien zum Ausdruck, wenn beispielsweise eine Frau in Nachrichtenartikeln als »Mutter von drei Kindern …« bezeichnet wird. Frauen, die ihre Kinder verlassen oder sich gegen Kinder entscheiden, werden misstrauisch beäugt und müssen sich giftige Bemerkungen anhören. Oft nehmen Frauen ihre kulturelle Konditionierung an und bekräftigen sie auch noch, denn häufig lautet die erste Frage, die sie sich gegenseitig stellen: »Haben Sie Kinder?« Die Feeds vieler Frauen in den sozialen Medien sind voller Fotos und Geschichten, in denen sie sich als »gute Mütter« mit einem perfekten Familienleben präsentieren, in der Regel mit nahrhaften Mahlzeiten und kreativen, gesunden Kindern. Allerdings kann die Mutterphase für Frauen schwierig sein, die ihre Identität nicht hauptsächlich über diese Rolle definieren. Während sie die Bedürfnisse aller anderen befriedigen, haben sie manchmal das Gefühl, sich selbst in der intensiven Mutterrolle zu verlieren. Hinzu kommt, dass sie in einer Gesellschaft, die die sich aufopfernde Mutter zelebriert und die Mütter, die nicht ins Bild passen, verurteilt, sich außerstande fühlen, so etwas zur Sprache zu bringen.

Maga und Perimenopause

Der Begriff »Maga« wurde zuerst von Sylvia Keepers verwandt und durch die Lehren und Schriften von Jane Hardwicke Collings verbreitet.[46] Maga ist die weibliche Form des lateinischen Wortes *magus*, das Magier, Weiser, Seher und weiser Alter bedeutet.[47] Es wird mit einem langen »a«, »maaaga«, ausgesprochen. Andere Begriffe, die verwendet werden, um diese Phase zu beschreiben, sind Matriarchin, Königin und Kaiserin. Das Konzept einer Magaphase entwickelte sich aus der sehr alten Idee der drei Lebensphasen – Maid, Mutter und Alte Weise. Frauen verbringen heutzutage einen erheblichen Teil ihrer Lebenszeit nach der Menopause. Das ist nach der Mutterphase und vor der Phase der Alten Weisen. Die Lebensphase der Maga steht im Einklang mit dem Herbst, dem abnehmenden Mond und der besinnlichen Lutealphase des Menstruationszyklus. Die Energie der Maga ist verantwortungsvoll und unbeschwert, und sie ist mit den Göttinnen der Ernte verbunden, zu denen Demeter, Ceres, Chicomecoatl und Selu gehören. Ihr Sabbat ist Mabon (Herbst-Tagundnachtgleiche), und die Magaphase ist die Erntezeit des Lebens. In dieser Zeit ernten die Frauen, was sie in ihrer Phase als Maid gesät und in ihrer Phase als Mutter haben wachsen und gedeihen lassen. Die Maid ist die Rosenknospe, die Mutter die blühende Rose, und die Maga ist die Rose nach der Blüte.[48] Obwohl die Blütenblätter der verblühten Rose allmählich vertrocknen und abfallen, ist ihr Duft viel intensiver.

Die Perimenopause ist der Übergangsritus von der Mutterphase zur Lebensphase der Maga. Die Maga ist die Frau nach den Wechseljahren. Die Menopause, die normalerweise im Alter von ca. fünfzig Jahren eintritt, kann nur im Nachhinein, wenn die Menstruationsblutung ein Jahr lang ausgeblieben ist, bestimmt werden. Die Perimenopause ist der Übergangsprozess, der zur Menopause und zum Ende der fruchtbaren Lebensphase führt. Vor der Menopause erleben Frauen normalerweise für mehrere Jahre hormonelle Veränderungen, wobei signifikante Veränderungen in den letzten zwei Jahren auftreten.[49] Wenn die Anzahl der Eizellen abnimmt, kann es sein, dass kein Eisprung mehr stattfindet, und wenn keine Eizelle heranreift, wird es auch keinen Gelbkörper geben, der in der zweiten Hälfte des Menstruationszyklus Progesteron ausschüttet. Obwohl die Hypophyse verstärkt FSH und LH freigibt, sind die Eierstöcke weniger reaktionsfähig und stellen schließlich ihre Östrogenproduktion ein. Neben signifikanten Schwankungen des Progesteronspiegels charakterisiert ein langsam abnehmender Östrogenspiegel die Perimenopause. Diese hormonellen Veränderungen führen zu Veränderungen in der Länge und Intensität des Menstruationszyklus.

Unangenehme körperliche Empfindungen und emotionale Herausforderungen sind ein fester Bestandteil der meisten körperlichen Übergangsriten. Während einige Frauen keine nennenswerten Symptome in der Perimenopause haben, verspüren andere eine Menge davon. In ihrem Buch *The Change* diskutiert Germaine Greer die medizinische Sichtweise, die die Perimenopause als Krankheit und Serie von unliebsamen Symptomen definiert.[50] Diese Haltung spiegelt die Auffassung wider, dass Frauen nicht über die inneren Ressourcen oder genügend Hormone verfügen, um den Prozess (wie bei der Geburt) bis zum Ende durchzustehen. Die medikamentöse Behandlung zielt darauf ab, den Prozess zu umgehen und ermutigt Frauen darin, die körperlichen, emotionalen und psychischen Aspekte der Perimenopause zu vermeiden. Greer schlägt stattdessen vor, dass wir unsere Symptome beachten – durch sie sagt uns unser Körper, was sich ändern muss. Greer ermutigt die Frauen, ihre Perimenopause mit Verletzlichkeit und Stärke zu bewältigen (genau wie die Geburt) und Acht zu geben, auf das, was wir lernen müssen, wenn wir in die nächste Lebensphase wechseln.

> *Ich habe nicht damit gerechnet, dass die Wechseljahre so eine große Sache sind. An mich wurden keine Weisheiten weitergegeben, also musste ich von Grund auf lernen, was diese Zeit für mich bedeutet. Es war hart, aber auch sehr positiv, denn ich habe viel über mich selbst gelernt (und lerne noch immer) und was es bedeutet, eine Frau zu sein. Ich hatte die Botschaft verinnerlicht, dass Frauen nur wertvoll sind, solange sie jung und fruchtbar sind. Als Feministin wusste ich, dass es Unsinn war, aber die Trauer über die vergehende Fruchtbarkeit, die Selbstverurteilung und mein verlorenes Identitätsgefühl haben mich trotzdem ein bisschen geplagt!*
>
> Maddie[51]

Die Perimenopause wird als »Wechseljahre« oder »Klimakterium« bezeichnet, was kritische Zeit bedeutet. Christine Northrup bezeichnet diese Zeit als »die Mutter aller Weckrufe«.[52] Wie in der Lutealphase des Menstruationszyklus steigt alles, was wir bisher umschifft und ausgeblendet haben, an die Oberfläche, so dass wir uns damit auseinandersetzen können, um uns in die nächste Version unseres Selbst zu verwandeln. Jane Hardwicke Collings beschreibt, wie die Bereitschaft nachlässt, unsere eigenen Bedürfnisse zugunsten anderer zurückzustellen, sobald »der Schleier des Östrogens« sich hebt.[53] Häufige Symptome der Perimenopause sind Angst, Wut und Intoleranz; einige Frauen sind verärgert darüber, dass man sie jahrelang für selbstverständlich genommen hat und verlangen Veränderungen. Scheidungen und Trennungen kommen häufig während der Perimenopause vor, wenn Frauen ihre Eigenständigkeit einfordern. Möglicherweise kehrt auch die Energie der heranwachsenden Maid mit den »instabilen« Hormonen und dem leidenschaftlichen Bedürfnis nach Selbstverwirklichung zurück. Doch im Gegensatz zur Maid, besitzt die Maga ihre gesammelte Lebensweisheit und kennt sich selbst in- und auswendig. In einer Kultur, in der Frauen am liebsten den Mund halten sollen, kann eine Maga, die Wahrheiten ausspricht, gefährlich sein. Frauen wird das Gefühl vermittelt, sie selbst wären das Problem, und nicht ihre Umgebung oder Beziehung. Ihnen wird geraten, sich mit »Ersatzhormonen« zu behandeln, um sich besser zu fühlen und bequemere Partnerinnen zu sein.

Wie alle Übergangsriten bietet auch die Perimenopause eine Chance für Wandlung und Wachstum. Sie kann als Geburtsvorgang betrachtet werden, bei dem die Frau sich auf eine körperlich und emotional herausfordernde Reise begibt, um eine neue Version ihrer selbst zu gebären.[54] Elizabeth Davis beschreibt die Chance, die die Perimenopause mit sich bringt:

> *Unseren wilden Zeiten wohnt die Chance inne, eine Bestandsaufnahme zu machen, uns selbstkritisch zu fragen, wo wir sind und wo wir noch hin müssen … ein Gleichgewicht findet sich nicht, indem man um Kontrolle kämpft, sondern sich der Wandlung ergibt und sie zu Ende führt.*[55]

Joan Borysenko nennt diese Lebensphase die »Midlife Metamorphose«. Es ist eine Chance, alles, was nicht dienlich ist, auszusortieren, und das Leben so zu gestalten, wie es unseren inneren Werten entspricht.[56] Es ist auch eine Zeit, über das bisherige Leben nachzudenken und unerfüllte Träume zu betrauern.

> *Jetzt, wo ich auf die wechselnden Veränderungen in meinem Körper horche, während er sich auf die Menopause vorbereitet, spüre ich doch ein Verlustgefühl, verflochten mit Dankbarkeit für das, was er mir gegeben hat. Die intensiven Hitzewallungen und die Verände-*

rungen meines Zyklus sind kein Vergnügen. Vielleicht ist dies Teil des Trauerns und des sich Weiterbewegens zur nächsten Etappe. Mein Körper scheint sich dagegen zu wehren, anstatt darauf zuzulaufen, doch wie beim Widerstand zu Beginn meiner Menstruationszyklen bin ich mir sicher, dass die Weisheit allmählich kommen wird und dass ich mich auch an diese Veränderung anpassen werde.

Emma[57]

Wie die Geburt, so ist auch die Perimenopause eine Herausforderung, die eine Frau sowohl körperlich als auch emotional an ihre Grenzen bringt. Wie bei den anderen körperlichen Übergangsriten müssen wir das Unbekannte begrüßen und einen Kontrollverlust akzeptieren. Die Art und Weise wie eine Frau mit ihrem Menstruationszyklus und dem Gebären umgegangen ist, hat Einfluss darauf, wie sie ihre Perimenopause angeht.

Auf der anderen Seite der Perimenopause beginnt die Postmenopause, wo die Hormonschwankungen sich ausgleichen und der Menstruationszyklus endet. Die Ausschüttung von Östrogen und Progesteron ist nun gleichmäßiger und viel geringer als vor der Menopause. Der Testosteronspiegel sinkt ebenfalls, bleibt jedoch im Verhältnis höher als der von Östrogen und auch Progesteron. Die Art und Weise, wie eine Frau mit ihrer Perimenopause umgeht, wird sich entscheidend auf ihre Selbstwahrnehmung als postmenopausale Maga auswirken. Unsere moderne Kultur bewertet Frauen nach ihren reproduktiven und mütterlichen Fähigkeiten und verehrt die Maiden und Mütter. Die Magas sind unsichtbar, werden als erledigt, ausgetrocknet und nicht länger wertvoll betrachtet. Der Arzt David Reuben schrieb über Frauen nach der Menopause: »Nachdem sie ihre Eierstöcke überlebt haben, haben sie vielleicht auch ihre Nützlichkeit als menschliche Wesen überlebt. Die verbleibenden Jahre markieren vielleicht nur die Zeit, bis sie ihren Drüsen ins Vergessen folgen.«[58]

Frauen, die den Mund aufmachen und gesehen werden wollen, werden als Drachen oder grantige alte Weiber wahrgenommen. Darum überrascht es nicht, dass viele Frauen verzweifelt an ihrer Jugend festhalten wollen und den Alterungsprozess mit Medikamenten und chirurgischen Eingriffen bekämpfen, um mädchenhaft zu wirken. Frauen, die ihre Identität auf der Mutterrolle aufgebaut haben, tun sich nach der intensiven Erziehungsphase ebenfalls oft schwer, und fragen sich, sobald sie nicht mehr die Bedürfnisse anderer befriedigen, wer sie sind. Es liegt jedoch auch etwas Befreiendes darin, nicht länger den Blick oder das sexuelle Interesse anderer auf sich zu ziehen, und es kann erlösend sein, unsere eigenen Bedürfnisse an erste Stelle zu setzen, statt die der anderen. Die Maga hat es nicht nötig, sich über andere zu definieren, – als die Mutter von jemandem, die Frau von jemandem –, stattdessen kann sie sie selbst sein. In dieser Lebensphase können wir zu dem Selbst zurückkehren, das wir waren, bevor wir durch irgendeine Rolle definiert wurden. Viele Frauen besinnen sich wieder auf Interessen wie Kunst oder Schriftstellerei, individuelle Reisen oder gemeinsame Zeit mit Freunden, die sie als Maid aufgegeben haben.

Die postmenopausale Magaphase ist auch eine gute Zeit, um spirituelle Kräfte zu entwickeln und auszuüben. Wie in der Lutealphase des Menstruationszyklus gibt es eine Wendung zu innerer Einkehr und Rückbesinnung. Die Jahre nach der Menopause werden oft als »Weisheitsjahre« bezeichnet.[59] FSH und LH sind extrem hoch im Vergleich zu den Werten vor der Menopause und funktionieren als Neurotransmitter in der rechten Hirnhälfte, dem Bereich, der mit Kreativität, Intuition und visionärer Kraft assoziiert wird.[60] Einige Kulturen glauben, dass eine Frau, die zu menstruieren aufhört, ihr weises Blut im Innern behält, wodurch ihre Weisheit und Macht zunehmen.[61] Es gibt ein Sprichwort der amerikanischen First Nations: »Bei ihrer ersten Blutung lernt eine Frau ihre Kraft kennen. In den Jahren der Blutung übt sie diese aus. Mit den Wechseljahren wird sie eins damit.«[62] Magas besitzen Weisheit, Selbsterkenntnis und Macht, und sind starke und vorzügliche Führungspersönlichkeiten.

> *Es macht keinen Sinn alt zu werden, es sei denn, du kannst eine Hexe sein und spirituelle Kraft ansammeln, anstelle der politischen und ökonomischen Kraft, die dir als Frau verweigert wurden.*
>
> Germaine Greer[63]

Die Alte Weise und das Sterben

Mit etwa siebzig Jahren treten Frauen in die Lebensphase der Alten Weisen ein. Diese Lebensphase steht im Einklang mit dem Winter, dem dunklen Mond und der Abstoßung in der Blutungsphase des Menstruationszyklus. Die Energie der Alten Weisen ist unbeschwerte Kompetenz, und ihr Sabbat ist das Julfest (die Wintersonnenwende), der tiefe Winter. Sie wird mit dunklen Schicksalsgöttinnen wie Kali, Hekate und Ereschkigal (oder Ereškigal) in Verbindung gebracht. In der buddhistischen und in anderen tantrischen Traditionen bedeutet *dakini* (Greisin) buchstäblich

»Skywalker« (Himmelsgängerin), und diese widmet sich dem destruktiven Aspekt der Natur.[64] Kulturgeschichtlich bereiteten die Alten Weisen die Sterbenden auf den Tod vor, arbeiteten mit Hinterbliebenen und verabreichten die Sterbesakramente. Sie unterstützten religiöse und offizielle Zeremonien von der Geburt bis zum Tod, spielten eine große Rolle in der Heilkunst und arbeiteten als Schriftgelehrte in Tempeln und an Gerichtshöfen. Die Alte Weise ist die Hagebutte; sie besitzt die Samen, erzeugt aus der Weisheit, die sie in ihrer Zeit als Maid, Mutter und Maga angesammelt hat, und sie pflanzt dieses Vermächtnis für künftige Generationen in die Gemeinschaft ein.

Doch da, wo es weibliche Macht gibt, gibt es meist auch Versuche, diese zu unterdrücken. Wie die Maga genießt auch die Alte Weise heute kein hohes Ansehen, da sie nicht länger fruchtbar ist. Ihr alternder Körper wird gemieden und taucht in gängigen Darstellungen von Frauen nicht auf. Wenn sie abgebildet ist, dann gewöhnlich als Hexe, Dämonin oder böse alte Frau aus dem Märchen. Oder sie wird als nutzlose schrullige alte Frau dargestellt. Die Alte Weise ist noch unsichtbarer als die Maga, und viele von ihnen wurden buchstäblich aus der Gesellschaft entfernt und leben in Pflegeheimen. Ihre Weisheit ist weggeschlossen und verloren.

> *Wenn ich mich nur äußern könnte! Ich könnte Vorträge halten, ich könnte eine Menge Dinge tun, aber ich sitze nur hier. Bin überflüssig! Gut, dann fällt es nicht schwer, den Tod herbeizusehnen. Ich möchte so gern wiedergeboren werden, um noch mal in die Schule zu gehen, und dann will ich wieder meine Geschichte erzählen. Meine Geschichte! … Aber jetzt sitze ich hier nur in mein eigenes Schweigen gehüllt, es ist sehr still. Viele Tage vergehen, an denen ich meine eigene Stimme nicht höre. Und jedenfalls muss man das selbst durchmachen, um es wirklich zu verstehen, wissen Sie. Diese Stimme, meine Stimme, die unbedingt reden möchte … Na ja, das ist sehr schwierig. Ich liebe Menschen, aber ich sitze hier ganz allein.*
>
> Anonym[65]

Die Alte Weise wird langsamer und körperlich verletzlicher, und die nachlassenden Sinne führen zum Rückzug von der äußeren Welt. Diese Fokussierung auf das Innere schafft jedoch die Fähigkeit, spirituell und intellektuell stärker zu werden.

> *Ich muss damit fertig werden, dass ich mir meiner größeren Nähe zum letzten Stadium bewusstwerde, und gleichzeitig ist da mein intellektuelles Wachstum, [das] mir vorkommt … als wäre es schneller als jemals zuvor in meinem Leben.*
>
> Niamh[66]

Dies ist eine Zeit tiefer Introspektion und Besinnung. Wir schließen Frieden mit unserem Leben und finden uns mit dem letzten Übergangsritus – dem Sterben ab. Ältere Frauen beschäftigen sich öfter mit dem, was Davis »Nestabbau«-Verhalten nennt. Sie stoßen Besitz ab, entledigen sich ungesunder Beziehungen und reduzieren ihr Leben auf das Wesentliche.[67]

Wie wir bei den anderen körperlichen Übergangsriten – Menarche, Geburt und Menopause – nicht wissen, was kommt, wissen wir nicht, wann der Tod kommt und wie er ablaufen wird. Ihre Kultur und ihre vorherigen Übergangsriten prägen die Alte Weise und ihre Art, dem Tod zu begegnen. Die westliche Kultur fürchtet den natürlichen Tod und das Sterben und hat unsere Beziehung zum Tod abgebrochen. Wir sehen nicht mehr, wie Menschen sterben, und wir reden nicht mehr offen über den Tod. Laut Sarah Chavez sind wir »Tod- und Trauer-Analphabeten« geworden:

> *Der Leichnam ist ein Gefäß für unsere Todesängste geworden, eine schonungslose Mahnung an unsere unausweichliche Zukunft. Wir geben Milliarden Dollar für Anti-Aging-Produkte aus, weil das Altern uns an unsere eigene Sterblichkeit erinnert. Selbst im Tod geht unsere Leugnung weiter, weil wir uns aussuchen, »wie im echten Leben« auszusehen und die Leichen in Särgen versiegeln, die uns vor Verwesung »schützen« sollen.*[68]

Durch unsere Versuche den Tod hygienisch, nüchtern und kontrollierbar zu machen, haben wir ihn unter ärztliche Aufsicht gestellt. Die meisten Menschen in der westlichen Welt werden im Krankenhaus geboren und sterben dort, umgeben von Maschinen, Medikamenten und Fremden.[69] Es gibt sogar Versuche, den Tod aus unserem Lebenszyklus auszumerzen. *The Radical Life Extension Movement* (Vereinigte Staaten) hat buchstäblich das Ziel Altern und Tod »zu heilen«.[70] In den letzten Jahren gab es jedoch eine Bewegung, den Übergangsritus des Sterbens zurückzufordern. Dabei wurden Sterbe-Doulas und alternative Begräbnispraktiken einbezogen, die familienorientiert und nachhaltig sind.

Zu lange wurde das Wissen über weibliche Körper von Männern entwickelt und aus pathologischer und medizinischer Perspektive betrachtet. Das Wissen und die Kraft, die unserer Physiologie und unseren Übergangsriten innewohnen, wurden unterdrückt und kontrolliert. Die Körper und die Erfahrungen von Frauen wurden zum Problem erklärt, und nicht die sozialen und kulturellen Einstellungen ihnen gegenüber. Die Rückforderung und der Wiederaufbau der weiblichen Weisheit sind grundlegend für die Rückforderung der Geburt als Übergangsritus. Es ist hilfreich für die Vorbereitung auf die Geburt und um Frauen dabei zu unterstützen, wenn wir unser eigenes Erleben der Blutmysterien erforschen.

Ich war einmal bei einer Geburt dabei, wo die Hebamme sich über die Mutter beugte, die auf dem Rücken lag, und sie anwies, ihre Stimme zu senken, weil die anderen Mütter sie »wahrscheinlich hören können und vielleicht Angst bekommen«. Sie machte ein Zeichen mit ihrem Finger zu ihren geschürzten Lippen, damit die Mutter still war, mit einem hörbaren »pssst«, das die Energie im Raum durchbohrte und alles erfasste, worauf es landete. Die Laute, die von der Mutter kamen, waren urtümliche Geburtslaute. Mächtige Geburtslaute. Die Mutter willigte ein und hielt ihre Laute zurück, so gut sie konnte, was bedeutete, dass diese mächtige Energie abfloss, tief in den Unterleib. Sie willigte ein, damit andere kein Unbehagen spürten. Sie willigte ein, dass ihre mächtige Stimme gedämpft wurde und ihre Laute zu Nichts wurden. Dieses Muster wird sich jetzt ihr ganzes Leben wiederholen. Dass ihr gesagt wird, still zu sein, dass ihre Stimme irrelevant ist, all das, weil die Macht, die in dieser Stimme steckt, in Wahrheit das ist, was so vielen Angst einjagt. Diese gebärende MUTTER war ich. Das war meine Initiation durch den Geburtsritus. Gesagt zu bekommen, dass ich still sein soll. Meine Stimme abgebrochen. Meine Macht mir genommen. Fünfundzwanzig Jahre später bin ich durch den nächsten Übergangsritus gekommen, die Menopause, und habe meine Stimme wiedergefunden. Ich habe den Bruch repariert, und obwohl ich gelegentlich zittere, ist meine Macht doch nicht zu leugnen. Mit jeder neuen Phase werden, wenn die Arbeit getan ist, neue Dinge entdeckt und die Macht ist ein klein bisschen mehr wiederhergestellt. Ich bin jetzt die Doula, die ich damals gebraucht hätte, und meine Stimme ist eine meiner magischen Gaben.

Michelle[71]

Endnoten

1 C. Northrup, *Frauenkörper - Frauenweisheit*: Wie Frauen ihre ursprüngliche Fähigkeit zur Selbstheilung wiederentdecken können, ZS, 2017.

2 E. Davis, *Blood mysteries*, Elizabeth Davis Website, 27 July 2010, abgerufen am 27.11.2022. elizabethdavis.com/blood-mysteries/

3 B. Walker, Das geheime Wissen der Frauen, Zweitausendeins, Frankfurt/Main, 1993, S. 733.

4 Walker, *Das geheime Wissen der Frauen, S. 734.*

5 W. E. Phipps, ›The menstrual taboo in the Judeo-Christian tradition‹, *Journal of Religion and Health*, 1980, 19(4), S. 299.

6 L. Redmond, *When the drummers were women: a spiritual history of rhythm*, Three Rivers Press, New York, 1997, S. 30.

7 Northrup, *Women's bodies, women's wisdom*, S. 100-108.

8 Persönliche Kommunikation mit der Autorin, 2. Februar 2020 (mit Erlaubnis geteilt).

9 Persönliche Kommunikation mit der Autorin, 13. Oktober 2020 (mit Erlaubnis geteilt).

10 K. A. Gildersleeve, M. G. Haselton, C. M. Larson und E. G. Pillsworth, ›Body odor attractiveness as a cue of impending ovulation in women: evidence from a study using hormone-confirmed ovulation,‹ *Hormones and Behaviour*, 2012, 61(2):157- 166, doi: 10.1016/j.yhbeh.2011.11.005; R. N. Pipitone und G. G. Gordon, ›The unique impact of menstruation on the female voice: implications for the evolution of menstrual cycle cues,‹ *Ethology*, 2012, 118(3):281-291; M. P. Provost, V. L. Quinsey und N. F. Troje, ›Differences in gait across the menstrual cycle and their attractiveness to men‹, *Archives of Sexual Behaviour*, 2008, 37(4):598–604, doi: 10.1007/s10508-007-9219-7.

11 K. M. Durante, N. P. Li und M. G. Haselton, ›Changes in women's choice of dress across the ovulatory cycle: naturalistic and laboratory task-based evidence,‹ *Personality and Social Psychology Bulletin*, 2008, 34(11):1451-1460, doi: 10.1177/0146167208323103; S. E. Hill und K. M. Durante, ›Do women feel worse to look their best? Testing the relationship between self-esteem and fertility status across the menstrual cycle‹, *Personality and Social Psychology Bulletin*, 2009, 35(12):1592-1601, doi: 10.1177/0146167209346303.

12 Privacy International, *No body's business but mine: how menstruation apps are sharing your data*, Privacy International Website, 9 September 2019, abgerufen am 27.11.2022. privacyinternational.org/long-read/3196/no-bodys-business mine-how-menstruations-apps-are-sharing-your-data

13 S. W. Gangestad, R. Thornhill und C. E . Garver-Apgar, ›Fertility in the cycle predicts women's interest in sexual opportunism,‹ *Evolution and Human Behaviour*, 2010, 31(6):400-411.

14 V. Natale, P. Albertazzi und A . Cangini, ›The effects of menstrual cycle on dreaming‹, *Biological Rhythm Research*, 2010, 34(3):295-303; E. Davis, *Women's sexual passages: finding pleasure and intimacy at every stage of life*, Hunter House Inc, Alameda, 2000, S. 49.

15 Persönliche Kommunikation mit der Autorin, 14. Oktober 2020 (mit Erlaubnis geteilt).

16 Northrup, *Frauenkörper Frauenweisheit.*

17 Natale et al., *'The effects of menstrual cycle on dreaming'.*

18 Northrup, *Women's bodies, women's wisdom*, S. 105.

19 Persönliche Kommunikation mit der Autorin, 14. Oktober 2020 (mit Erlaubnis geteilt).

20 Persönliche Kommunikation mit der Autorin, 14. Oktober 2020 (mit Erlaubnis geteilt).

21 E. Davis und C. Leonard, *The women's wheel of life*, Bad Beaver Publishing, United States, 2012.

22 Amy, ›I've identifed that menstruation is a time of inward, creativity ...‹ [Facebook Kommentar], Reclaiming Childbirth as a Rite of Passage group page, 2 February 2020, abgerufen am 7. Dezember 2020.

23 Davis und Leonard, *The women's wheel of life*, S. 53.

24 Davis und Leonard, *The women's wheel of life*, S. 57.

25 D. Ulrich, R. Muralithara und C. E. Gargett, ›Toward the use of endometrial and menstrual blood mesenchymal stem cells for cell-based therapies‹, *Expert Opinion on Biological Therapy*, 2013, 13(10):1387-1400, doi: 10.1517/14712598.2013.826187.

26 Phipps, ›The menstrual taboo in the Judeo-Christian tradition‹, S. 300.

27 Phipps, ›The menstrual taboo in the Judeo-Christian tradition‹, S. 301.

28 V. L. Bullough, *The subordinate sex*, University of Illinois Press, Chicago, 1973, S. 176.

29 Phipps, ›The menstrual taboo in the Judeo-Christian tradition‹, S. 300.

30 Davis und Leonard, *The women's wheel of life*, S. 55.

31 Walker, *Das geheime Wissen der Frauen, S. 708.*

32 Northrup, *Frauenkörper Frauenweisheit.*

33 Phipps, ›The menstrual taboo in the Judeo-Christian tradition‹.

34 Phipps, ›The menstrual taboo in the Judeo-Christian tradition‹.

35 G. Neville, ›Women's bodies and theology‹, in J. Fenton (ed), *Theology and Body*, Westminster Press, Philadelphia, 1974, 78-79.

36 S. Moloney, ›How menstrual shame affects birth‹, *Women and Birth*, 2010, 23(4):153-159, doi: 10.1016/j.wombi.2010.03.00.

37 K. Pickering und J. Bennett, *Dringend rotwendig*, Magas Verlag, Bonn, 2022.

38 Emma, ›It took me a long time to see the positives in …‹ [Facebook Kommentar], Reclaiming Childbirth as a Rite of Passage group page, 2. Februar 2020, abgerufen am 7. Dezember 2020.

39 J. Hardwicke Collings, *Autumn woman, harvest queen*, J. Hardwicke Collings Website, 4. Mai 2019, abgerufen am 27.11.2022. janehardwickecollings.com/autumn-woman-harvest-queen/

40 J. Hardwicke Collings, *Introducing maga*, J Hardwicke Collings Website, 23 February 2020, abgerufen am 27.11.2022. janehardwickecollings.com/introducing-maga/

41 Persönliche Kommunikation mit der Autorin, 4. Februar 2020 (mit Erlaubnis geteilt).

42 World Health Organization, *Understanding and addressing violence against women*, WHO, 2012, abgerufen am 27.11.2022. apps.who.int/iris/handle/10665/77432

43 Persönliche Kommunikation mit der Autorin, 3 April 2020 (mit Erlaubnis geteilt).

44 Northrup, *Women's bodies, women's wisdom*, S. 100-108.

45 Persönliche Kommunikation mit der Autorin, 12. Oktober 2020 (mit Erlaubnis geteilt).

46 J. Hardwicke Collings, *The four-phase feminine way*, Goddess Spirit Rising Website, 19 August 2013, abgerufen am 27.11.2022. goddessspiritrising.com/the-four-phase-feminine-way-by-jane-hardwicke-collings/

47 Wiktionary, *Magus*, Wiktionary, 29 September 2019, abgerufen am 27.11.2022. en.wiktionary.org/wiki/magus; Roget's 21st Century Thesaurus, *Magus*, Roget's 21st Century Thesaurus website, 3rd edn, 2013, abgerufen am 27.11.2022. www.thesaurus.com/browse/magus.

48 J. Hardwicke Collings, *Moonsong* [workshop], Mullumbimby, teilgenommen am 10. November 2018.

49 Davis, *Women's sexual passages*, S. 49.

50 G. Greer, *The change: women, ageing and the menopause*, Bloomsbury Publishing, London, 2018.

51 Persönliche Kommunikation mit der Autorin, 8. Februar 2020 (mit Erlaubnis geteilt).

52 Northrup, *Women's bodies, women's wisdom*, S. 524.

53 J. Hardwicke Collings, *Autumn woman, harvest queen*, Jane Hardwicke Collings Website, 4. May 2019, abgerufen am 27.11.2022. janehardwickecollings.com/autumn-woman-harvest-queen/

54 K. James und R. Reed, *An interview with Jane Hardwicke Collings*, The Midwives' Cauldron podcast, 18 August 2020, abgerufen am 27.11.2022. themidwivescauldron.buzzsprout.com/

55 Davis, *Women's sexual passages*, S. 167-168.

56 J. Borysenko, *A woman's book of life: the Biology, Psychology, and Spirituality of the Feminine Life Cycle*, Riverhead Books, 1998, S. 145.

57 Emma, ›Now as I listen to the altering shifts in my …‹ [Facebook Kommentar], Reclaiming Childbirth as a Rite of Passage group page, 2 February 2020, abgerufen am 7. Dezember 2020.

58 D. Reuben, *Everything you always wanted to know about sex but were afraid to ask*, Bantam Books, New York, 1969, S. 366.

59 Northrup, *Women's bodies, women's wisdom*, S. 525-526.

60 Davis, *Women's sexual passages*.

61 Davis und Leonard, *The women's wheel of life*, S. 178.

62 K. Pickering und J. Bennet *"Dringend notwendig"*, Dt. von Maike Hopp, Magas Verlag, Bonn, 2022

63 Greer, *The change*, Kindle location 178.

64 Davis, *Women's sexual passages*, S. 194.

65 E. van Wijngaarden, C. Leget und A. Goossensen, ›Ready to give up on life: the lived experience of elderly people who feel life is completed and no longer worth living‹, *Social Science & Medicine*, 2015, 138:261, doi: 10.1016/j.socscimed.2015.05.015.

66 D. Tuohy und A. Cooney, ›Older women's experiences of aging and health: an interpretive phenomenological study‹, *Gerontology & Geriatric Medicine*, 2019, 5, doi: 10.1177/2333721419834308.

67 Davis, *Women's Sexual Passages*, S. 202.

68 S. Chavez, ›The story of death is the story of women‹ *Yes Magazine*, 22 August 2019, abgerufen am 27.11.2022. www.yesmagazine.org/issue/death/2019/08/22/dying-feminist-funeral-women-caitlin-doughty/

69 Chavez, ›The story of death is the story of women‹.

70 Coalition for Radical Life Extension, *We can make the difference*, Coalition for Radical Life Extension, n.d., abgerufen am 27.11.2022. www.rlecoalition.com/about

71 Persönliche Kommunikation mit der Autorin, 8. Februar 2020 (geteilt mit Erlaubnis).

Vier

Die Geburt als Übergangsritus

Die Geburtserfahrung einer Frau ist nicht etwas, das ihr einfach zustößt und dann vorbei ist. Die Geburtserfahrung einer Frau handelt davon, wer sie ist, wer sie wird, die Erfahrung prägt sie, macht sie zunichte, und macht sie wieder neu, nimmt sie auseinander und setzt sie wieder zusammen.
Hannah Dahlen[1]

Dieses Kapitel ist der letzte Faden der Kette, durch die der zweite Teil des Buches gewoben wird. Nachdem wir die größeren Zusammenhänge der Herstory, die moderne Geburtskultur und den weiblichen Zyklus erkundet haben, tauchen wir tief in den Geburtsritus ein. Die derzeitigen medizinischen Rahmenwerke zum Verständnis der Geburt sind unzulänglich, denn sie konzentrieren sich nur auf die physischen Veränderungen, die bewirken, dass ein Kind aus dem Körper einer Frau herauskommt. Dieses Buch bietet ein alternatives Rahmenwerk, das die ganzheitliche Natur der Geburtserfahrung umfasst. Die Geburt ist ein Übergangsritus, der eine Frau in die Mutterschaft einführt und ihr Selbstverständnis und ihre Rolle in der Gesellschaft verändert. Die Geburtserfahrung einer Frau ist entscheidend für ihre psychische Gesundheit nach der Geburt und ihre Fähigkeit, Mutter zu sein. Ein positives Geburtserlebnis trägt zu einem Erfolgsgefühl und Wohlbefinden bei, wodurch das Selbstvertrauen gestärkt wird.[2] Dagegen können negative Erfahrungen sich nachteilig auf das psychische, soziale und physische Wohlbefinden in der postnatalen Periode und darüber hinaus auswirken.[3] Frauen erinnern sich noch Jahrzehnte später an ihre Gefühle während der Geburt.[4] Trotz allem, was über die Bedeutung der Geburtserfahrung bekannt ist, konzentriert sich die Forschung überwiegend auf die körperlichen Auswirkungen. Wenn wir die Geburt als Übergangsritus verstehen, erhalten wir eine Struktur, mit der wir die transformative Seite der Geburt erforschen und unterstützen können. Wir haben dann die Möglichkeit, über die physischen Aspekte hinauszuschauen und den umfassenderen Bedürfnissen der Frauen beim Übergang ins Muttersein gerecht werden.

VERÄNDERUNG UND ERMÄCHTIGUNG

Ein Baby zu gebären und Mutter zu werden, verändert eine Frau körperlich, emotional, psychisch und spirituell; es verändert auch ihre Beziehungen zu Familie und Freunden. Und es verändert, wie sie von anderen wahrgenommen wird, eine Wahrnehmung, die von den gesellschaftlichen und kulturellen Erwartungen zur Mutterrolle geprägt ist. Die ersten drei Kapitel dieses Buches untersuchten die kulturellen Botschaften, die Frauen zu ihren Körpern, ihren Geburten und ihrer Rolle in der Gesellschaft erhalten. Diese Botschaften beeinflussen, wie eine Frau an die Geburt herangeht – sie prägen ihre Veränderung.

In der modernen Geburtskultur wird das Wort »ermächtigen« (empower) häufig benutzt, um zu beschreiben, was das geburtshilfliche Personal für die Frau tun möchte, und nicht, was die Frau selbst tun könnte. »Ermächtigen« bedeutet, anderen Menschen Rechte und Freiheiten einzuräumen, und wird mit Begriffen wie »Genehmigung«, »Erlaubnis« und »Zustimmung« in Verbindung gebracht.[5] Solche Begriffe sind autoritär – sie spiegeln ein Verhältnis, in dem das geburtshilfliche Personal die Macht innehat. Eine ermächtigende Erfahrung ist dagegen, wenn ein Mensch seine innere Macht erkennt.[6]

> *Ich glaube, dass wir Frauen nicht »ermächtigen« – sie besitzen diese Macht schon in sich selbst – sie sind diejenigen, die tief in sich hineingehen müssen, im Vertrauen auf ihre Intelligenz, ihren Körper und ihre Talente. Und sie müssen ihre einengenden Vorstellungen überwinden. Wir bieten Frauen Werkzeuge und Techniken an, so dass sie sich stark, zuversichtlich, vorbereitet und unterstützt fühlen, und das könnte ihnen helfen, sich ermächtigt zu fühlen, aber ich habe schon immer geglaubt, dass man nicht jemand anders ermächtigen kann, man kann nur sich selbst »ermächtigen«.*
>
> Vicki, Doula[7]

Die Geburt macht es einer Frau möglich, zu ihrer inneren Macht und Stärke zu finden und diese einzusetzen. Die Rolle des geburtshilflichen Personals besteht darin, die Bedingungen dafür zu schaffen. Als Hebamme hinterfrage ich immer meine Vorgehensweise, wenn eine Frau behauptet, dass sie »es ohne mich nicht geschafft hätte«. Am Ende der Geburt wünsche ich mir, dass die Frau weiß, sie hätte es ohne mich geschafft, aber dass sie froh darüber ist, mich eingeladen zu haben, an ihrer Erfahrung teilzuhaben.

Während einer physiologischen Geburt erzeugt ein hoher Beta-Endorphinspiegel ein Gefühl von Euphorie, das die unmittelbare Wahrnehmung von einer Ermächtigung steigert (siehe Kapitel 9). Frauen beschreiben oft, dass sie sich nach so einer Geburt wie Superheldinnen fühlen, unbezwingbar und »über allem erhaben«.

> *Ich hatte die super tollste Geburt, am liebsten hätte ich wie ein Krieger mein Kind mit Triumphgeheul über meinen Kopf gehalten, als sie geboren wurde. Leider war die Nabelschnur zu kurz!*
>
> - Emma[8]

Die körperlichen Anforderungen einer physiologischen Geburt können ebenfalls zu einem Gefühl der Ermächtigung beitragen. Jane hat ihre Vaginalgeburt nach einem vorherigen Kaiserschnitt als »die unglaublichste Erfahrung meines ganzen Lebens« beschrieben, eine Erfahrung, die ihr ermöglichte, das Vertrauen in ihren Körper und in ihr Leben zurückzugewinnen.

> *Ich erhielt mein Vertrauen ins Leben zurück, das ich nach dieser Erfahrung verloren hatte. Wenn man als Frau das macht, dann weißt man, dass man alles schaffen kann. Ich begriff, wie einfach alles andere im Leben ist, wenn man das schafft (70 Stunden ohne Schlaf aushalten, heftige Wehen usw.), dann kann man alles. Es macht mich traurig, dass es so vielen Frauen nicht möglich ist, diese Erfahrung zu machen.*
>
> Jane[9]

Die Erfahrung der Ermächtigung ist jedoch nicht nur während einer physiologischen Geburt möglich. Auch nach einer Geburt mit medizinischen Interventionen fühlen sich viele Frauen ermächtigt (siehe Kapitel 10). Die Gefühle einer gebärenden Frau werden stärker von der Behandlung durch ihr geburtshilfliches Personal beeinflusst, als vom Typ der Geburt.[10]

Leider haben viele Frauen keine positive oder ermächtigende Geburtserfahrung.[11] Doch eine Transformation findet trotzdem statt, denn beim Geburtsritus geht es nicht darum, jede Herausforderung oder negative Erfahrung auszuklammern; es geht darum, durch die Erfahrung zu lernen und zu wachsen. Eine Geburt ist eine der Übergangsriten auf der transformativen Lebensreise einer Frau. Sie ist ein Kettfaden in dem komplexen Gewebe der Erfahrungen, die ihr Selbstwertgefühl darstellen. Eine enttäuschende Erfahrung oder eine Entmächtigung können sich positiv auf einen zukünftigen Übergangsritus, z. B. eine spätere Geburt, auswirken. Immer können wir Muster erkennen oder Lehren über uns selbst und unsere Bedürfnisse ziehen.

Sogar ein Geburtstrauma kann zu einer positiven Selbsttransformation führen. Gill Thompson forschte über Wachstum und Erneuerung durch eine traumatische Geburt. Sie fand heraus, dass ein Geburtstrauma zwar »tiefe Verzweiflung und negative Folgen für das Selbst und für andere hervorruft, doch birgt es auch transformative Kräfte für positive Veränderungen durch posttraumatisches Wachstum.«[12] Wachstum und Verzweiflung können nebeneinander bestehen, und Leiden kann die Selbsttransformation befördern. Ob Wachstum möglich ist, hängt davon ab, mit welcher Einstellung wir auf ein traumatisches Ereignis reagieren. Im Leben gibt es eine Kraft auf der Schattenseite. Diese Kraft wird in unserer Kultur gern zu Gunsten des Lichts unterdrückt. Wenn wir die Geburt als Übergangsritus verstehen, egal mit welcher Erfahrung, gibt uns das die Möglichkeit, einen Lernprozess zu durchlaufen und eine positive Selbsttransformation zu fördern.

> *Ich erlebte eine totale Verwandlung nach meiner ersten Geburt, dank großer persönlicher Anstrengung, mit der ich meine Stimme zurückforderte und »dem guten Mädchen in mir« auftrug, abzuhauen (zwei wichtige Faktoren, die bestimmten, wie meine Geburt sich entwickelte, und wie ich generell lebte). Drei Jahre lang zu stillen, war ebenfalls sehr wichtig, das Vertrauen in meinen Körper, meinen Instinkt und meine Intuition wiederzuerlangen. Ich bin jetzt wieder schwanger und treffe völlig andere Entscheidungen als beim ersten Mal, unter anderem verzichte ich auf routinemäßige Ultraschall-Untersuchungen und habe mich für eine Hausgeburt entschieden, da ich viel Vertrauen in meine ureigene Körperweisheit und die Mutter-Baby-Verbindung habe.*
>
> Rachael[13]

RITUALE UND ÜBERGANGSRITEN

Rituale unterstützen und verbessern den transformativen Prozess. Sie sind ein integraler Bestandteil menschlichen Lebens und wurden während der gesamten Herstory und in allen Kulturen durchgeführt.[14] Das Wort »Ritual« stammt aus der sanskritischen Wurzel »rta«, die sowohl »Kunst« als auch »Ordnung« bedeutet. Rituale sorgen für ein Gefühl von Ordnung und Stabilität in unruhigen Zeiten.[15] Sie bestehen aus Wörtern oder Handlungen, die routinemäßig in bestimmten Situationen oder während bestimmter Ereignisse durchgeführt werden. Man findet ritualisierte Vorgänge bei alltäglichen Gruppenaktivitäten, wie Geschäftstreffen und Sportereignissen. Familien kreieren Rituale rund um das Familienleben – beispielsweise bestimmte Morgenroutinen oder die Art und Weise wie Geburtstage gefeiert werden. Diese Rituale erfüllen normalerweise einen Zweck, doch sie sagen uns auch, was von uns erwartet wird, schaffen ein Zugehörigkeitsgefühl und verdeutlichen kulturelle und gesellschaftliche Werte. Rituale spiegeln auch Machtdynamiken in gesellschaftlichen Zusammenhängen wider – wer beispielsweise eine Sitzung leitet, oder wer zu Weihnachten den Truthahn tranchiert. Wir entwickeln auch persönliche Rituale, um Ängste abzubauen und ein Gefühl von Ordnung zu schaffen – ich bin z. B. kein großer Freund von Bananen, esse aber immer eine vor einem öffentlichen Auftritt, weil ich glaube, dass sie meine Nerven beruhigt (darum tut sie das auch). Ich habe mit diesem Ritual vor einem Bewerbungsgespräch für meinen ersten Hebammenjob begonnen und mache es bis heute so. Einige Menschen mit massiven Ängsten entwickeln aus dem Bedürfnis nach Stabilität zwanghafte Rituale, die man als »Zwangsneurosen« bezeichnet. Doch im Großen und Ganzen sind Rituale ein natürlicher Teil unseres Lebens. Sie dienen dazu, Kultur zu erschaffen, und vermitteln uns das heilsame Gefühl, die Kontrolle zu haben.

Eine Abfolge von Ritualen, die während eines Anlasses durchgeführt werden, oder eine Kategorie von Ritualen werden »Riten« genannt.[16] Zeremonien wie z. B. Schul- oder Studienabschlussfeiern, Hochzeiten und Beerdigungen beinhalten viele Riten. Die Kategorie der Rituale, die dazu dienen, jemanden während eines Übergangsritus zu leiten und zu unterstützen, werden »Übergangsriten« genannt. Diese Übergangsriten spiegeln die Wandlung einer Person wider, und übermitteln gleichzeitig, was nach ihrem Übergang in die neue Rolle von ihr erwartet wird. Die Rückforderung der Geburtsriten bedeutet, sicherzustellen, dass die während der Geburt durchgeführten Rituale (Wörter und Handlungen), die Macht der gebärenden Frau widerspiegeln, sie stärken und ihre Expertise als Mutter fördern.

Bei den Zeremonien traditioneller Übergangsriten wird oft ein veränderter Bewusstseinszustand durch den Genuss von Alkohol oder bewusstseinserweiternden Substanzen, Schlafentzug, ausschweifendem Körpereinsatz oder Zufügen von Schmerzen erzeugt.[17] Bei einer physiologischen Geburt sind viele dieser Komponenten auf natürliche Weise vorhanden, denn sie beinhaltet Schmerz, körperliche Anstrengung, bewusstseinsverändernde Substanzen (Beta-Endorphine) und oft Schlafmangel.

Menschen in veränderten Bewusstseinszuständen neigen verstärkt dazu, Empfehlungen von Autoritätspersonen zu akzeptieren. Der veränderte Bewusstseinszustand bewirkt auch, dass diesen Empfehlungen eine größere Bedeutung und ein höherer Stellenwert beigemessen werden.[18] Während der Liminalphase der Geburt befinden Frauen sich in einem natürlich veränderten Bewusstseinszustand; sie sind zwischen den Welten (siehe Kapitel 7). Insofern können Rituale, die während dieser Geburtsphase durchgeführt werden, eine mächtige und langanhaltende Wirkung haben. Frauen erinnern sich oft noch Jahre später mit großer Klarheit an das, was in dieser Phase gesagt oder getan wurde.[19] Eine Reihe von Wissenschaftler:innen, darunter auch ich, haben die von der modernen peripartalen Gesundheitsversorgung durchgeführten Rituale, erforscht.[20] Routinemäßige Handlungen und Worte als Rituale zu begreifen, ermöglicht uns, die Botschaften wahrzunehmen, die das geburtshilfliche Personal an Frauen unter der Geburt übermittelt. Gleichfalls ermöglicht es dem geburtshilflichen Personal Rituale zu gestalten, die Frauen die Botschaft vermitteln, dass sie stark, fähig und ihre Instinkte unverzichtbar sind.

RITUELLE GEMEINSCHAFT

Bei traditionellen Übergangsriten führen wichtige Mitglieder der Gemeinschaft, wie Älteste oder Schamanen, die Person durch ihren Übergang.[21] Ihre Aufgabe ist es, Rituale durchzuführen, die kulturelle Botschaften über den neuen Status oder die neue Rolle übermitteln, in die die Person eintritt. Im modernen Geburtskontext werden Übergangsriten hauptsächlich vom geburtshilflichen Personal, wie Hebammen, Doulas, Gynäkologen und Schwestern, durchgeführt. Die Praktiken des Personals während der Geburt werden von Forscher:innen und Anthropolog:innen als rituell verstanden.[22] Die Definition von »Praxis« ist »etwas das gewöhnlich oder regelmäßig getan wird, oft aus Gewohnheit, Tradition oder Brauchtum«.[23] Darum können alle Praktiken (Worte oder Handlungen), die gewöhnlich oder routinemäßig während der Geburt ausgeführt werden, als rituell angesehen werden – zum Beispiel das Dimmen des Lichts im Geburtsraum, klinische Untersuchungen, gängige Worte zur Beruhigung, Anweisung oder Beratung. Diese regelmäßigen und gewohnheitsmäßigen Rituale unterscheiden sich von den Praktiken, die aufgrund einer augenscheinlichen Notlage ausgeführt werden – beispielsweise um eine Komplikation zu bewältigen. Eine Praktik als »Ritual« zu bezeichnen, ist keine Kritik. Rituale können die Beunruhigung über den Übergang abfedern und für die im Wandel begriffene Person eine Stütze sein.[24]

Die traditionelle Rolle der Hebamme bestand während der gesamten Herstory darin, Übergangsriten durchzuführen. Die Hebamme war gewöhnlich eine Maga oder eine alte Frau, die zusätzlich zu ihren praktischen Erfahrungen und Fähigkeiten auch spirituelles Wissen besaß.[25] In meiner Dissertation habe ich den Begriff »rituelle Gemeinschaft« geprägt, um die Rolle der Hebammen und ihr Verhältnis zu den Frauen zu beschreiben.[26] Dieser Begriff könnte auch auf die Mutter-Doula-Beziehung angewendet werden oder auf alle Personen, die eine Gebärende begleiten. Als Gefährtinnen veranlassen Hebammen Rituale, die mit den Bedürfnissen der Frauen im Einklang stehen, und bestärken dabei den transformativen und ermächtigenden Charakter von Schwangerschaft, Geburt und Mutterschaft. Von daher sollten die übermittelten kulturellen Botschaften sich am ganzheitlichen Ansatz zur Geburt und an der *ICM Philosophy of Midwifery* orientieren, wo die Frau im Zentrum steht und hinsichtlich ihres Körpers und der Geburt ihres Kindes die Expertin ist.[27]

Um Autonomie und Macht der Frauen zu unterstützen, müssen Hebammen nicht-autoritäre Beziehungen zu Frauen aufbauen. Das setzt voraus, dass die Hebammen zwar ihre eigene professionelle Macht und Kompetenz anerkennen und sie einsetzen, doch gleichzeitig die Frau in ihrer Macht bestärken und sie in den Mittelpunkt ihrer persönlichen Geburtsreise stellen. Hebammen haben über viele Generationen eine autoritäre Rolle eingenommen, besonders in der modernen peripartalen Gesundheitsversorgung. Wenn wir jedoch in die Herstory zurückschauen, finden wir Beweise einer Mutter-Hebammen-Beziehung, in der die Mutter im Mittelpunkt stand – beispielsweise in den im ersten Kapitel erwähnten Höhlenmalereien. Schon 500 Jahre vor Christi Geburt, erteilte das *Tao Te King* Empfehlungen für die Anwesenden bei einer Geburt.

Du hilfst jemandem bei der Geburt. Tue etwas Gutes ohne Umstände und Aufregung. Erleichtere, was gerade geschieht und nicht was deiner Meinung nach geschehen sollte. Du musst den Sprung wagen, so dass du der Mutter hilfst, sie aber trotzdem frei ist und die Leitung hat. Wenn das Kind geboren ist, wird die Mutter mit Recht sagen: Wir haben es selbst geschafft!

-Laotse[28]

Im Mittelalter, als die Geburt die Domäne der kollektiven Frauenkultur war, beruhte das Mutter-Hebammen-Verhältnis auf Gegenseitigkeit. Die Hebamme brachte Kompetenz und Können mit, die Mutter nahm ihre Dienste in Anspruch, und jede brauchte die andere. Geburtsdarstellungen aus dem Mittelalter zeigen die Mutter als zentrale Figur, umgeben von ihren Klatschweibern und der Hebamme.[29] Diese frauzentrierten Bilder änderten sich, als die Geburt ins Krankenhaus verlegt wurde. Fotografien vom Anfang des 20. Jahrhunderts zeigen Hebammen in den Uniformen ihrer Institutionen, oft mit dem ärztlichen Geburtshelfer und dem Kind in der Mitte, und der Frau im Hintergrund.[30]

MIT FRAU

»Mit Frau« zu sein ist für eine Mutter-Hebammen-Beziehung elementar, wenn man sich für einen ermächtigenden Geburtsritus einsetzen möchte. Das gesamte geburtshilfliche Personal muss sich jedoch darüber im Klaren sein, dass seine bloße Anwesenheit bei der Geburt, den Geburtsprozess und die Erfahrung der Frau beeinflusst. Die Anwesenheit kann es einer Frau erleichtern, ihre Macht zu gebrauchen und auf ihre Intuition und Kompetenz zu vertrauen, oder sie kann es ihr erschweren. Darum sollte das Personal sich seiner inneren Vorgänge und Absichten bewusst sein, um sicher zu gehen, dass sie die Frau nicht stören. Es ist unmöglich, vollständig »mit Frau« zu sein, während man bewusst oder unbewusst, eigene Probleme abarbeitet oder seine eigene Agenda vorantreibt.

Ich empfehle allen, die mit schwangeren Frauen arbeiten, die Wunden und Gaben zu erkunden, die sie bei ihren eigenen Übergangsriten empfangen haben. Auch wenn dabei einige unbequeme Wahrheiten ans Licht kommen sollten, so ist es doch hilfreich für den Aufbau einer frauzentrierten rituellen Gemeinschaft. Mit vielen einfachen und leicht in die Praxis umzusetzenden Strategien kann das anwesende Personal seinem

Einfluss gegensteuern. Meine Strategie ist zum Beispiel, dass ich bei allem, was ich glaube tun oder sagen zu müssen, mir folgende Fragen stelle:

- Sage oder tue ich das für die Frau oder für mich selbst?
- Welche implizite Botschaft vermittle ich mit meinen Worten oder Taten?
- Steht diese Botschaft im Einklang mit der Stärkung der Macht und Kompetenz dieser Frau?

Nachdem ich über diese Fragen nachgedacht habe, entscheide ich mich oft dafür, nicht zu sprechen oder zu handeln, oder ich ändere meine Vorgehensweise.

»Mit« zu sein, ist etwas Anderes als »zu tun« und Nicky Leaps Konzept »Je weniger wir tun, desto mehr geben wir« fasst das Anliegen der Übergangssriten während der Geburt zusammen. Leap plädiert in der Hebammenpraxis für:

- Möglichst wenige Störungen, Anweisungen, Interventionen und Autorität.
- Möglichst viele Gelegenheiten für Physiologie, gesunden Menschenverstand und instinktives Verhalten.
- Vertrauen setzen in die Kompetenz der schwangeren Frau.
- Verlagern der Macht auf die Frau.[31]

Dieser Ansatz schafft ein Umfeld, das Frauen darin unterstützt, instinktiv zu gebären und ihre Macht auszuüben. Dies kann jedoch in einem klinischen Umfeld, in dem eher eine Kultur des »Machens« als des »Mit einander« herrscht, schwierig werden. Sogar außerhalb der etablierten Geburtskultur können Hebammen und Doulas eine Kultur des nichtmedizinischen »Machens« hervorbringen. Manchmal wollen geburtshilfliche Fachkräfte sich selbst bestätigen, indem sie routinemäßig durch Taten und Worte ihr Fachwissen demonstrieren. Beispiele dafür sind das routinemäßige Verabreichen von »natürlichen« Mitteln, oder die Frau zu bestimmten Techniken, Bewegungen und Positionen anzuhalten, oder mit manuellen Eingriffen die Position des Kindes zu verändern. Jeder routinemäßig ausgeführte Eingriff, der nicht notwendig ist, bestärkt die Expertise des geburtshilflichen Personals und nicht die der Frau. Eine Frau, die ihr Kind physiologisch auf die Welt bringt, braucht keine Anweisungen oder Techniken; alles was sie braucht sind Menschen um sie herum, die sie nicht ablenken und ihren Instinkt mit dem eigenen Bedürfnis von etwas »zu tun« stören.

Übergangsriten sind nicht nur während einer physiologischen Geburt anwendbar. »Nichts Tun« sollte der Standardansatz zur Unterstützung der Physiologie sein, aber eine Geburt mit medizinischen Interventionen, verlangt etwas »zu tun«. In diesen Fällen konzentrieren sich die Übergangsriten darauf, die Frau bei ihren Entscheidungen über die Interventionen und ihre Durchführung zu unterstützen (siehe Kapitel 10). Die Empfehlungen des *Tao Te King* (500 vor Christi Geburt) gelten für das geburtshilfliche Personal immer noch, egal bei welcher Geburt es dabei ist: »Erleichtere, was gerade geschieht und nicht, was deiner Meinung nach geschehen sollte«.[32] Die Frau ist die Expertin für ihren Körper, ihre Geburt, ihr Baby; nur sie kann entscheiden, welcher Weg der Beste ist, ihr Kind zu gebären und Mutter zu werden. Für einige Frauen bedeutet dies, medizinische Eingriffe zu akzeptieren, für andere, sie gänzlich zu meiden, und für die meisten liegt der Weg irgendwo dazwischen. Das Personal muss eine emotionale Beteiligung bei den Entscheidungen der Frau und deren Folgen vermeiden. Das kann schwierig werden, besonders weil Hebammen und Doulas ermutigt werden, ihre berufliche Identität auf ihrem Fachwissen zur Unterstützung der physiologischen Geburt aufzubauen. Ebenfalls werden sie Zeuginnen der Kaskade von Eingriffen, denen Frauen oft ausgesetzt sind, sobald sie sich für einen Eingriff entscheiden. Rituelle Gefährtinnen, die frauzentrierte Betreuung anbieten, können jedoch Entscheidungen, die eine Frau trifft, nicht kontrollieren. Die Geburt ist der Übergangsritus der Frau, und die Aufgabe des geburtshilflichen Personals besteht darin, sie dabei zu unterstützen, wenn sie die Verantwortung für die Geburt übernimmt.

GEFAHREN, RISIKEN UND SCHUTZRITEN

Rituale (Worte und Taten) können in zwei Kategorien unterteilt werden: »Übergangsriten«, die den Transformationsprozess unterstützen, und »Schutzriten«, die bezwecken, die Person und die Gesellschaft während des Übergangs zu schützen.[33] Die Geburt war schon immer unkalkulierbar und potentiell gefährlich, und als Reaktion darauf, haben die Menschen versucht, sich ein Gefühl der Kontrolle zu verschaffen. Da Frauen und ihre Kinder während der Geburt physisch und psychisch verletzlich sind, sollen die Gefahren mit Schutzriten abgemildert werden. Die alten rituellen Praktiken schamanischer Hebammen entwickelten sich als Antwort auf die Gefahren der Geburt und dem mit den Wehen einhergehenden veränderten Bewusstseinszustand.[34]

In der Vergangenheit glaubte man, dass die Gefahren von außerhalb der Mutter kamen – aus der Geburtsumgebung zum Beispiel oder dem spirituellen Reich. Zu den Schutzriten gehörten Beschwörungen und Gaben an die Geister und Gottheiten, Umgestaltungen der Umgebung (z. B. das Schließen der Fenster) oder die Verabreichung von Naturheilmitteln. In vielen Fällen ist es schwierig, einen Übergangsritus von einem Schutzritus abzugrenzen, denn oft sind beide miteinander verknüpft. So ist beispielsweise die Schaffung einer Umgebung, die die Physiologie unterstützt, auch schützend, da dadurch das Risiko von Komplikationen gesenkt wird. Die Unterscheidung der beiden Arten von Riten richtet sich nach der ausdrücklichen Absicht hinter Tat und Wort. Die Übergangsriten versuchen, einen Menschen durch eine Veränderung zu führen, während die Hauptfunktion der Schutzriten die Gefahrenbewältigung ist.

In der modernen Geburtskultur wurde der fatalistische Begriff der »Gefahr« durch das aktivere Konzept des »Risikos« ersetzt.[35] Ein Risiko bezieht sich auf eine Situation, in der man einer Gefahr oder der Möglichkeit eines widrigen Ereignisses ausgesetzt ist.[36] Die peripartalen Dienste investieren stark ins Risikomanagement, um schlechte Outcomes zu minimieren. Aus medizinischer Sicht glaubt man, dass die Gefahr vom weiblichen Körper ausgeht und nicht von dem, was mit ihm gemacht wird, oder von der Umgebung. Laut Jennifer MacLellan »steht das Risiko einer Fehlfunktion des Körpers während der Geburt im Mittelpunkt der Geburtshilfe, wobei Sicherheit Vorrang über gelebte Erfahrung hat und die Geburt nur im Nachherein als normal angesehen wird«.[37]

Routinemäßige medizinische Interventionen gelten als Eingriffe, die die vom weiblichen Körper ausgehenden Risiken senken und spiegeln somit die Herstory wider, die Frauenkörper für nicht funktional und voller Gefahren erklärt. Obwohl diese medizinischen Risikoabwägungen den Anspruch erheben, rational und effektiv zu sein und auf Forschungsergebnissen zu basieren, trifft das nicht zu. Vor allem, weil die peripartalen Dienste sich darauf konzentrieren, die negativen Auswirkungen eines Ereignisses auf ihre Organisation zu minimieren und nicht auf individuelle Personen. Tatsächlich erhöhen viele Routineeingriffe, die während der Geburt durchgeführt werden, das Komplikationsrisiko, statt es zu senken.

Im Kontext der modernen Medizin geht es darum, die Risiken von Rechtsstreitigkeiten, erhöhten Behandlungskosten oder einer Rufschädigung zu minimieren. Den zur Risikobewertung herangezogenen Daten liegen Statistiken über kurzfristige physische und messbare Ergebnisse zu Grunde, die in einer allgemeinen Bevölkerung auftreten. Die Folgen eines möglichen Outcomes bestimmen, ob eingegriffen wird, und nicht, ob das Eintreten dieses Outcomes wahrscheinlich ist. Bei der Risikobewertung werden auch die mit medizinischen Eingriffen verbundenen Risiken nicht berücksichtigt. Das generelle Risiko bei übertragenen Schwangerschaften liegt zum Beispiel bei weniger als 3 von 1000 Totgeburten, wenn die Schwangerschaft länger als 41 Wochen andauert (verglichen mit einem Risiko von 1 von 1000, wenn die Geburt eingeleitet wird).[38] Das individuelle Risiko einer Frau wird nicht berechnet, und für einige Frauen – beispielsweise für die, die von Natur aus ihre Kinder länger als 41 Wochen austragen – ist die Zahl der Totgeburten nicht erhöht.[39] Eine Geburtseinleitung erhöht ebenfalls das Risiko von Komplikationen, wie zum Beispiel eine Nachgeburtsblutung, die mit höherer Wahrscheinlichkeit auftritt als das 3 von 1000 Risiko einer Totgeburt.[40] Andere mögliche Auswirkungen einer Einleitung gehen mit lang- und kurzfristigen Risiken für Mutter und Kind einher, wie zum Beispiel eine Sectio (beim ersten Kind) und ein erhöhtes Totgeburtsrisiko bei einer zukünftigen Schwangerschaft (4.6 von 1000 verglichen mit 3.5 zu 1000 nach einer vaginalen Geburt).[41] Individuelle Langzeitrisiken werden jedoch nicht evaluiert, denn sie wirken sich nicht auf die Organisation aus. Die peripartalen Dienste erheben auch keine Daten zur ganzheitlichen Betreuung oder zu Geburtstraumata, denn emotionale und psychische Outcomes werden beim Risikomanagement nicht erfasst.

In einer medizinischen Kultur bestehen Schutzriten hauptsächlich in Routineinterventionen unter Einsatz von Technik und klinischen Beurteilungen. Diese Rituale spiegeln eine Auffassung vom gebärenden Körper als Maschine wider, die in identifizierbare Teile zerlegt und dann überwacht und beurteilt werden kann.[42] Diese routinemäßigen klinischen Beurteilungen können dem geburtshilflichen Personal ein Gefühl der Kontrolle und Sicherheit geben. Die ständigen Überwachungen und der Aufwand, mit dem diese extreme Wachsamkeit betrieben wird, verstärken jedoch die Ängste vieler Frauen. Im medizinischen Risikomanagement werden klinische Beurteilungen routinemäßig durchgeführt »für alle Fälle« und nicht als Reaktion auf eine Komplikation oder eine Notwendigkeit.[43] Entsprechend den Merkmalen eines Rituals werden die Untersuchungen nach bestimmten Mustern und Zeitintervallen wiederholt. Medizinische Leitlinien und Krankenhausbestimmungen legen die Zeitrahmen dafür fest, und es ist Aufgabe der Hebamme, Messungen durchzuführen und die Befunde zu protokollieren.[44] Oft beruhen die vorgeschriebenen klinischen Beurteilungen und Zeitvorgaben nicht auf Forschungsergebnissen, sondern wurden als kulturelle Normen, die während der Medikalisierung der Geburt entstanden, weitervererbt. Tatsächlich stehen viele routinemäßige klinische Messungen, wie zum Beispiel die kontinuierliche Überwachung des Fötus und vaginale Untersuchungen, im Widerspruch zu qualitativ hochwertigen Forschungsergebnissen.[45] Sie können auch zu einer Interventionskaskade führen und die Geburtsreise auf Umwege schicken, was zu weiteren risikobehafteten Eingriffen führt.[46] Medizinische Schutzriten verstärken die Überlegenheit von Medizin und Technologie und die Bedeutung von Maschinen und Institutionen.[47]

Medizinische Schutzriten sorgen auch dafür, dass Mütter eher bereit sind, ihre Einwilligung zu Maßnahmen zu geben, und sie verstärken die Macht des geburtshilflichen Personals.[48] Nicky Leap und Tricia Anderson bezeichnen diese Rituale als »passive Riten«, die eine Gesellschaft widerspiegeln, die sich folgsame und fügsame Mütter wünscht, und keine starken.[49] Routinemäßige klinische Beurteilungen und Überwachungen können eine Frau in Bezug auf ihr Wissen über ihren Körper und ihr Kind verunsichern. Wenn geburtshilfliche Fachkräfte die Einschätzungen der Frauen zugunsten ihrer eigenen ignorieren, kann das zu einem Geburtstrauma beitragen.[50]

> *Es war durchgehend entsetzlich. Ich fühlte mich, als würde mir gesagt, dass ich blöd sei, wenn ich dachte, dass ich Wehen hätte und dass ich mir über diese schrecklichen Schmerzen keine Sorgen machen brauchte. Meine Meinung wurde abgetan und ignoriert, weil ich bloß eine Erstgebärende war und mich bemühen sollte, ein liebes Mädchen zu sein und nicht eine Bürde für das schon ausgelastete Personal.*
>
> anonym[51]

Frauen werden von Geburt an, dazu erzogen, auf Autoritätspersonen zu hören; darum stimmen die meisten ohne Rücksicht auf ihre eigenen Präferenzen ihren geburtshilflichen Fachkräften zu, wenn diese darauf drängen, die vorgeschriebenen Assessments durchzuführen. Die medizinischen Schutzriten spiegeln auch einen historisch-kulturellen Schwerpunkt auf dem Kindeswohl wider. Nach dem Zweiten Weltkrieg lieferte die Sorge um zukünftige Generationen die Argumente für die Entwicklung einer ritualisierten Überwachung schwangerer Frauen durch eine formalisierte Schwangerschaftsbetreuung.[52] Die ritualisierte Überwachung findet am intensivsten während Wehen und Geburt statt und die während der Geburt durchgeführten babyzentrierten Rituale spiegeln kulturelle Einstellungen zur Mutterschaft wider.[53] Um eine gute Mutter zu sein, muss eine Frau ihre eigenen Bedürfnisse denen ihres Babys unterordnen, was den Archetyp der sich aufopfernden Mutter in der Herstory widerspiegelt.

Einer Mutter wird zugemutet, Demütigungen, Erniedrigungen, Entfremdung und sogar Operationen zu ertragen, um sicher zu stellen, dass die vermeintlichen Bedürfnisse ihres Babys erfüllt werden. Wenn eine Frau medizinische Interventionen in Frage stellt, kann sie mit der Drohung, dass sie ihrem Baby schaden wird, wenn sie nicht einwilligt, zum Schweigen gebracht werden. Einige Frauen bezeichnen das als die »Totes-Baby-Karte«.[54]

> *Ich wollte den Kaiserschnitt nicht. Mein Arzt brachte mich dazu, indem er mir Angst einjagte. Er erzählte mir, dass mein Baby stecken bleiben und sterben könnte. Er erzählte mir, dass mein Baby 11 Pfund wiegen würde. Am Ende wog er 7.*
>
> anonym[55]

Vielen Hebammen ist bewusst, dass medizinische Schutzriten die Physiologie stören und im Widerspruch zu frauzentrierten Übergangsriten stehen. Sie führen jedoch diese Rituale weiterhin durch, weil sie sich sonst selbst in Gefahr brächten. Sollten Mutter oder Kind die Geburt nicht wohlbehalten beenden, folgen Konsequenzen für die Hebamme. Überprüfungen und Ermittlungen durch ihre Institution, Regulationsgremien und Gesetze könnten ihren professionellen Status bedrohen.[56] Wenn während der Geburt Komplikationen auftreten, hat dies außerdem emotionale und psychische Folgen für die begleitende Hebamme.[57] Falls sie die vorgeschriebenen klinischen Beurteilungen nicht ausgeführt hat, wird sie wahrscheinlich für das Ergebnis verantwortlich gemacht, was zu ihrem emotionalen Trauma beiträgt.

Daher führen Hebammen die routinemäßigen klinischen Beurteilungen zum Selbstschutz vor den Konsequenzen durch, die ihnen drohen, wenn sie die Erwartungen ihrer Institution nicht erfüllen. Es gibt überwiegend weibliche Hebammen, und auch sie wurden zu »guten Mädchen« erzogen, die den Anordnungen einer Autorität folgen.

Wahrscheinlich würde ich viel häufiger das Baby abhorchen, denn das ist die erwartete Vorgehensweise. Und dazu gehört natürlich ein Partogramm und all sowas, es ist viel rigider, es geht nicht um die Frau, es geht darum, sich vor Rechtsstreitigkeiten zu schützen und all sowas. Also, meine Tätigkeit würde innerhalb dieser Systeme wahrscheinlich abgewandelt werden.

Andrea, Hebamme[58]

Hebammen arbeiten normalerweise unter direkter und indirekter medizinischer Aufsicht, und man möchte sicherstellen, dass sie die kulturellen Normen einhalten.[59] Die Dokumentation ist beispielsweise eine Form indirekter Überwachung, denn Hebammen müssen schriftlich nachweisen, dass sie die klinischen Messungen durchgeführt haben. Hebammen werden auch indirekt vom Personal außerhalb des Geburtsraums beobachtet, das von ihnen eine kontinuierliche Berichterstattung erwartet. Beispielsweise wird von Hebammen verlangt, dass sie ärztliche Geburtshelfer:innen informieren, wenn die Untersuchungsergebnisse einer Frau nicht im Zeitrahmen liegen und die Grenzlinien überschreiten. Hebammen werden auch direkt überwacht, wenn Hebammenausbilder:innen oder Ärzt:innen den Geburtsraum betreten, um ihre Tätigkeiten zu beobachten und zu dirigieren.

Ich wollte die Fruchtblase nicht öffnen, die Mutter wollte es nicht. Und wir hatten vorher darüber gesprochen … die Ärztin steckte gerade dann ihren Kopf durch die Tür: »Was macht diese Membran da noch? Warum öffnen Sie sie nicht?«

Becky, Hebamme[60]

Hebammen ändern häufig ihre Arbeitsweise, je nachdem welche anderen Hebammen und ärztlichen Geburtshelfer:innen sich im Klinikbereich aufhalten.[61] Edith, eine Hebamme, berichtete, wie sie eine Vaginaluntersuchung durchführte, um die Anforderungen eines bestimmten Arztes zu erfüllen:

Er war ganz versessen auf die Zeitlinien. Und er zeichnete die Linien in das verdammte Partogramm … weil ich ein gebranntes Kind bin, denn wenn man es nicht macht, dann hat man die Zeitlinien eben nicht und bekommt Ärger.[62]

Sogar Hebammen, die außerhalb des Systems arbeiten, ändern ihre Praxis, um medizinische Anforderungen zu erfüllen und sich vor einer Anzeige bei der Zulassungsstelle zu schützen[63] – beispielsweise, wenn sie die Betreuung von Frauen, die als »Hochrisiko«-Patientinnen gelten, ablehnen oder wenn sie klinische Beurteilungen nach Klinikrichtlinien durchführen und dokumentieren.

Hebammen haben jedoch klare professionelle Handlungsempfehlungen, wie sie in Hinsicht auf klinische Untersuchungen und andere medizinische Eingriffe vorgehen sollten. Die Stellungnahme des ICM besagt, man erwarte von Hebammen, dass sie »unnötige Einmischungen in den Ablauf normaler Wehen und Geburten vermeiden sollten« und »technische Instrumente während der Geburt nur dann einsetzen sollten, wenn dies angezeigt ist, um das Wohlergehen von Müttern und Babys zu fördern und die Outcomes zu verbessern«.[64] Die Hebammentätigkeit sollte deshalb keine Untersuchungen, Eingriffe und Prozeduren beinhalten, die nicht evidenzbasiert sind. Bei jeder Einschätzung, die sie durchführen, sollte die Frau im Zentrum stehen.

Zudem sind Schutzriten nicht unvereinbar mit Übergangsriten. Schutzriten können auf eine Art und Weise durchgeführt werden, die die Mutter als die Expertin bestätigt. Es gibt frauzentrierte, nicht-invasive Methoden, um den Geburtsfortschritt und das Wohlergehen von Mutter und Kind zu bestimmen. Allein die Beobachtung einer gebärenden Frau, ist überaus aufschlussreich.

> *Ich glaube, als Beobachterin kann ich es sehen … das Verhalten, das sich direkt vor mir abspielt … das Verhalten in diesem Stadium, was sagt es mir? … Und es ist nicht nur, was sie mir sagt … es ist, was sie nicht sagt. Und es ist, was sie zeigt … Die Art und Weise, wie sie sich bewegt, was ihr Körper in einem physiologischen Sinn macht. Also, wenn sie heiß, kalt, verschwitzt ist, alle diese Dinge, dann weiß man Bescheid, wenn man sie einfach beobachtet.*
>
> Julia, Hebamme[65]

Wenn die Frau klinische Messungen wünscht, wie das Abhorchen des kindlichen Herzschlags, können diese mit minimaler Störung durchgeführt werden. Die Hebamme kann sich an die Position der Mutter anpassen und behutsam zwischen den Wehen abhorchen.

Selbst wenn es während der Geburt ein erhöhtes Risiko gibt, müssen geburtshilfliche Fachkräfte bedenken, auf welche Weise sie Eingriffe durchführen, welche Worte sie benutzen, und welche Botschaften, diese vermitteln. Alices Wehen wurden eingeleitet und sie beschreibt, wie die Hebamme ihre Fruchtblase öffnete.

> *So lieb, und sie hatte meine Zustimmung und besprach alles behutsam mit mir. Und es war ein Gefühl der Erleichterung, als das Wasser floss … dann drehte diese Hebamme das Radio auf und sagte »tanz dieses Baby heraus!« … zweieinhalb Stunden Wehen, dann sagte sie, »deine Wehen sind gut genug für mich« – keine vaginale Untersuchung. Dreißig Minuten später wurde Erin geboren – auf allen Vieren auf dem Bett, immer noch lief das schreckliche Magische Radio!*
>
> Alice[66]

Unabhängig davon, wie viele medizinische Maßnahmen während einer Geburt durchgeführt werden, sollte die Frau die Kontrolle darüber behalten, was mit ihrem Körper gemacht wird (Siehe Kapitel 10). Viele Frauen haben das Vertrauen zu ihrem Instinkt verloren, und wurden so sozialisiert, dass sie nicht mehr für sich selbst eintreten können. Darum liegt es in der Verantwortung des geburtshilflichen Personals, dafür zu sorgen, dass sein professionelles Fachwissen und Können von einer angemessenen Kommunikation mit der Frau begleitet wird. Selbst während einer Notsituation, wie zum Beispiel einer Nachblutung, reicht die Zeit, um zu erklären, was gerade passiert und Zustimmung zu den Maßnahmen einzuholen.

ANGST, SCHMERZ UND KONTROLLVERLUST

Auch wenn wir uns bemühen, durch Schutzriten Sicherheit zu schaffen, wissen wir wie unsere Vorfahrinnen tief im Innern, dass die Geburt ein Schritt ins Ungewisse ist und Gefahren möglich sind. Überzogene, übermächtige und lähmende Angst vor der Geburt ist nicht gesund.[67] Doch eine gewisse Angst und Beklommenheit vor der Geburt ist normal. Die Macht und den Zweck dieser lebenswichtigen Aspekte des Menschseins haben wir beim Versuch, das Leben keimfrei zu machen und alle Herausforderungen, Risiken und Schmerzen zu vermeiden, aus den Augen verloren. Aus rein biologischer Perspektive schüttet unser Körper Adrenalin und Kortisol als Reaktion auf die Angst aus, und diese Hormone spielen eine wesentliche Rolle in der Geburtsphysiologie (siehe Kapitel 7). Unseren Ängsten ins Auge zu sehen, sie zu erforschen, und die, die uns nützlich sind, anzunehmen, kann außerdem Transformation und Ermächtigung fördern. Elizabeth Davis und Carol Leonard bezeichnen Angst als »Katalysator«, als »Vorboten des Wachstums, der die Notwendigkeit ankündigt, die Grenzen dessen, was wir als wahr kennengelernt haben, zu überschreiten«.[68] Sie weisen darauf hin, dass wir durch den Abstieg in die Dunkelheit etwas über unsere Stärken und Fähigkeiten lernen, denn »Angst öffnet den Weg zwischen den Welten, hebt für einen Moment – oder manchmal auch für eine längere Zeitspanne – den Schleier zwischen dieser und anderen Dimensionen«.[69]

> *Die Geburt beinhaltet von allen Blutmysterien am häufigsten einen Abstieg. Vielleicht ist das so, weil der Mond der Mutter voll ist, seinen Extremzustand erreicht hat und – um der Balance willen – sein Gegenstück benötigt. Die Mutter findet die Polarität der Dunkelheit im Abstieg der Geburt, ein Abstieg, der so dramatisch ist, dass Frauen oft das Gefühl haben, ihr Leben stehe auf dem Spiel, wenn der letzte Rest an Kontrolle und Identität aufgegeben und beiseite gefegt werden muss.*
>
> Elizabeth Davis und Carol Leonard[70]

Die moderne Kultur versucht unangenehme Gefühle, Empfindungen und Erfahrungen auszulöschen. Wir versuchen Erfahrungen, die dunkel, riskant und chaotisch sind, zu kontrollieren, um ein Gefühl von Sicherheit schaffen. Die Medizin behauptet, sie sei in der Lage, Ängste zu reduzieren, indem sie Risiken kontrolliert und die Geburt sicher macht. Im Gegensatz dazu behaupten extreme Verfechter der natürlichen Geburt, dass Frauen sich anstrengen sollten, alle Ängste »loszulassen«, da Angst den Schmerz und das Risiko verursache. Es ist jedoch unmöglich, alle Risiken, Schmerzen und Unberechenbarkeiten der Geburt aus der Welt zu schaffen, egal welchen Weg man einschlägt. Die Kraft des Geburtserlebnisses liegt in seiner Unvorhersehbarkeit und in dem Erfordernis extremer physischer und emotionaler Belastbarkeit. Angst an sich ist ungefährlich, und egal, ob eine Frau sich fürchtet oder nicht, ihr Körper wird ihr Kind gebären.[71] Emotionale Probleme können den anfänglichen Geburtsfortschritt verlangsamen (siehe Kapitel 6), aber sie können die Geburt nicht völlig aufhalten. Der Vorschlag, dass Frauen all ihre Ängste »loslassen« oder »beiseiteschaffen« müssen, um effektiv zu gebären, ist falsch und keine Hilfe. Diese Ideen können Schuldgefühle und Ängste bei den Frauen auslösen, die nicht in der Lage sind, das Unmögliche zu tun.

Es ist normal, dass eine Frau Angst vor den Veränderungen hat, die mit dem Eintritt eines neuen kleinen Menschen in ihr Leben und in ihre Familie einhergehen. Es ist normal, dass sie Angst davor hat, wie sie mit den enormen physiologischen Veränderungen und Gefühlen bei der Geburt zurechtkommen wird. Die Schwangerschaft ist eine gute Zeit, um zu erkunden, welche Ängste auftreten, wo sie herkommen und welchem Zweck sie dienen. Wenn Frauen das tun, können sie es schaffen, einige Ängste zu reduzieren und andere zu akzeptieren und zu begrüßen. Eine erfolgreiche Geburt hängt jedoch nicht davon ab; Instinkt und Körperweisheit sind stärker als Ängste.

> *Da ich in den nächsten Monaten meine nächste Geburt erwarte, habe ich viele Ängste erforscht, die ich während meiner letzten Geburt hatte. Ich habe auch bemerkt, dass einige Bücher für die Geburtsvorbereitung darauf bestehen, dass während der Geburt kein Platz für Ängste ist, dass man alle Ängste abbauen muss, bevor man das Baby hinauspressen kann. Wie kann jemand alle seine Ängste abbauen, besonders mit einer Deadline (die Geburt) am Horizont? Es scheint mir, eine viel sanftere Vorgehensweise zu sein, die Ängste zu respektieren, sie so gut wie möglich zu verarbeiten, ohne zu erwarten, dass man während der Geburt angstfrei ist. Ich finde, die Idee ist viel ermächtigender – dass Ängste normal sind und man sie während der Geburt in den Griff bekommen kann – als mir selbst den unrealistischen Druck zu machen, vor der Geburt erleuchtet zu werden!*
>
> Kate[72]

Angst vor Schmerzen ist oft eine Sorge bei Frauen, wenn die Geburt näher rückt.[73] Schmerz war schon immer ein wesentliches Element der Geburt, und jede Menschengeneration hat versucht, Wehenschmerzen auf ein Minimum zu beschränken und zu lindern. Auch hier gibt es zwischen den Extremen der medizinischen und der natürlichen Geburtsideologie polarisierende Ansichten über den Schmerz. Aus medizinischer Sicht sollte Schmerz nicht erlitten werden, da er mit medizinischen Eingriffen wie einer Epiduralanästhesie ausgeschaltet werden kann. In medizinischen Berichten wird die Geburt oft mit einer Zahnextraktion verglichen, womit suggeriert wird, dass die Schmerzen bei der Geburt, mit denen einer gewaltsamen Verletzung vergleichbar sind. Andererseits glauben einige Befürworter der natürlichen Geburt, dass Schmerz kein Teil der Geburtserfahrung sein sollte. Sie behaupten, die Geburt verursache nur Schmerzen, weil unsere Sozialisation uns daran glauben lässt und unser Körper stünde deshalb unter Anspannung, wodurch die Schmerzen verursacht würden.[74] Nach dieser Theorie können Frauen schmerzfreie Geburten erleben, wenn sie spezielle Techniken anwenden, um ihren Geist zu kontrollieren und ihren Körper zu entspannen. Entspannt zu sein, kann zwar bei einigen Frauen zu weniger Schmerz und Angst führen, aber es ist unwahrscheinlich, dass diese Empfindungen sich durch Entspannung gänzlich ausschalten lassen.

> *In meinen so richtig Pro-Natur Geburtsvorbereitungskursen und im Internet habe ich gelesen, dass es weniger weh tut und schneller geht, wenn du »nicht schreist« und einen »stillen Platz« hast. Wenn du die richtige Hebamme anstellst, wenn du die richtigen Kurse belegst. Es wird nicht wehtun, und du schaffst es mit Leichtigkeit. In allen meinen Kursen wird das Wort »Schmerz« nicht einmal ausgesprochen!*
>
> Perdita[75]

Schmerzen während der Geburt haben einen physiologischen und evolutionären Zweck. Die anfänglichen Wehenschmerzen lösen den Wunsch aus, einen sicheren Ort zum Gebären aufzusuchen. Wenn die Kontraktionen regelmäßiger und schmerzhafter werden, schüttet der Körper Hormone aus. Sie dämpfen das Schmerzempfinden, rufen einen alternativen Bewusstseinszustand hervor und aktivieren die Bindung zwischen Mutter und Kind. Der Schmerz, der bei der Dehnung des Damms entsteht, wenn der Kopf des Kindes geboren wird, löst ein instinktives Verhalten aus, das vor einem Einriss schützt.

Frauen beschreiben Geburtswehen oft als eine der herausforderndsten und intensivsten Schmerzerfahrungen, die sie gemacht haben.[76] Es gibt jedoch eine riesige Spannbreite in der Wahrnehmung der physiologischen Wehenschmerzen. Wissenschaftliche Versuche, den Schmerz der Geburtswehen zu verstehen, tun sich bei der Einordnung, der sehr unterschiedlichen weiblichen Erfahrungen schwer. Die relativ neue »Neuromatrix-Theorie« des Schmerzes bietet eine Erklärung, die sich gut mit der Komplexität von Geburtsschmerzen vereinbaren lässt.[77] Diese Theorie besagt, dass Schmerz als Reaktion auf eine wirkliche oder empfundene Bedrohung von einer Matrix neuraler Gehirnstrukturen erzeugt wird. Eingaben in den zentralen Verarbeitungsbereich des Gehirns sind multidimensional und schließen nichtbiologische Beiträge zur Schmerzerfahrung ein. Darum beeinflusst eine Reihe von Faktoren die Wahrnehmung der Wehenschmerzen, darunter Glaube, Erwartung und frühere Erfahrungen, emotionaler Zustand, Akzeptanz der Erfahrung und des gesellschaftlichen Kontexts.[78]

Forschungsergebnisse zeigen, dass die Schmerzakzeptanz unter der Geburt, den Frauen die Schmerzbewältigung erleichtert, dass aber eine schmerzfreie Geburt nicht das Gesamterlebnis der Frauen verbessert.[79] Viele Frauen wollen alle Empfindungen der Geburtswehen erleben, einschließlich der Schmerzen.[80] Die Schmerzempfindung kann gedämpft werden, wenn man den Schmerz akzeptiert und mit ihm arbeitet: So können nicht-medikamentöse wohltuende Mittel ergriffen werden, die zur Schmerzlinderung und Entspannung beitragen (z. B. Wasser und Massage), und dass man darauf achtet, dass die Frau sich sicher und unterstützt fühlt.[81] Für Frauen kann es hilfreich sein zu wissen, dass die für den Schmerz verantwortlichen Wehen in Wellen kommen. Sogar auf dem Höhepunkt der Wehen kann es sein, dass es minutenlang keinen Schmerz gibt, denn die Beta-Endorphine, die natürlichen Opiate des Körpers, werden in großen Mengen ausgeschüttet, um Schmerz und Angst zu lindern. Die Wehenschmerzen unterscheiden sich von pathologischen Schmerzen, wie zum Beispiel bei einer Zahnextraktion. Es sind funktionelle, sinnvolle und produktive Schmerzen, die eine Frau der Begegnung mit ihrem Kind näherbringen.[82]

Es ist jedoch wichtig, zwischen den Schmerzen einer physiologischen und einer unphysiologischen Geburt zu unterscheiden. So sind beispielsweise eingeleitete Wehen keine physiologischen Wehen, und Frauen benötigen während der eingeleiteten Wehen mit größerer Wahrscheinlichkeit Schmerzmittel.[83] Der Schmerz pathologischer Geburtswehen, der bei einer Komplikation auftritt, kann sich ganz anders als physiologischer Schmerz anfühlen.

Nach meiner Erfahrung unterscheidet sich der Schmerz physiologischer Geburtswehen von dem der pathologischen. Schreiten die Wehen voran und ist die Lage »normal«, ist auch der Schmerz erträglich, beherrschbar. Du kannst dich über Wasser halten, Wasser treten und die Wellen reiten, ohne dass sie dich niederschmettern und ertrinken lassen. Ich hatte drei Geburten, einmal endeten sie in einer vaginalen Geburt (Baby Nr.2). Die Kontraktionen wurden nie unerträglich, ich konnte mit meinem Körper arbeiten. Bei meinen beiden anderen Geburten fühlten sich die Schmerzen falsch an. So als ob irgendetwas nicht stimmte. Bei keiner dieser Geburten bewegte sich mein Baby ins Becken hinunter, und ich hatte fürchterliche Blasenschmerzen, als ob ich Pipi machen müsste, aber nicht könnte. Es war unmöglich, Positionen oder Strategien zu finden, um mit dem Schmerz fertig zu werden. Alles fühlte sich gezwungen an, und als ob es mir passierte, nicht durch mich. Ich hielt es aus, schnappte kurz Luft, bevor ich von Welle auf Welle überrollt wurde, aber ich fand nie den Rhythmus, die Wehen bauten sich nicht auf, entwickelten sich nicht, wie sie sollten. Ich bin in vielerlei Hinsicht dankbar, dass ich das noch tiefgehender während meiner dritten Geburt erlebte, als mein Körper stundenlang unkontrolliert presste, um das Baby hinauszudrücken, während meine Wehen eindeutig nicht effektiv waren. Es half mir einzusehen, dass es nicht Defizite in meiner emotionalen Stärke und meinem Bewusstseinszustand waren, sondern, dass manchmal die Natur einen Scheißfehler macht.

Jessie[84]

Der Einsatz von Schmerzmitteln ist bei Klinikgeburten die Norm, besonders wenn es bei diesen Geburten zu anderen medizinischen Eingriffen kommt.[85] Ob eine gebärende Frau Schmerzmittel nimmt, ist allein ihre Entscheidung. Wenn man über Optionen nachdenkt, ist es jedoch wichtig zu begreifen, wie bestimmte Schmerzmittel die Geburtsphysiologie verändern können. Epiduralanästhesien verändern zum Beispiel die Spannung in den Beckenmuskeln, was die Rotation des Babys durch das Becken beeinträchtigen und die Wahrscheinlichkeit einer Instrumentengeburt erhöhen kann.

Die Unsicherheit und Unvorhersagbarkeit der Geburt wird von einer Kultur, deren Ziel es ist, alles zu kontrollieren und das Unvorhersehbare aus der Welt zu schaffen, als unheimlich empfunden. Hinsichtlich der Geburt gibt es zwei Arten der Kontrolle: die Selbstkontrolle und Kontrolle der Geburtsereignisse.[86] Frauen befürchten, während der Geburt ihre eigene körperliche und emotionale Kontrolle zu verlieren, und machen sich Sorgen, sie könnten sich unangemessen benehmen.[87] Das ist verständlich, denn Frauen sind sozialisiert, sich selbst unter Kontrolle zu haben und sich rational und folgsam aufzuführen. Wir Menschen haben unsere Verbindung zu unserer angeborenen Wildheit verloren, und wir haben Jahrhunderte damit verbracht, uns als überlegen und weniger animalisch als andere Tiere zu betrachten. Frauen haben viele Menstruationszyklen hindurch die wilde Frau in sich unterdrückt, die während der Lutealphase auftaucht, samt der Wut und den Ausbrüchen, die diese mit sich bringt. Wir haben viel Übung darin, unsere Körper, Instinkte und Gefühle zu kontrollieren. Außerdem machen Frauen sich Sorgen, ein Kontrollverlust könnte dazu führen, dass sie sich unangemessen benehmen oder nicht mit dem geburtshilflichen Personal kooperieren.

> *Ich erinnere mich, während ich hier in den Wehen lag, dass ich die anderen Leute im nächsten Zimmer hören konnte, und ich erinnere mich, dass ich gedacht habe – denn ich war sehr laut zu diesem Zeitpunkt – und ich erinnere mich, dass ich ein schlechtes Gewissen hatte, weil ich so laut war, und die arme Frau im nächsten Zimmer würde sicherlich schlecht über mich denken.*
>
> Valerie[88]

Das Bedürfnis nach Selbstkontrolle stellt jedoch ein Paradox dar, wenn man es in Hinblick auf die Geburtsphysiologie der Säugetiere betrachtet, wo das Loslassen und ins Wanken geraten eine inhärente Erfahrung ist. Die Geburtsphysiologie beinhaltet den Kontrollverlust, da der Neokortex (Denken) sich abschaltet und das limbische (instinktiv) Gehirnareal dominiert. Frauen sind während der Geburt am animalischsten, am wildesten und am wenigsten kontrolliert. In einer Kultur, die darauf Wert legt, dass Frauen die Kontrolle behalten und brave Mädchen sind, kann das eine erschreckende Aussicht sein.

Deshalb suchen viele Frauen nach Methoden und Techniken, mit denen sie während der Geburt die Kontrolle über sich behalten können. Auf dem Höhepunkt der Wehen erzeugt die Physiologie jedoch einen veränderten Bewusstseinszustand, in dem es Frauen egal ist, wie sie sich benehmen, da Instinkt und Körperweisheit übernehmen. Leider schämen sich manche Frauen nach der Geburt und entschuldigen sich sogar beim Geburtsteam und bei Betreuenden für ihr Verhalten.

> *Während meiner Schwangerschaft habe ich gern Videos über gebärende Frauen gesehen. Viele Frauen in den Videos brachten still und scheinbar ohne, dass es viele Schmerzen gab, ihr Kind auf die Welt. Ich dachte, dass die paar Frauen, die etwas Lärm und Tumult während der Geburt veranstalteten, einfach blöd waren, denn ich hatte mir unbedarfter Weise vorgestellt, genauso zu gebären, wie die »still und kontrolliert« wirkenden Mütter. Na ja, dann war ich an der Reihe zu gebären. Es war, als ob meine perfekte kleine vorgefasste Meinung vom Gebären von einem Doppeldeckerbus überrollt wurde!*

Ich bin eine sehr emotionale Frau und erinnere mich, wie ich dachte, dass ich einen freakigen Ton von mir geben müsste, da ich mich nicht gut genug fühlte, als ich versuchte, »alles drinnen zu behalten«. Als ich mich bei der Hebamme entschuldigte, so einen schrecklichen Laut gemacht zu haben, verhielt sie sich mustergültig und flüsterte mir zu, dass es ok sei, und ich könnte welche auch immer für mich notwendigen Töne machen. Sobald sie diese liebevollen Worte gesagt hatte, fühlte ich mich frei und machte weiter damit, meinen Sohn laut und intensiv zu gebären!

Tamrin[89]

Auch Furcht vor Entblößung und damit einhergehende Schamgefühle kann es geben. Gestrige Vorstellungen von der schmutzigen und schändlichen Natur weiblicher Körper finden sich immer noch in der modernen Kultur. Bei der Geburt werden in der Regel der Körper und die Genitalien der Frau entblößt; Es kann zu Stuhlgang, Urinieren und Blutungen kommen. Allerdings sind Hebammen in der Lage während der Geburt Schutzriten durchzuführen, um die Körperflüssigkeiten der Frauen einzudämmen. Helen Callaghan analysierte in einer Studie Filme über Frauen und ihre von Hebammen geleiteten Geburten. Die daraus entstandene Dissertation hat den Titel: *Birth Dirt: Relations of Power in Childbirth.*[90] Helen fand heraus, dass Hebammen ritualisierte Verhaltensweisen an den Tag legten, die dazu dienten, den mit der Geburt verbundenen »Dreck«, wie zum Beispiel »verunreinigende« Körperflüssigkeiten von Mutter und Kind, aufzufangen, einzudämmen und wegzuwischen. Sie reinigten den weiblichen Genitalbereich, wechselten regelmäßig die Bettwäsche und Einlagen und brachten »schmutzige« Teile zur Krankenhauswäscherei und den medizinischen Abfallbehältern. Die Studie schloss daraus, dass »es eine starke Rhetorik gibt, dass Hebammen ›mit Frau‹ sind, die Realität jedoch zeigt, dass Hebammen noch häufiger »mit Dreck« sind.

Frauen fürchten auch, die Kontrolle darüber zu verlieren, was während der Geburt mit ihnen geschieht.[91] Untersuchungen haben gezeigt, dass Frauen eine positivere Geburtserfahrung machen wenn sie ein Gefühl von Kontrolle haben.[92] Die Wahrnehmung der Frauen, was während der Geburt mit ihnen geschieht, wird stark von den Handlungen und Interaktionen der Fachkräfte beeinflusst.[93] Geburtshilfliche Fachkräfte, die informieren, die Entscheidungsfindung erleichtern und Wahlmöglichkeiten anbieten, können Frauen besser das Gefühl vermitteln, bei der Geburt die Kontrolle zu haben.[94] Wenn umgekehrt die Fachkräfte die

Kontrolle übernehmen und die Autonomie der Mutter missachten, kann das zu einem lang anhaltenden emotionalen und psychischen Trauma führen.[95] Eine Geburtskultur, in der die Macht und das Fachwissen in den Händen des geburtshilflichen Personals liegen, ermutigt zur »Macht über« die Frau und über die Handlungen, die an ihr vollzogen werden. Manchmal wird argumentiert, dass Frauen die Kontrolle an das Personal abgeben wollen und dadurch ein Gefühl der Sicherheit erlangen. Das mag auf eine Minderheit von Frauen zutreffen und ist bei komplizierten Geburten häufiger der Fall. Die große Mehrheit möchte jedoch die Kontrolle über ihre Entscheidungen, und was geschieht, behalten.[96] Wenn man Frauen die Sicherheit gibt, dass sie Kontrolle haben, verstärkt man auch die Botschaft, dass sie die Expertinnen sind und wissen, was sie während der Geburt brauchen.

Mit diesem Kapitel ist Teil 1 des Buches, die Kette, vollständig. Die Kette bildet eine Grundstruktur, in den Teil 2 des Buches, der Schuss, eingewebt wird. Die »Herstory«, ihr »Vermächtnis«, die »Blutmysterien« und »die Geburt als Übergangsritus«, bilden das Grundgerüst, um die heutige Geburt zu verstehen. Der zweite Teil dieses Buches wird alte Weisheiten und modernes Wissen in diese Kette einweben, dabei Konzepte und Ideen wieder aufgreifen sowie die ganzheitliche Natur der Geburt und die modernen Geburtspraktiken erforschen. Die Geburt wieder als Übergangsritus in Besitz zu nehmen, verlangt von uns, zu überdenken, wie Frauen und ihr geburtshilfliches Personal, die transformative Erfahrung, ein Kind auf die Welt zu bringen, angehen.

Endnoten

1 H. Dahlen, ›A woman's birth experience is not something that just happens …‹ [Instagram post], hannahdahlen, 20 November 2019, abgerufen am 27.11.2022. www.instagram.com/p/B5EJXJGgWL6/

2 H. Hildingsson, M. Johansson, A. Karlstöm und J. Fenwick, ›Factors associated with a positive birth experience: an exploration of Swedish women's experiences‹, *International Journal of Childbirth*, 2013, 3(3):153-164, doi: 10.1891/2156- 5287.3.3.153.

3 R. Reed, R. Sharman und C. Inglis, ›Women's descriptions of childbirth trauma relating to care provider actions and interactions‹, *BMC Pregnancy and Childbirth*, 2017, 17(21), doi: 10.1186/s12884-016-1197-0.

4 C. M. Bossano, K. M. Townsend und A. C. Walton, J. L. Blomquist and V. L. Handa, ›The maternal childbirth experience more than a decade after delivery‹, *American Journal of Obstetrics & Gynaecology*, 2017, 217(3):342.e1-342.e8, doi: 10.1016/j.ajog.2017.04.027.

5 Cambridge Dictionary, *Empower*, Cambridge Dictionary website, n. d., abgerufen am 27.11.2022. dictionary.cambridge.org/dictionary/english/empower

6 Cambridge Dictionary, *Empowering*, Cambridge Dictionary website, n. d., abgerufen am 27.11.2022. dictionary.cambridge.org/dictionary/english/empowering.

7 Vicki, ›I believe that we don't »empower« women – they already have …‹ [Facebook comment], Reclaiming Childbirth as a Rite of Passage group page, 29 February 2020, abgerufen am 8. Dezember 2020.

8 R. Reed, M. Barnes and J. Rowe, ›Women's experience of birth: childbirth as a rite of passage‹, *International Journal of Childbirth*, 2016, 6(1), doi: 10.1891/2156- 5287.6.1.46.

9 Reed et al., ›Women's experience of birth‹.

10 Reed et al., ›Women's descriptions of childbirth trauma relating to care provider actions and interactions‹.

11 Reed et al., ›Women's descriptions of childbirth trauma relating to care provider actions and interactions‹.

12 G. Thomson, ›Growth and renewal through traumatic birth,‹ in S. Crowther and J. Hall (eds), *Spirituality and childbirth: meaning and care at the start of life*, Routledge, Oxon, 2018, S. 144.

13 Rachael, ›I experienced total transformation after my first birth, thanks to …‹ [Facebook comment], Reclaiming Childbirth as a Rite of Passage group page, 23 February 2020, abgerufen am 8. Dezember 2020.

14 W. S. F. Pickering, ›The persistence of rites of passage: towards an explanation‹, *The British Journal of Sociology*, 1974, 25(1):63-78.

15 R.-I. Heinze, *The nature and function of rituals: fire from heaven*, Praeger Publishers Inc, Westport, 2000.

16 Heinze, *The nature and function of rituals.*

17 R. E. Davis-Floyd, *Birth as an American rite of passage*, 2nd edn, University of California Press, Berkeley, 2004.

18 Davis-Floyd, *Birth as an American rite of passage.*

19 P. Simpkin, ›Just another day in a woman's life? Women's long-term perceptions of their first birth experience, part I, *Birth*, 1991, 18(4):203-210, doi: 10.1111/j.1523-536x.1991.tb00103.x; P Simpkin, ›Just another day in a woman's life? Part II: nature and consistency of women's long-term memories of their first birth experiences‹, *Birth*, 1992, 19(2):64-81, doi: 10.1111/j.1523- 536x.1992.tb00382.x.

20 Davis-Floyd, *Birth as an American rite of passage*; L Bergström, J Roberts, L Skillman and J Seidel, "You'll feel me touching you, sweetie": vaginal examinations during the second stage of labor‹, *Birth*, 1992, 19(1):10-18, doi: 10.1111/j.1523- 536x.1992.tb00365.x; D. Machin and M. Scamell, ›The experience of labour: using ethnography to explore the irresistible nature of the bio-medical metaphor during labour‹, *Midwifery*, 1997, 13(2):78-84, doi: 10.1016/s0266-6138(97)90060-7; S Kitzinger, *Birth Crisis*, Routledge, Oxon, 2006; M Cheyney, ›Reinscribing the birthing body: homebirth as ritual performance‹, *Medical Anthropology Quarterly*, 2011, 25(4):519-542, doi: 10.1111/j.1548- 1387.2011.01183.x; R Reed, J Rowe and M Barnes, ›Midwifery practice during birth: ritual companionship‹, *Women and Birth*, 2016, 29(3):269-278, doi: 10.1016/j.wombi.2015.12.003.

21 V. Turner, ›Betwixt and between: the liminal period in rites of passage,‹ in L. C. Mahdi, S. Foster and M. Little (eds) *Betwixt and Between: patterns of masculine and feminine initiation*, Open Court Publishing Company, Illinois, 1987.

22 Davis Floyd, *Birth as an American rite of passage*; Bergström et al., "You'll feel me touching you, sweetie"; Machin and Scamell, ›The Experience of Labour‹; Kitzinger, *Birth Crisis*; Cheyney, ›Reinscribing the birthing body‹; Reed et al., ›Midwifery practice during birth‹.

23 Cambridge Dictionary, *Practice*, Cambridge Dictionary website, n.d., abgerufen am 27.11.2022. dictionary.cambridge.org/dictionary/english/practice

24 A. van Gennep, *The rites of passage*, 2nd edn, The University of Chicago Press, Chicago, 2019.

25 G. Lahood, ›Rumour of angels and heavenly midwives: anthropology of transpersonal events and childbirth‹, *Women and Birth*, 2007, 20(1):3-10, doi: 10.1016/j.- wombi.2006.10.002.

26 R. Reed, *Midwifery practice during birth: rites of passage and rites of protection* [unpublished PhD thesis], University of the Sunshine Coast, 2013, abgerufen am 27.11.2022. research.usc.edu.au/esploro/outputs/doctoral/Midwifery-practice-during-birth-rites-of/99448729602621

27 R. Davis-Floyd, ›The technocratic, humanistic, and holistic paradigms of childbirth‹, *Journal of Gynecology & Obstetrics*, 2001, 75(S1):S5-S23; International Confederation of Midwives, *Philosophy and model of midwifery care*, ICM, 2014, abgerufen am 27.11.2022. www.internationalmidwives.org/our-work/policy-and-practice/philosophy-and-model-of-midwifery-care.html

28 J. Heider, *The Tao of leadership*: Lao Tzu's Tao Te Ching adapted for a new age, Green Dragon Publishing Group, 2013, S. 17.

29 A. Wilson, *Ritual and conflict: the social relations of childbirth in early modern England*, Routledge, London, 2016.

30 MothersAdvocate, ›Changes in birth practices‹ [video], *MothersAdvocate*, YouTube, 1 March 2010, abgerufen am 27.11.2022. www.youtube.com/@Mothers Advocate

31 N. Leap, ›The less we do the more we give‹, in M. Kirkham (ed), *The mother-midwife relationship*, 2nd edn, Palgrave Macmillan, London, 2010, S. 18.

32 Heider, *The Tao of leadership*.

33 van Gennep, *The rites of passage*.

34 Lahood, ›Rumour of angels and heavenly midwifes‹.

35 R Surtees, ›»Everybody expects the perfect baby...and perfect labour...and so you have to protect yourself«: discourses of defence in midwifery practice in Aotearoa/New Zealand‹, *Nursing Inquiry*, 2010, 17(1):82-92, doi: 10.1111/j.1440-1800.2009.00464.x.

36 Cambridge Dictionary, *Risk*, Cambridge Dictionary website, n.d., abgerufen am 27.11.2022. dictionary.cambridge.org/dictionary/english/risk

37 J. MacLellan, ›Vulnerability in birth: a negative capability‹, *Journal of Clinical Nursing*, 2020, 28(2), doi:10.1111/jocn.15205.

38 P. Middleton, E. Shepherd and C. A. Crowther, ›Induction of labour for improving birth outcomes for women at or beyond term‹, *Cochrane Database of Systematic Reviews*, 2018, (5):CD004945, doi: 10.1002/14651858.CD004945.pub4.

39 J. C. Kortekaas, B. M. Kazemier, A. C. J. Ravelli, K. de Boer, J. van Dillen, B. W. Mol und E. de Miranda, ›Recurrence rate and outcome of postterm pregnancy, a national cohort study‹, *European Journal of Obstetetrics and Gynecology and Reproductive Biology*, 2015, 193:70-74, doi: 10.1016/j.ejogrb.2015.05.021.

40 R. Reed, *Why induction matters*, Pinter & Martin, London, 2017, S. 119.

41 M.-A. Davey und J. King, ›Caesarean section following induction of labour in uncomplicated first births – a population-based cross-sectional analysis of 42,950 births‹, *BMC Pregnancy and Childbirth*, 2016, 16(92), doi: 10.1186/s12884-016- 0869-0; R. Gray, M..A. Quigley, C. Hockley, J .J. Kurinczuk, M. Goldacre und P. Brocklehurst, ›Caesarean delivery and risk of stillbirth in subsequent pregnancy: a retrospective cohort study in an English population‹, *BJOG*, 2007, 114(3):264-270, doi: 10.1111/j.1471-0528.2006.01249.x.

42 R. Davis-Floyd und E. Davis, ›Intuition as authoritative knowledge in midwifery and homebirth‹, *Medical Anthropology Quarterly*, 1996, 10(2):237-269, doi: 10.1525/maq.1996.10.2.02a00080.

43 H. MacKenzie Bryers und E. van Teijilingen, ›Risk, theory, social and medical models: a critical analysis of the concept of risk in maternity care‹, *Midwifery*, 2010, 26(5):488-496, doi: 10.1016/j.midw.2010.07.003.

44 R. Davis-Floyd, ›Birth across cultures: an evolutionary perspective‹ [unpublished conference presentation], *27th Homebirth Australia Conference*, 19 August 2011.

45 Z .Alfirevic, D. Devane, G. M .L. Gyte und A. Cuthbert, ›Continuous cardiotocography (CTG) as a form of electronic fetal monitoring (EFM) for fetal assessment during labour‹, *Cochrane Database of Systematic Reviews*, 2017, (2):CD006066, doi: 10.1002/14651858.CD006066.pub3; S. Downe, G. M. L. Gyte, H. G. Dahlen und M. Singata, ›Routine vaginal examinations for assessing progress of labour to improve outcomes for women and babies at term‹, *Cochrane Database of Systematic Reviews*, 2013, (7):CD010088, doi:10.1002/14651858.CD010088.pub2.

46 Reed, *Midwifery practice during birth.*

47 Davis-Floyd, *Birth as an American rite of passage.*

48 S. Kitzinger, *The politics of birth*, Elsevier, London, 2005.

49 N. Leap and T. Anderson, ›The role of pain in normal birth and the empowerment of women‹, in S. Downe (ed), *Normal Childbirth: Evidence and Debate*, Elsevier, London, 2008, S. 33.

50 T. Anderson, ›Feeling safe enough to let go: the relationship between a woman and her midwife during the second stage of labour‹, in M. Kirkham (ed), *The mother-midwife relationship*, 2nd edn, Palgrave Macmillan, London, 2010; Reed et al. ›Women's descriptions of childbirth trauma relating to care provider actions and interactions‹.

51 R. Reed, R. Sharman and C. Inglis, ›Women's descriptions of childbirth trauma relating to care provider actions and interactions‹ [unpublished qualitative research data], 2016.

52 W. R. Arney, *Power and the profession of obstetrics*, University of Chicago Press, Chicago, 1982.

53 R. Seel, ›Birth rite‹, *The Health Visitor*, 1986, 59(6):182-184.

54 Reed et al., ›Women's descriptions of childbirth trauma relating to care provider actions and interactions‹ [unpublished qualitative research data].

55 Reed et al. ›Women's descriptions of childbirth trauma relating to care provider actions and interactions‹ [unpublished qualitative research data].

56 J. Hunter, K. Dixon und H. G. Dahlen, ›The experiences of privately practising midwives in Australia who have been reported to the Australian Health Prac-

titioner Regulation Agency: a qualitative study‹, *Women and Birth*, 2020, abgerufen am 27.11.2022. doi.org/10.1016/j.wombi.2020.07.008

57 J. Leinweber, D. K. Creedy, H. Rowe and J. Gamble, ›A socioecological model of posttraumatic stress among Australian midwives‹, *Midwifery*, 2017, 45:7-13. doi: 10.1016/j.midw.2016.12.001.

58 Reed et al., ›Midwifery practice during birth‹.

59 Reed et al., ›Midwifery practice during birth‹.

60 Reed et al., ›Midwifery practice during birth‹.

61 Reed et al., ›Midwifery practice during birth‹.

62 Reed et al., ›Midwifery practice during birth‹, S. 144.

63 Hunter et al., ›The experiences of privately practising midwifes in Australia who have been reported to the Australian Health Practioner Regulation Agency‹.

64 International Confederation of Midwives, *Appropriate use of Intervention in childbirth*, ICM, 2017, abgerufen am 27.11.2022. www.internationalmidwives.org/our-work/policy-and-practice/icm-position-statements/; International Confederation of Midwives, *Use of Intermittent Auscultation for Assessment of Foetal Wellbeing during Labour*, ICM, 2017, abgerufen am 27.11.2022. www.internationalmidwives.org/our-work/policy-and-practice/icm-position-statements/

65 Reed et al., ›Midwifery practice during birth‹.

66 R. Reed, *Why induction matters*, Pinter & Martin, London, 2018, S. 107.

67 P. Slade, K. Balling, K. Sheen und G. Houghton, ›Establishing a valid construct of fear of childbirth: findings from in-depth interviews with women and midwives‹, *BMC Pregnancy and Childbirth*, 2019, 19(1):96, doi: 10.1186/s12884-019-2241-7.

68 Davis und Leonard, *The women's wheel of life*, S. 71.

69 Davis und Leonard, *The women's wheel of life*, S. 72-73

70 E. Davis und C. Leonard, *The women's wheel of life*, Bad Beaver Publishing, 2012, S. 166.

71 S. S. Adams, M. Eberhard-Gran und A. Eskild, ›Fear of childbirth and duration of labour: a study of 2206 women with intended vaginal delivery‹ *BJOG*, 2012, 119(10):1238-1246, doi: 10.1111/j.1471-0528.2012.03433.x.

72 Kate, ›Re: Feel the fear and birth anyway‹ [blog comment], *MidwifeThinking*, 27 March 2013, abgerufen am 27.11.2022. midwifethinking.com/2013/03/27/feel-the-fear-and-birth-anyway/

73 MacLellan, ›Vulnerability in birth‹.

74 G. Dick-Read, *Mutterwerden ohne Schmerz. Die natürliche Geburt*, Hoffmann und Campe, 1989.

75 Perdita, ›Re: Feel the fear and birth anyway‹ [blog comment], *MidwifeThinking*, 16 June 2014, abgerufen am 27.11.2022. midwifethinking.com/2013/03/27/feel-the-fear-and-birth-anyway/

76 L.Y. Whitburn, L.E. Jones, M.-A. Davey and S. McDonald, ›The nature of labour pain: an updated review of the literature‹, *Women and Birth*, 2019, 32(1):28-38, doi: 10.1016/j.wombi.2018.03.004.

77 Whitburn et al., ›The nature of labour pain‹.

78 Whitburn et al., ›The nature of labour pain‹.

79 Whitburn et al., ›The nature of labour pain‹.

80 Whitburn et al., ›The nature of labour pain‹.

81 Whitburn et al., ›The nature of labour pain‹.

82 Whitburn et al., ›The nature of labour pain‹.

83 D. Selo-Ojeme, C. Rogers, A. Mohanty, N. Zaidi, F. Villar and P. Shangaris, ›Is induced labour in the nullipara associated with more maternal and perinatal morbidity?‹, *Archives of Gynecolology and Obstetrics*, 2011, 284(2):337-341, doi: 10.1007/s00404-010-1671-2.

84 Persönliche Kommunikation mit der Autorin, 13. März 2020 (mit Erlaubnis geteilt).

85 Australian Institute of Health and Welfare, *Australia's mothers and babies 2018 – in Brief*, AIHW, 2020, abgerufen am 27.11.2022. www.aihw.gov.au/reports/mothers-babies/australias-mothers-and-babies-2018-in-brief/contents/table-of-contents

86 J. O'Hare und A. Fallon, ›Women's experience of control in labour and childbirth‹, *British Journal of Midwifery*, 2011, 19(3):164-169.

87 V. Geissbuehler und J. Eberhard, ›Fear of childbirth during pregnancy: a study of more than 8000 pregnant women‹, *Journal of Psychosomatics in Obstetrics & Gynaecology*, 2009, 23(4):229–235, doi: 10.3109/01674820209074677; P. Slade, K. Balling, K. Sheen und G. Houghton, ›Establishing a valid construct of fear of childbirth: findings from in-depth interviews with women and midwives‹, *BMC Pregnancy and Childbirth*, 2019, 19(1):96, doi: 10.1186/s12884- 019-2241-7.

88 K. A. Martin K.A., ›Giving birth like a girl‹, *Gender & Society*, 2003, 17(1):62.

89 Tamrin, ›Re: Feel the fear and birth anyway‹ [blog comment], *MidwifeThinking*, 29 March 2013, abgerufen am 27.11.2022. midwifethinking.com/2013/ 03/27/feel-the-fear-and-birth-anyway/

90 H. M. Callaghan, *Birth dirt: relations of power in childbirth* [unpublished PhD thesis], University of Technology, Sydney, 2002, abgerufen am 8. Dezember 2020. https://opus.lib.uts.edu.au/handle/10453/20081

91 J. M. Green and H. A. Baston, ›Feeling in control during labor: concepts, correlates, and consequences‹, *Birth*, 2003, 30(4):235-247, doi: 10.1046/j.1523- 536x.2003.00253.x.

92 W. Cheung, W.-P. Ip und D. Chan, ›Maternal anxiety and feelings of control during labour: a study of chinese first-time pregnant women‹, *Midwifery*, 2007, 23(2):123-130, doi: 10.1016/j.midw.2006.05.001; Y. Hauck, J. Fenwick, J. Downiest and J. Butt, ›The influence of childbirth expectations on Western Australian women's perceptions of their birth experience‹, *Midwifery*, 2007, 23(3):235-247, doi: 10.1016/j.midw.2006.02.002; J. M. Green und H. A. Baston, ›Feeling in control during labor: concepts, correlates, and consequences‹, *Birth*, 2003, 30(4):235-247, doi: 10.1046/j.1523-536x.2003.00253.x.

93 Reed et al., ›Women's descriptions of childbirth trauma relating to care provider actions and interactions‹.

94 Green and Baston, ›Feeling in control during labor‹.

95 Reed et al., ›Women's descriptions of childbirth trauma relating to care provider actions and interactions‹.

96 S. Downe, K. Finlayson, O. Oladapo, M. Bonet und A. M. Gülmezoglu, ›What matters to women during childbirth: a systematic qualitative review‹, *PLoS One*, 2018, 13(4):e0197791, doi: 10.1371/journal.pone.0194906

TEIL ZWEI

DER SCHUSS

Einleitung

In Teil 2 dieses Buches wird der Faden des Geburtsritus mit den in Teil 1 geschaffenen Kettfäden verwoben. Die Kapitel 5 bis 9 nehmen uns mit auf eine Reise durch die physiologische Geburt mit ihren entsprechenden Übergangs- und Schutzriten. In jedem Kapitel wird jeweils eine Phase des Geburtsritus untersucht. Dies geschieht in einem wiederkehrenden Muster, so dass in jedem Kapitel die Physiologie (Evas Geschichte), der Zweck und das Wesen, und die Übergangs- und die Schutzriten der jeweiligen Phase betrachtet werden. Die folgende Tabelle gibt einen Überblick über die Inhalte der fünf Kapitel.

Essenz/Zweck der Phase *(was passiert für die Frau)*	**Übergangsriten** *(Praktiken, die die Physiologie fördern und den Bedürfnissen der Frau entsprechen*	**Schutzriten** *(Praktiken, die bezwecken, die Gefahren für Mutter und Kind zu mindern)*
Vorbereitung		
• Selbstvertrauen entwickeln	• Selbstvertrauen fördern • die Abläufe besprechen	• auf Konsens einstimmen • die Wehen anregen
Trennung		
• Die Außenwelt loslassen	• Eingewöhnung • Ablenkungen verringern	• Aufnahmekriterien • Gatekeeping am Geburtsort
Liminalität		
• Dazwischen	• Präsenz • die Schwelle hüten	• Herzschläge zählen • den Fortschritt aufzeichnen
Erscheinen		
• Körperweisheit erleben	• Raum für den Geburtstanz • dem Instinkt vertrauen	• den Körper lenken • den Damm erhalten
Eingliederung		
• Verzauberung	• ein Refugium schaffen • der Geburtsgeschichte Aufmerksamkeit schenken	• überstürzte Übergänge • Beschleunigung der Plazentageburt

Es sei darauf hingewiesen, dass der Fokus der ersten fünf Kapitel dieses Buchteils auf der Physiologie und der Geburt ohne medizinische Interventionen liegt. Im zehnten und letzten Kapitel, »Medizinische Geburtsriten«, geht es dann um die unphysiologische Geburt und medizinische Eingriffe. Die Unterscheidung ist notwendig, da Schutzriten die Praxis auf den Geburtsstationen dominieren. In Hinsicht auf die Physiologie sind diese Praktiken in der Regel unnötig und können Schaden anrichten. Medizinische Schutzriten sind jedoch angebracht, wenn die Geburt nicht physiologisch verläuft. Die Reise durch den Geburtsritus in Teil 2 geschieht mit dem Ziel, das Wissen und die Praxis zur Unterstützung der physiologischen Abläufe wiederzuentdecken. Dieses Vorgehen schafft auch eine Grundlage für ein Verständnis der unphysiologischen Geburt und notwendiger medizinischer Interventionen.

Fünf

Vorbereitung

So wie das Herz einer Frau weiß, wie und wann es pumpt, wie ihre Lunge weiß einzuatmen, und ihre Hand sich vor Feuer zurückzuziehen, so weiß sie auch, wie und wann sie ihr Kind zur Welt bringt.
Virginia Di Orio[1]

Es gibt fünf Phasen im Geburtsritus: Vorbereitung, Trennung, Liminalität, Erscheinen und Eingliederung. Dieses Kapitel befasst sich mit der Vorbereitung, der ersten dieser Phasen. Die körperliche Vorbereitung auf Geburt und Mutterschaft erfolgt ohne jede bewusste Anstrengung. Während der Körper einer Frau ihr Kind heranwachsen lässt, bereitet er sich ebenfalls auf dessen Geburt und Ernährung vor. Wie bei anderen Säugetieren auch, schaffen die weiblichen Schwangerschaftshormone die Voraussetzungen für eine instinktive Mutter-Kind-Bindung nach der Geburt. Doch im Gegensatz zu anderen Säugetieren können Menschen aufgrund ihres großen Neokortex (Hirnareal für das Denken) sich im Voraus Gedanken über das Geburtserlebnis und die Mutterschaft machen. Das kann zu antizipatorischen Ängsten führen, da der naturgemäß unvorhersehbare und unkontrollierbare Geburtsprozess mit dem menschlichen Wunsch nach Kontrolle über Umfeld und Erleben unvereinbar ist. Für Schwangere kann es darum hilfreich sein, sich so auf die Geburt vorzubereiten, dass sie in der Lage sind, unkontrollierbare Elemente zu akzeptieren, das Denken auszuschalten und sich von ihrem Baby und ihren Instinkten leiten zu lassen. Das geburtshilfliche Personal muss die Frauen dabei unterstützen, die Verantwortung für ihre Vorbereitung und ihren Geburtsritus zu übernehmen.

EVA WIRD VORGESTELLT

Die physiologischen Voraussetzungen für Schwangerschaft, Geburt, frühe Mutterschaft und Stillen sind seit Anbeginn der Menschheit unverändert geblieben. Um die physiologischen Faktoren des Geburtsritus zu erforschen, begleitet dieses Buch »Eva« auf ihrem Weg in die Mutterschaft. Eva repräsentiert jedefrau und keine spezielle Frau, und sie verkörpert die menschliche biologische Blaupause für eine gesunde physiologische Geburt. Wie schon unsere Vorfahrinnen brachte Eva ihr Kind mit der Unterstützung ihrer weiblichen Verwandten und nicht unter professionellen Gesundheitsfachkräften zur Welt. Die Geschichte der gebärenden Eva bietet die Möglichkeit, die physiologischen Abläufe bei der ungestörten Geburt zu verstehen. Erst wenn wir diese Blaupause begreifen, können wir in vollem Umfang ermessen, was den Geburtsprozess fördert oder hindert. Evas Geschichte vermittelt ein modernes wissenschaftliches Verständnis der uralten Geburtsphysiologie.

***

Eva wusste, dass sie schwanger war, als ihre Blutung ausblieb und ihre Brüste empfindlich wurden. Während ihr Bauch wuchs, spürte sie im Verlauf der Monate immer stärker, wie ihre Tochter sich in ihr bewegte. Die Plazenta bildete eine biologische Schnittfläche zwischen Eva und ihrem Kind, wobei ihre Blutkreisläufe voneinander getrennt blieben. Das Blut des Babys zirkulierte durch die Plazenta, wo es Sauerstoff, Nährstoffe, Hormone und Antikörper aufnahm und Kohlendioxyd und Abfallstoffe an Evas Körper abgab. Hormonelle Botenstoffe für Liebe, Ruhe, Angst und Stress passierten die Plazenta und ermöglichten dem Baby, an Evas Gefühlen teilzuhaben. Die biologischen Botschaften, die Eva ihrem Kind übermittelte, lösten epigenetische Veränderungen in der DNA des Babys aus.[2]

Die menschliche DNA ist ein einzigartiger genetischer Code mit biologischem und verhaltensbezogenem Potenzial. Die Epigenetik beschreibt, wie Umweltfaktoren die Ausprägung des genetischen Codes durch An- und Stummschalten bestimmter Gene verändern. Epigenetische Veränderungen, die während der Schwangerschaft stattfinden, beeinflussen die langfristige physische und psychische Gesundheit eines Kindes.[3] Die DNA steuert auch die Entwicklung neuronaler Schaltkreise im Gehirn und prädisponiert Babys für die nötigen Verhaltensweisen, um sie auf die Umgebung, in die sie hineingeboren werden, vorzubereiten. Es gibt Hinweise, dass auch Erinnerungen und Ängste der Ahnen und Ahninnen von der Mutter an das Baby weitergegeben werden können.[4]

Auf diese Weise beeinflusste Evas physisches und emotionales Umfeld die genetische Entwicklung, die zukünftige Gesundheit und das Verhalten ihrer Tochter. Einige Zellen des Babys wanderten mitsamt ihrer DNA durch die Plazenta in Evas Blutkreislauf und nisteten sich in ihren Organen ein.[5]

Diese Zellen besitzen noch lange nach der Schwangerschaft, die Fähigkeit bei Gewebereparaturen und Krebsprävention zu helfen und können an zukünftige leibliche Kinder weitergegeben werden.[6] Der Austausch dieser Zellen zwischen Mutter und Kind ist Teil des biologischen roten Fadens, der durch die Ahninnen der Mutter bis in ihre Tochter fortgesponnen wird.

Auch Evas Mutter, die Großmutter des Kindes, beeinflusste die Entwicklung ihrer Enkelin. Als Eva sich in der Gebärmutter ihrer Mutter entwickelte, empfing sie Zellen, die die DNA ihrer Mutter enthielten, und Eva gab einige dieser »Großmutterzellen« durch die Plazenta an ihre Tochter weiter.[7] *Außerdem wurde jede Eizelle in Evas Eierstöcken angelegt, als sie sich in ihrer Mutter und beeinflusst von deren Umfeld, entwickelte. Evas Tochter, die aus einer dieser Eizellen entstand, trägt von ihrer Großmutter ausgelöste epigenetische Veränderungen in sich. Die Eizellen von Evas Tochter und deren zukünftige Kinder werden dementsprechend von Eva beeinflusst. Der biologische rote Faden bedeutet, dass die genetische Ausprägung von Evas Tochter durch ihre Vorfahrinnen eingeleitet wurde und Eva schon auf die Gesundheit ihrer zukünftigen Enkelkinder einwirkte, bevor ihre eigene Tochter geboren wurde.*

Das Mikrobiom eines Menschen hat einen bedeutenden Einfluss auf seine körperliche und geistige Gesundheit.[8] Als Mikrobiom bezeichnet man die Gesamtheit aller Mikroorganismen, wie Bakterien, Pilze, Protozoen und Viren, die eine spezielle Umgebung besiedeln.

Im Laufe der Schwangerschaft veränderte sich das Mikrobiom von Evas Darm und Vagina, um darauf vorbereitet zu sein, während der Geburt das Mikrobiom ihres Kindes auszusäen (siehe Kapitel 8). Mit fortschreitender Schwangerschaft entwickelten sich die Sinnesorgane von Evas Tochter und ermöglichten ihr, durch Geruch, Geschmack, Ton und Berührung Informationen über die Außenwelt zu sammeln. Evas Fruchtwasser enthielt chemische Stoffe aus ihrer Nahrung, so dass ihre Tochter das Essen, dem sie auf der Welt begegnen würde, riechen und schmecken konnte.[9] *Das Kind horchte auf Laute von außerhalb der Gebärmutter, und lernte, die Stimmen der Mutter und anderer Familienmitglieder zu erkennen und die Gefühle zu spüren, die diese Stimmen in Eva auslösten. Evas Herzschlag und das Schaukeln ihres Körpers, wenn sie sich bewegte, beruhigten sie. Durch das sanfte, regelmäßige Zusammenziehen der Gebärmutter während der Schwangerschaft wurde sie umarmt und über die Plazenta mit vermehrtem Sauerstoff versorgt.*

Schließlich waren zehn Monde seit Evas letzter Menstruationsblutung vergangen; ihr Bauch war jetzt rund mit dem Baby, und sie fühlte sich körperlich überfordert und erschöpft. Das Hormon Relaxin lockerte Evas Bänder, damit ihre Beckenknochen sich bewegen und während der Kontraktionen öffnen konnten, und ihr Baby trat mit dem Kopf nach unten tiefer in ihr Becken ein, bereit für die Reise auf die Welt. Immer noch verhinderte Progesteron, dass die Muskeln der Gebärmutter sich zusammenzogen und die Kontraktionen einsetzten, solange der richtige Zeitpunkt noch nicht gekommen war. Evas Muttermund (Zervix) war ebenfalls fest und geschlossen und hielt ihr Baby sicher in ihrem Körper. Eva machte sich allmählich Sorgen wegen der bevorstehenden Geburt, aber sie wollte auch das Ende ihrer Schwangerschaft und ihr Baby sehen. Ein Anstieg des Stresshormons Kortisol trug dazu bei, dass die Muskeln ihrer Gebärmutter sich auf die Geburtskontraktionen einstellten.[10] *Das Hormon Prolaktin, das »Milchhormon«, bereitete Evas Brüste auf die Milchproduktion vor.*

Prolaktin fördert in Verbindung mit Oxytocin die Mutter-Kind-Bindung.[11] Oxytocin wird im Gehirn produziert und reguliert die Fortpflanzung und Bindungsfähigkeit bei Säugetieren.[12] Es unterstützt die Empfängnis, indem es die Freigabe der Eizellen aus den Eierstöcken stimuliert und den Spermien beim Schwimmen hilft. Während der Geburt erzeugt Oxytocin die Wehen und koordiniert ihr Muster, und während des Stillens löst es den Milchspendereflex aus. Oxytocin ist besonders wichtig für die Bindung, und wird ausgeschüttet, wenn Menschen Kontakte zu anderen Menschen herstellen – zu Familie, Freunden und Sexualpartner:innen beim gemeinsamen Essen, bei Umarmungen, Blickkontakt oder wenn man zusammen Spaß hat. Während des Orgasmus wird Oxytocin in hoher Konzentration ausgeschüttet, und erzeugt nach dem Sex ein Gefühl der Ruhe und Verbundenheit, was die Paarbindung fördert. Oxytocin ist Teil einer Reaktion, die Ruhe und Verbundenheit auslöst (*Calm & Connection* – Reaktion), dem Gegenteil der Adrenalin-gesteuerten *Fight oder Flight* – Reaktion. Oxytocin wirkt auf das Nervensystem und sorgt für

Entspannung und Ruhe, und es schafft die nötigen Voraussetzungen für Verdauung, Heilung, Wachstum und Geburt.

In den letzten Schwangerschaftstagen fanden wichtige physiologische Veränderungen statt, um Eva und ihr Baby auf den Geburtsprozess und die Mutter-Kind-Bindung vorzubereiten.[13] *Kortisol, das in den Nebennieren von Evas Tochter erzeugt wurde, ließ ihre Organe reifen und bereitete ihre Lungen auf die Atmung vor. Als das Baby bereit für die Geburt war, schickten ihre Nebennieren eine Hormonvorstufe (Dehydroepiandrosteronsulfat) an die Plazenta. Die Plazenta verwandelte die Hormonvorstufe in Östrogen, das in Evas Blutkreislauf ausgeschüttet wurde, und die für die Kontraktionen erforderlichen Veränderungen in ihrem Körper einleitete. Zusammen mit anderen chemischen Stoffen wie Prostaglandin ließ das Östrogen Evas Muttermund reif und weich werden, so dass er sich als Reaktion auf die Kontraktionen öffnen würde. Östrogen stellte auch Verbindungen zwischen den Muskelzellen der Gebärmutter her, um die für die Geburt benötigten starken und koordinierten Kontraktionen zu ermöglichen. Ein hoher Östrogenspiegel vermehrte die Zahl der Oxytocin-Rezeptoren in Evas Gehirn, Brüsten und Gebärmutter, und aktivierte in ihrer Wirbelsäule Bahnen für die Schmerzlinderung bei den Kontraktionen. Evas Körper stellte sich noch zusätzlich auf die Wehenschmerzen ein, indem die Kapazität ihres Gehirns für die Ausschüttung von Beta-Endorphinen (natürliche Opiate) zunahm. Als die letzten Stunden von Evas Schwangerschaft nahten, hatten Eva und ihr Baby die nötigen physiologischen Anpassungen zur Unterstützung des Geburtsprozesses gemacht. Eva fühlte sich bereit, ihre Verbundenheit mit ihrem Körper und ihr instinktives Wissen waren stark.*

***

SELBSTVERTRAUEN ENTWICKELN

Die Vorbereitung auf die Geburt als Übergangsritual erfordert, dass eine Frau Selbstvertrauen entwickelt, damit sie sich während der Wehen von ihrem Instinkt leiten lassen kann. Selbstvertrauen unterscheidet sich von »Vertrauen in die Geburt« oder »Vertrauen in die Natur«. In der Realität können Geburt und Natur pathologisch oder kompliziert werden. Selbstvertrauen bedeutet hingegen, dass eine Frau darauf vertraut, dass ihr Körper höchstwahrscheinlich der evolutionären Blaupause folgen und ihr Instinkt ihr sagen wird, was sie braucht und ob sie Hilfe benötigt. Wenn eine Frau auf sich selbst vertraut, weiß sie, dass sie alles Nötige hat, um die Geburt zu meistern, wie auch immer sie verlaufen wird. Selbst wenn ihr bei der Geburt einige Steine in den Weg gelegt werden, vertraut die Frau auf ihre Fähigkeit, alle anstehenden Herausforderungen zu bewältigen. Die Entwicklung von Selbstvertrauen ist ein Prozess, der für jede Frau anders ist, und für die Geburtsvorbereitung gibt es kein Rezept.

Vor allem gilt, dass die Geburt instinktiv verläuft und keine kognitiven Fähigkeiten oder Vorbereitung erfordert. Der Körper einer Frau wird ihr Baby wachsen lassen oder es gebären, egal ob sie den Prozess intellektuell versteht oder nicht. Frauen haben jedoch einen großen Neokortex und eine gesellschaftliche Konditionierung, die sie daran hindern können, ihrem Instinkt zu vertrauen und loszulassen. Vielen Frauen hilft es, sich Wissen anzueignen. Damit können sie ihren Neokortex beruhigen, Selbstvertrauen für die Geburt entwickeln und ein Gefühl der Kontrolle erlangen. Jedoch das wichtigste Wissen, das Frauen sich in Vorbereitung auf die Geburt aneignen können, ist Selbsterkenntnis: zu wissen, was ihr Körper und ihre Psyche brauchen werden, um sich sicher genug zu fühlen, ihrem Instinkt und ihrer Intuition zu vertrauen.

Intuition bezeichnet die Fähigkeit, »etwas sofort zu verstehen oder zu wissen, und zwar aufgrund von Gefühlen und nicht aufgrund von Fakten.«[14] Intuitives Wissen ist die primäre Wissensquelle während der Geburt, weil die von den Geburtshormonen erzeugte Bewusstseinsveränderung, den Neokortex hemmt und so dem Instinkt erlaubt, die Kontrolle zu übernehmen (siehe Kapitel 7). In diesem Zustand wissen Frauen, was passiert und was passieren muss, ohne von ihrem rationalen Denken abgelenkt zu werden. Intuitives Wissen wird, da es eine Körpererfahrung ist, manchmal als Körperwissen bezeichnet; manche Leute beschreiben es als »Bauchgefühl«.

Es kann für Frauen hilfreich sein, wenn sie schon vor der Geburt lernen, sich auf ihr intuitives Wissen zu verlassen und Vertrauen in diese Art des Wissens zu entwickeln. Der hohe Progesteron-Spiegel während der Schwangerschaft fördert wie auch in der Lutealphase des Menstruationszyklus (siehe Kapitel 3) einen nach Innen gewandten Fokus. So bietet sich die Möglichkeit, über frühere Erfahrungen nachzudenken und Selbsterkenntnis und Selbstvertrauen zu entwickeln. Persönliche Erfahrungen bereichern die innere Weisheit stark. Die früheren Erfahrungen einer Frau liefern ihr wertvolle Einsichten, selbst wenn die Geburt nicht nach Plan verläuft. Emma dachte darüber nach, als sie von ihrer ersten traumatischen Geburtserfahrung erzählte:

Während meiner nächsten Schwangerschaft war ich stark verinnerlicht. Als geselliger Mensch war das wirklich schwierig für mich, aber ich musste unbedingt lernen, auf mich und mein Baby zu hören. Und während dieser Zeit merkte ich, dass ich, obwohl mir während meiner ersten Geburt nicht zugehört wurde (und Kaiserschnitte oft grundlos gemacht werden), in dem Moment wirklich auf meinen Körper und mein Baby gehört hatte, und es steckte eine enorme Kraft darin, sich für eine OP zu entscheiden, die ich nicht geplant hatte.

Emma[15]

Frauen, die zum ersten Mal schwanger sind, können sich bei der Geburtsvorbereitung auf ihre Lebenserfahrung stützen. Alle Körpererfahrungen, die mit Schwangerschafts- und Geburtshormonen zu tun haben, bieten einer Frau wertvolles Wissen für die Geburtsvorbereitung. Beispielsweise könnte sie aufschreiben, wie die Hormone Progesteron und Östrogen während ihres Menstruationszyklus ihren Körper und ihre Gefühle beeinflussen. Ebenso könnte es eine Hilfe sein, wenn sie weiß, wie ihr Körper sexuell reagiert. Dadurch würde sie ihre optimalen Bedingungen für die Ausschüttung von Oxytocin erkennen, um loszulassen, so dass ihr Körper übernehmen kann. Die bedeutenden körperlichen Veränderungen während der Schwangerschaft bieten auch die Chance, auf Körpersignale zu achten und zu lernen, auf sie einzugehen.

Aktivitäten, die eine Verbindung zwischen Körper und Geist fördern, können Selbsterkenntnis und Selbstvertrauen stärken und Frauen bei der Geburtsvorbereitung helfen. Es hat sich zum Beispiel herausgestellt, dass Yoga während der Schwangerschaft Stress reduziert, Selbstvertrauen fördert und das Risiko medizinischer Interventionen während der Geburt reduziert.[16] Mit dem Erlernen von Fertigkeiten, wie Selbsthypnose, lässt sich Ähnliches erreichen.[17]

Zusätzlich können Frauen darüber nachdenken, wie sie körperlich und emotional auf frühere Schmerzerfahrungen, das Gesundheitssystem und Gesundheitsdienstleister:innen reagierten, um zu wissen, was sie für die Geburt brauchen werden. Ob ihnen zum Beispiel bei Schmerzen Bewegung, Klänge, Wärme, Einsamkeit, Medikamente oder eine bestimmte Person guttat. Sie können auch darüber nachdenken, wie sie auf Autoritätspersonen reagieren und was ihnen hilft, ihre Meinung zu sagen oder ihre Bedürfnisse durchzusetzen. Insbesondere können Frauen sich fragen, was sie schon über die Geburt wissen, und was sie noch wissen müssen, um sich vorbereitet und zuversichtlich zu fühlen. Aus der Antwort auf diese Frage lässt sich schließen, welche Informationen sie zusammentragen wollen, um Selbstvertrauen zu entwickeln. Es ist wichtig, sich darüber im Klaren zu sein, dass die innere Stimme einflussreicher ist, als eine, die von außen kommt. Unsere Gefühle (körperlich und emotional) und unsere früheren Erfahrungen haben mehr Gewicht als beispielsweise die Meinung anderer oder die Thesen eines Buches oder Artikels.

Bei der Weitergabe von Wissen ist das Erzählen von Geschichten tief verwurzelt.[18] Im Laufe der Herstory haben Frauen durch »Erzählen« etwas über die Geburt gelernt. Wenn eine Frau einer anderen zuhört, die diese Erfahrung bereits gemacht hat, kann es ihr bei ihrer eigenen Geburtsvorbereitung helfen. Durch den Austausch von Geschichten erhalten Frauen nicht nur praktische Informationen, sondern gewinnen durch die Kontakte mit anderen Frauen und der »universellen Natur der Geburt« auch soziale und emotionale Unterstützung.[19] Die Geburtsgeschichten, die Mütter und Schwestern erzählen, haben einen besonders starken Einfluss auf das Geburtsverständnis einer Schwangeren.[20] Die Schwangerschaft ist ein guter Zeitpunkt für Frauen, um die Geschichte ihrer eigenen Geburt, ihren ersten Übergangsritus, zu erfahren. Wie bei anderen Übergangsriten können sie darüber nachsinnen, wie die in der Geburtsgeschichte übermittelten Botschaften ihre Gefühle über sie selbst und über das Gebären beeinflussen.

> *Eigentlich glaube ich, dass das Selbstvertrauen tief in mir steckte, weil ich wusste, dass ich zu Hause geboren bin. Ich habe nie an meiner Fähigkeit zu gebären gezweifelt und glücklicherweise waren mein Partner (auch zu Hause geboren) und eine wunderbare neuseeländische Hebamme dabei, die mir nie Zweifel einflößten. Auch war ich jung und reiste umher bei meinem ersten Kind, so dass ich keine Zeit für irgendwelche Klinikkurse hatte.*
>
> Pip[21]

> *Die Frauen in meiner Familie sind eigentlich nicht sehr gut darin, Kinder auf die Welt zu bringen, darum habe ich das auch nicht von mir erwartet. Irgendwie war ich darauf vorbereitet, dass ich ein bisschen Hilfe brauchen würde … Die Frauen, mit denen ich mich identifiziere – meine Mutter und meine Schwester – haben genau dasselbe durchgemacht.*
>
> Irma[22]

Heutzutage bietet das Internet Zugang zu einem vielfältigen Angebot von Geburtsgeschichten sowie anschauliche Fotos und Filme über Geburten. Gewissermaßen bietet sich hier eine Möglichkeit, durch Zuschauen etwas über die Geburt zu lernen, so wie es unsere Vorfahrinnen machten. Es ist jedoch wichtig, sich klar zu machen, dass jeder und jede in den sozialen Netzwerken bis zu einem gewissen Grad, die eigene Außendarstellung steuert. Geburtsfilme werden oft so geschnitten, dass die Aspekte der Geburt hervorgehoben werden, die eine Frau gern teilt oder die die kulturellen Erwartungen von weiblichem Verhalten bei der Geburt erfüllen. In Folge dieser Überarbeitung kann eine unvollständige Geburtsgeschichte entstehen, denn Filmmaterial von Frauen, die »die Kontrolle verlieren« und die rohe Natur der Geburt werden oft nicht gezeigt. Wenn Frauen jedoch realistische Bilder von der Geburt zeigen, können sie anderen Frauen helfen, Selbstvertrauen zu entwickeln.

> *Als ich Bilder von Frauen sah, die ihre Babys herausbrüllten, habe ich mich gleich weniger als Versagerin gefühlt, weil ich selbst keine »stille« Gebärende war. Dass man Laute von sich gibt, ist doch während der Geburt so normal und super ermächtigend. Ich habe sehr lange gebraucht, um zu verstehen, dass nur weil ich mich nicht zurückgenommen habe, es nicht bedeutete, dass ich versagt habe. Bei meiner zweiten Geburt machte ich Lärm, um die Schmerzen zu lindern, und es war eine äußerst ermächtigende Erfahrung.*
>
> Amber[23]

In unserer modernen Kultur wird viel Wert darauf gelegt, intellektuelles Wissen für die Geburtsvorbereitung zusammenzutragen, und Frauen werden zum »Recherchieren« angehalten. Das ist Ausdruck für eine Kultur, in der Wissen Macht bedeutet, und intellektuelles, rationales Wissen hochgeschätzt wird. Allerdings findet die Geburt, wie jeder andere körperliche Übergangsritus, unabhängig davon statt, was eine Frau kognitiv weiß. Frauen müssen die Menstruation nicht verstehen, um zu menstruieren, oder die Menopause verstehen, um sie zu erleben, und der Körper einer Frau weiß bereits, wie und wann er gebären muss. Traditionell gehörte das Geburtswissen den Frauen, und alle Frauen besaßen ein Körperwissen über die physiologische Geburt und wie man sie unterstützen kann. Sie betreuten sich gegenseitig, kümmerten sich um die Bedürfnisse der gebärenden Mutter, und erlebten den Anblick, die Geräusche und Gerüche des Geburtsvorgangs mit. Nachdem die Geburt in die Krankenhäuser verlegt worden war, sahen immer mehr Frauen ihrem Geburtstermin entgegen, ohne zu wissen, was sie erwarten würde. Wie in vielen anderen Lebensbereichen können Frauen heutzutage auf jede Art von Information über die Geburt zugreifen, wenn sie über die entsprechenden Mittel verfügen. Viele haben jedoch noch nie eine physiologische Geburt direkt miterlebt, und damit fehlt ihnen das daher stammende Anschauungswissen.

Manche Frauen möchten genau verstehen, wie ihr Körper funktioniert, und greifen auf möglichst viele Informationen zu, um sich vorbereitet zu fühlen.

> *Ich habe selbst über die Physiologie recherchiert. Ich hatte mein Pferd gebären sehen, so dass ich keine Zweifel an meinen körperlichen Fähigkeiten hatte. Ich wollte nur das Wissen, um mich vorbereitet zu fühlen.*
>
> Kirsten[24]

Im Gegensatz dazu wollen andere Frauen nichts lernen und glauben zu viel intellektuelles Wissen über den Geburtsvorgang könnte ihr intuitives Selbstvertrauen untergraben. Es ist auch unmöglich, alles über alle Eventualitäten zu wissen, die während der Geburt auftreten könnten. Sogar medizinisches Fachpersonal mit jahrelanger Ausbildung kann nicht jedes Fitzelchen Wissen im Kopf haben. Es ist unrealistisch, von schwangeren Frauen zu erwarten, dass sie über alle möglichen Geburtsszenarien und die dazugehörigen Optionen Bescheid wissen. Selbst wenn es möglich wäre, fiele es Frauen während der Wehen (wenn der Neokortex unterdrückt wird) schwer, rationales Wissen abzurufen und danach zu handeln. Hilfreicher ist es, wenn Frauen wissen, wie sie unterstützt werden wollen, falls unerwartet Entscheidungen anstehen. Das kann auch beinhalten, dass sie von ihrem geburtshilflichen Personal sachliche Informationen über ihre Möglichkeiten erhalten.

Viele Frauen möchten bestimmte Techniken und Fertigkeiten erlernen, die ihnen bei der Bewältigung der Geburtswehen helfen. Das erworbene Wissen gibt ihnen mehr Vertrauen in ihre Fähigkeiten. Eine randomisierte kontrollierte Studie ergab, dass Geburtsvorbereitungskurse mit ergänzenden Therapien für Wehen und Geburt (Akupressur, Visualisierung und Entspannung, Atmung, Massage, Yoga-Techniken und die Möglichkeit der Unterstützung durch Partner:innen) den Einsatz von Periduralanästhesien und Sectios deutlich senkten.[25] Die Kurse in dieser Studie informierten Frauen und ihre Partner:innen über Fertigkeiten, die sie während der Wehen einsetzen können. Kenntnisse über Bewältigungsstrategien zu sammeln, die unabhängig vom geburtshilflichen Personal sind, kann zur Entwicklung von Selbstvertrauen beitragen und das Risiko medizinischer Interventionen senken.

ÜBERGANGSRITEN FÜR DIE VORBEREITUNG

Übergangsriten sind Worte und Handlungen, die den Transformationsprozess der Frau widerspiegeln und unterstützen. Unsere Vorfahren wussten, dass das körperliche und emotionale Wohlergehen der Mutter auch das Kindeswohl beeinflusst. Daher gehörte zu den Vorbereitungsriten auch, sich um das körperliche, emotionale und spirituelle Wohlbefinden der Mutter zu kümmern.[26] Schwangere Frauen wurden bei der Nahrungszuteilung bevorzugt und erhielten die nährstoffreichsten Lebensmittel. Sie wurden ermutigt, Rituale der Selbstfürsorge durchzuführen, die ihnen ermöglichten, in engem Kontakt mit ihrem Körper und ihrem Baby zu sein. So empfahlen die alten Azteken beispielsweise therapeutische Bäder und Schwitzbäder, und in vielen Kulturen erhielten Schwangere Massagen mit pflanzlichen Ölen. Frauen blieben während der Schwangerschaft körperlich aktiv, jagten und sammelten Nahrung, und in einigen Kulturen wurden sie zum Tanzen ermutigt, um den Körper auf die Geburt einzustellen. Die Schwangeren bereiteten sich darauf vor, in ihrer eigenen Umgebung zu gebären, unterstützt von Frauen, die ihnen kannt waren. Im Gegensatz dazu bereiten moderne Frauen sich auf eine Geburt in komplexen geburtshilflichen Einrichtungen vor, in einer Kultur, in der medizinisches Fachwissen im Vordergrund steht. Moderne Übergangsriten sollten die Frauen mit Handlungen und Worten ins Zentrum stellen, ihnen helfen, Selbstvertrauen zu entwickeln, und ihre Kompetenzen stärken, sodass sie sich in diesem System zurechtfinden können.

Selbstvertrauen fördern

Für das geburtshilfliche Personal ist die Schwangerschaftsbetreuung eine Gelegenheit, das Selbstvertrauen von Frauen zu fördern, statt eigenes Wissen und Fachkenntnisse zu demonstrieren. Während Selbstvertrauen »entwickeln« ein intrinsischer Prozess ist, den die Frau für sich selbst vollzieht, ist Selbstvertrauen »fördern« ein extrinsischer Prozess, der von anderen zur Unterstützung der Frau angeboten wird. Das bedeutet, einer Frau ausdrücklich zu sagen, dass sie die Expertin ist, und ihr Wissen und ihre Wünsche wichtiger sind als die irgendeiner geburtshilflichen Fachkraft. Es bedeutet auch, Frauen zu ermuntern, in sich hineinzuhorchen und sich für die Geburtsvorbereitung von ihrem Körper und Instinkt leiten zu lassen.

> *Ich ermutige Frauen auf ihre Schwangerschaftssymptome und Beschwerden zu achten, da ihr Körper sie auf diese Weise wissen lässt, was in ihrem Leben Beachtung braucht. Normalerweise ist das irgendein ungelöster emotionaler oder psychologischer Faktor. Ich helfe ihr, Wege zu finden, dieses psychische, emotionale und psychologische Problem anzugehen. Mit emotionaler Klarheit können sie beginnen auf das, was sie fühlen, wissen oder intuitiv erahnen, zu vertrauen.*
>
> Norafiah, Hebamme[27]

Seit Beginn des zwanzigsten Jahrhunderts wurden immer mehr Routinetests und -eingriffe in der peripartalen Betreuung eingeführt.[28] Dazu kommt, dass es für Frauen ein Problem sein kann, Entscheidungen zu treffen und zu ihnen zu stehen, da sie eher erzogen wurden, die Verantwortung an Experten abzugeben. Darum folgen die meisten Frauen besonders beim ersten Baby den Vorlieben und Empfehlungen ihres geburtshilflichen Personals. Das Personal muss sich seiner daraus resultierenden Macht- und Autoritätsposition bewusst sein. Es muss sich vom eigenen emotionalen Engagement bei den Entscheidungen der Schwangeren freimachen, wenn es das Selbstvertrauen der Frauen fördern will. Es ist nicht Aufgabe des geburtshilflichen Fachpersonals, Schwangere vor ihren Entscheidungen zu retten. Denn wenn sich das Personal einmischt, hindert es die Frau daran, sich selbst zu vertrauen. Bei den Überlegungen der Schwangeren, welche Optionen sie wählt, besteht die Rolle des Personals darin, ihr die Möglichkeiten aufzuzeigen und ihre Entscheidungen zu respektieren.

> *Für mich war die Erkenntnis, dass Frauen ihre eigene Reise zurücklegen müssen, von der ich nichts weiß, so etwas wie ein Wendepunkt. Ich meine im Meta-Sinn. Natürlich renne ich herum, liege nachts wach und versuche in Gedanken und mit aller Kraft ihre Reise fantastisch zu machen – und habe dann gemerkt – warum ich eigentlich*

keinen Einfluss habe, das liegt teilweise daran, dass die Frau auf ihrer eigenen Reise ist und ihre eigenen Seelendinge lernt. Das mag etwas esoterisch klingen, aber es war sehr befreiend für mich.

Jessica, Hebamme[29]

Anstatt Empfehlungen oder Ratschläge zu erteilen, müssen geburtshilfliche Fachkräfte einen gegenseitigen Informationsaustausch mit der Frau anregen, der ihr hilft, Erkenntnisse zu gewinnen und Selbstvertrauen zu entwickeln. In diesem Austausch gibt die Frau Wissen über ihren Körper, ihr Baby und ihre Bedarfe weiter. Im Gegenzug informiert die Fachkraft allgemein über Optionen und fördert das Selbstvertrauen der Frau – zum Beispiel indem sie die verfügbaren Alternativen bei den Vorsorgeuntersuchungen erörtert, einschließlich der Risiken und Nutzen bestimmter Tests. Wenn eine Fachkraft eine Reihe von Frauen betreut, sollte eine Vielfalt von Entscheidungen erkennbar werden. Wenn jede Frau dieselbe Entscheidung trifft, muss die Fachkraft darüber nachdenken, in welcher Weise er oder sie die Frauen beeinflusst. Deshalb ist es so wichtig, dass das geburtshilfliche Personal, sich seiner eigenen inneren Prozesse und Absichten bewusst ist, wie in Kapitel 4 beschrieben.

Klinische Beurteilungen sind in erster Linie Schutzriten (siehe unten); sie können jedoch so durchgeführt werden, dass das Selbstvertrauen gefördert wird. Dies wird erreicht, indem man die Untersuchung als Option und nicht als zwingend notwendig anbietet, die Vorteile und Risiken der einzelnen Maßnahmen erläutert, und die Frau fragt, welche davon sie wünscht. Dies ist auch der geeignete Moment, um zu erklären, dass ihre eigene Beurteilung ihres Wohlbefindens zutreffender und wichtiger ist als ein klinisches Meßverfahren. Dieser Ansatz stärkt das Wissen der Frau und ermutigt sie, Verantwortung zu übernehmen bei der Entscheidung, was für sie und ihr Baby am besten ist. Wenn eine Frau sich doch für klinische Untersuchungen entscheidet, können diese so durchgeführt werden, dass ihr Selbstvertrauen gestärkt wird. So kann die Hebamme zum Beispiel vor dem Abtasten des Unterleibs (abdominale Palpation) die werdende Mutter fragen, wo ihr Baby liegt, und sie bitten, beim Erkennen seiner Körperteile zu helfen. Die Hebamme kann mit dem Baby sprechen und die Frau ermuntern, es während des Abtastens zu berühren und mit ihm zu kommunizieren. In vielen Kulturen gehören Massagen in der Schwangerschaftsvorsorge zur Routine.[30] Hebammen kombinieren sie mit dem Abtasten des Unterleibs und erkundigen sich, während sie die Frau massieren, wie es ihr und ihrem Baby geht. Bei einer

Massage wird Oxytocin ausgeschüttet, das zur Entspannung beiträgt und zwischenmenschliche Bindungen fördert. Dieses Vorgehen kann helfen, die Mutter-Hebammen-Beziehung und das gegenseitige Vertrauen bei der Vorbereitung zu verbessern.

Wenn man Frauen bei der Vorbereitung auf den Geburtsritus helfen möchte, sollte man ihr Selbstvertrauen fördern und ihnen Zuversicht vermitteln, um auf jeden Fall eine gute Grundlage zu schaffen. Dafür ist ein ganzheitlicher Ansatz nötig, der auf die Bedürfnisse der einzelnen Frauen eingeht, ihnen zur Selbsterkenntnis verhilft, und sie dabei unterstützt, sich Fähigkeiten für ihre Reise anzueignen.

> *Als Doula wollte ich ihr die Chance geben, ihre jahrelangen, festgefahrenen Vorstellungen über die Geburt aufzudröseln, ihren Werkzeugkasten an Ressourcen für Geburt und Elternschaft zu finden, ihr Unterstützerteam in der Familie und in der Gemeinschaft aufzubauen, sie ermutigen zu lernen, wie ihr Körper funktioniert und die Veränderungen, die diese Reise mit sich bringen wird, willkommen zu heißen. Ich arbeite auch mit Trauma, und manchmal steuere ich die Reisen durch Schlangengruben und Dornenhecken hindurch und deute dabei die Schilderungen der Frauen um, so dass sie zur Heldin ihrer Geschichten werden.*
>
> Maddie, Doula[31]

Die Abläufe besprechen

Das geburtshilfliche Personal kann das Selbstvertrauen der Frauen auch fördern, indem es gemeinsam mit ihnen die Abläufe innerhalb ihrer peripartalen Gesundheitsversorgung betrachtet und ihnen hilft, gangbare Wege zu finden. Um sich im System zurechtzufinden, müssen Frauen ihre gesetzlichen Rechte und Pflichten kennen. Eine Frau hat das Recht, Entscheidungen über ihren Körper, ihr Baby und ihre Geburt zu treffen, und es ist ihre Pflicht, Verantwortung für das Ergebnis ihrer Entscheidungen zu übernehmen. Die Gesetze zur körperlichen Selbstbestimmung und zur Praxis von Gesundheitsexperten sind überall in der westlichen Welt ähnlich. Einige Gesundheitsdienste informieren die Dienstleister:innen und die Frauen über ihre Rechte und Pflichten. Queensland Health, die Gesundheitsbehörde von Queensland (Australien) hält einen Leitfaden für geburtshilfliche Fachkräfte und ein Merkblatt für Frauen bereit.

In diesen Dokumenten werden die Rechte der Frauen und die Rolle der Fachkräfte klar dargelegt. Im Merkblatt für Frauen heißt es:

> *Sie tragen die Verantwortung für ihre Entscheidungen, die Sie im Rahmen Ihrer geburtshilflichen Betreuung treffen, und für die Folgen dieser Entscheidungen. Unabhängig vom Ergebnis werden ihre geburtshilflichen Fachkräfte Sie fortdauernd mit Aufrichtigkeit und Mitgefühl behandeln.*[32]

Die Richtlinien für die geburtshilflichen Fachkräfte erläutern die rechtlichen Aspekte, falls eine Frau Gebrauch von ihrem Recht macht, eine empfohlene Behandlung abzulehnen, und beschreibt die erwünschte Reaktion:

- Ermutigen Sie die Frau, eine informierte Entscheidung zu treffen, indem Sie die verfügbaren Betreuungs- und Behandlungsoptionen, einschließlich der zu erwartenden Outcomes, Risiken und Vorteile erörtern.
- Informieren Sie die Frau über ihr Recht, eine Behandlung abzulehnen oder jederzeit ihre Einwilligung zu widerrufen.
- Vermeiden Sie während des Prozesses der informierten Entscheidungsfindung jegliche Form von Zwang.
- Lehnt die Frau die empfohlene peripartale Betreuung ab, sorgen Sie dafür, dass die Frau sich weiterhin sicher und unterstützt fühlt; diskutieren Sie alternative Versorgungsmöglichkeiten.[33]

Ein wesentlicher Bestandteil der peripartalen Gesundheitsversorgung besteht darin, dass die Frauen über ihre gesetzlichen Rechte im Rahmen der Betreuung rund um die Geburt Bescheid wissen. In Wirklichkeit kennen jedoch viele geburtshilfliche Fachkräfte die Rechte der Frauen gar nicht oder missachten sie.

> *Hebammen scheinen sich eher auf hartnäckige Gerüchte und Hörensagen in ihrem Arbeitsumfeld zu verlassen, als das Gesetz zu kennen und anzuwenden, um Frauen und ihre eigene Praxis zu unterstützen.*
> Karen, Hebamme[34]

Frauen haben das Recht, Entscheidungen zu treffen, die nicht den Empfehlungen der geburtshilflichen Fachkräfte entsprechen, ohne verpflichtet zu sein, sie zu begründen oder zu rechtfertigen. Im Gegensatz dazu sind zugelassene Fachkräfte (Hebammen und Ärzte) gesetzlich verpflichtet, den Frauen relevante Informationen zur Verfügung zu stellen, um sie bei ihrer Entscheidungsfindung zu unterstützen. Dabei muss es sich um evidenzbasierte Informationen handeln, die klar erklärt und auf die Situation der einzelnen Frau zugeschnitten sind. Diese gesetzlichen Auskunftsstandards beziehen sich nicht auf nicht zugelassenes Personal wie Doulas oder Geburtstrainer:innen.

Die Abläufe zu besprechen, erfordert ehrliche und eindeutige Informationen über gängige Praktiken, kulturelle Normen und Erwartungen im Geburtsumfeld zu geben. Bei allen Gesprächen mit Frauen über ihre Optionen sollten auch Informationen darüber zur Verfügung gestellt werden, wie der Stand der Forschungsevidenz im Verhältnis zu den klinischen Leitlinien und institutionellen Normen ist. Klinische Leitlinien werden normalerweise von Arbeitsgruppen erstellt, in denen Mediziner die Inhalte eher zugunsten kultureller Normen und nicht in Hinblick auf die Forschungsevidenz beeinflussen. Insofern werden die meisten Empfehlungen nicht von qualitativ hochwertiger Forschung gestützt.[35] Tatsächlich stehen klinische Leitlinien oft in direktem Widerspruch zur Forschung und zu klinischen Leitlinien, die von anderen Arbeitsgruppen verfasst wurden. Daher sind viele Dokumente, die die klinische Praxis leiten, eher von kulturellen Normen geprägt, als dass sie auf Forschungsergebnissen beruhen.[36] Immer mehr Frauen greifen online auf Forschung und evidenzbasierte Ressourcen zu. Isabel, eine Hebamme, weist darauf hin, dass diese Tatsache es »absolut notwendig« macht, dass Hebammen auf dem neuesten wissenschaftlichen Stand sind, weil viele Frauen »schon recherchiert haben, so dass sie oft sehr, sehr gut informiert zu dir kommen, und sie werden über dich herfallen«, und du wirst »jede medizinische Glaubwürdigkeit verlieren«.[37]

Frauen brauchen auch detaillierte Informationen über die Einrichtung, in der sie gebären wollen. Nur dann wissen sie, ob die kulturellen Normen mit ihren eigenen Vorlieben und Entscheidungen übereinstimmen. Sie brauchen Informationen über gängige Routineeingriffe, so dass sie schon vorher entscheiden können, welchen Eingriffen sie zustimmen werden. Auch der Informationsaustausch über die Rolle des geburtshilflichen Personals hilft den Frauen, die Abläufe zu verstehen. Hebammen müssen über ihren eigenen Platz innerhalb der peripartalen Dienste mit den Frauen sprechen. Auch wenn eine Hebamme von einem Krankenhaus oder anderen Einrichtungen angestellt ist, ist sie in erster Linie dem

Gesetz (siehe oben) und ihrer Zulassungsbehörde gegenüber rechenschaftspflichtig.[38] Sie ist verpflichtet, eine evidenzbasierte, frauzentrierte Betreuung anzubieten, statt den kulturell geprägten Normen der Klinikleitlinien zu folgen. Dazu gehört, die Frau auch bei Entscheidungen zu unterstützen, die nicht den Krankenhausnormen entsprechen.

Zu verstehen, wie Hierarchien im Krankenhaus funktionieren, kann Frauen ebenfalls helfen, Verantwortung für ihre Entscheidungen zu übernehmen. Einzelne Berufszweige und (ihre) Fachkräfte haben unterschiedliche Überzeugungen, Erfahrungen und Vorlieben, die ihrem Praxisansatz zu Grunde liegen. Unter den geburtshilflichen Fachkräften gibt es zum Beispiel verschiedene Meinungen zum Thema Steißgeburt. Einige befürworten eine geplante Sectio; andere empfehlen eine Vaginalgeburt mit Periduralanästhesie und verschiedenen Interventionen. Noch andere behaupten, eine physiologische Geburt in aufrechter und aktiver Position funktioniere am besten. Frauen sollten widersprüchliche Empfehlungen nicht als nachteilig ansehen, und man sollte bei ihnen dafür Verständnis wecken, dass es bei den Empfehlungen verschiedener Fachkräfte zu Widersprüchen kommen kann. Daher ist es wichtig für die Frau, eigene Entscheidungen zu treffen, die auf ihren eigenen Überzeugungen, Erfahrungen und Vorlieben beruhen. Letztendlich ist es ihr Übergangsritus, und sie ist der Kompass.

> *Ich habe mehrere Tests abgelehnt, einschließlich oGTT [oraler Glukosetoleranztest auf Schwangerschaftsdiabetes] und GBS [B-Streptokokken]. Ich musste mit 29 Wochen zur Untersuchung ins Krankenhaus, weil ich kurzatmig war. Die Ärztin kam herein und fragte mich als Erstes, warum ich keinen GTT-Test gemacht hatte. Ich sagte, weil ich keine Risikofaktoren habe, und auch nicht glaube, dass es ein evidenzbasierter Test sei. Sie sagte, sie hätte auch keine Risikofaktoren, aber bei ihr sei Schwangerschaftsdiabetes diagnostiziert worden. (Sie war auch etwa in der 30. Woche schwanger) Ich sagte, es sei ihre Entscheidung, einen Test zu machen, und es sei meine Entscheidung, keinen zu machen.*
>
> Justine[39]

> *Es gibt immer Situationen, in denen eine Frau etwas tun wird, was ich nicht tun würde, aber es ist nicht meine Reise. Es gibt nur eine Frau, die in diesem Geburtsraum gebären wird.*
>
> anonym, Hebamme[40]

SCHUTZRITEN FÜR DIE VORBEREITUNG

Eine Frau befindet sich während der Schwangerschaft zwischen zwei Lebensabschnitten und erlebt eine biologische Transformation, die sich ihrer bewussten Kontrolle entzieht. Unsere Vorfahren betrachteten die Schwangerschaft aufgrund der inhärenten biologischen Unsicherheit und des Glaubens, dass eine Frau in diesem Zustand der mächtigen Geisterwelt ausgeliefert ist, als eine Zeit der Verletzlichkeit.[41] Es gab viele Tabus, um Frauen vor den spirituellen Gefahren zu schützen, die man für körperliche Komplikationen bei Neugeborenen verantwortlich machte. Die alten Azteken warnten Schwangere zum Beispiel davor, eine Mondfinsternis anzuschauen, weil das dazu führe, dass ihr Baby mit einer Hasenscharte geboren würde.[42] In Europa und Nordamerika glaubte man, dass es die Aufmerksamkeit des Bösen auf sich ziehen könnte, wenn man das Überleben eines Babys für selbstverständlich ansehen würde. Frauen wurden gewarnt, nicht im Futur von ihrem Baby zu sprechen oder das Zuhause für seine Ankunft vorzubereiten.[43] Reste dieses Tabus gibt es heute noch. Als ich in den 1990er Jahren meine Kinder bekam, wurde mir gesagt, ich solle den Kinderwagen nicht ins Haus bringen, bevor sie geboren seien. Denn das würde Unglück anziehen.

Die Vorstellung, dass ein Baby im Mutterleib sowohl physisch als auch psychisch durch Dinge betroffen sein kann, die die Mutter sieht, hört und denkt, ist uralt und auch universell. In alten Zeiten bezweckten die Schutzriten, schwangere Frauen vor schädigenden emotionalen Erfahrungen zu bewahren. Mitglieder aus der Gemeinschaft der Frau hatten die Aufgabe, ein harmonisches Umfeld für sie zu schaffen. Im 10. Jahrhundert empfahl man schwangeren Frauen in Indien und China zum Beispiel, emotionale Störungen zu vermeiden, damit sie dem Baby nicht schadeten.[44] Im England des sechzehnten Jahrhunderts ermahnten Hebammen die Frauen dringend, Begräbnisse, Wut, seelische Verstimmungen, Angst und Schrecken zu vermeiden.[45] Noch im späten neunzehnten Jahrhundert empfahlen Ärzte den Schwangeren, täglich eine Ruhepause in einem stillen, kühlen Raum einzulegen, »um ihre Empfindungen ruhig zu halten, weil sonst das Baby Druckstellen durch unvorteilhafte Positionen erhält oder entstellt wird«.[46]

Heute zeigen gängige Vorstellungen über Risiken in der Schwangerschaft, dass man überzeugt ist, die Gefahren würden vom Körper der Frau ausgehen und nicht von ihrem materiellen, emotionalen und spirituellen Umfeld. Bei Frauen mit unkomplizierten Schwangerschaften werden medizinische Schutzriten hauptsächlich durchgeführt, um Probleme zu erkennen und nicht, um sie zu verhindern. Medizinische Schutzriten bezwecken, Frau und Kind vor den Gefahren der Natur zu bewahren. Schutzriten werden auch in alternativen Geburtskulturen angewandt. In diesen Subkulturen bezwecken alternative Schutzriten jedoch, die Natur (Frauen und Babys) vor den medizinischen Gefahren zu bewahren. In jedem Fall schützen Schutzriten eher die geburtshilflichen Fachkräfte, die Institution oder die Subkultur als die einzelne Frau und ihr Kind. Die durch moderne Schutzriten übermittelten Botschaften stehen im Widerspruch zur Förderung des Selbstvertrauens.

Auf Konsens einstimmen

Für die Existenzsicherung der geburtshilflichen Einrichtungen ist es wichtig, dass Frauen den Abfolgen, die das System am Laufen halten, zustimmen. Das setzt voraus, dass sie den allgemeinen Leitlinien und Verfahren folgen, und nicht versuchen, in diesen durchorganisierten Einrichtungen ihren eigenen Weg zu gehen. Die systematische Schwangerschaftsvorsorge wurde im zwanzigsten Jahrhundert unter Leitung der Medizin in der peripartalen Gesundheitsversorgung eingeführt.[47] Der Hauptzweck der routinemäßigen Schwangerschaftsvorsorge bestand darin, körperliche Komplikationen zu erkennen und zu behandeln. Frauenkörper galten als unzuverlässig, und die Schwangerschaft wurde als Problem betrachtet. Schwangere Frauen begannen, regelmäßig zur Vorsorge in medizinische Einrichtungen zu gehen, um ihre körperliche Gesundheit von geburtshilflichen Fachkräften untersuchen zu lassen. Als Mitte der 1990er Jahre das Konzept der forschungsbasierten peripartalen Betreuung entstand, waren die vorgeburtlichen Routineuntersuchungen bereits fest etabliert. Im Jahr 2000 stellte das forschungsbasierte Lehrbuch *A Guide to Effective Care in Pregnancy and Childbirth* fest, dass »der Inhalt der Vorsorgebesuche für die Schwangeren eher rituell als rational ist«.[48]

In der westlichen Welt nehmen gesunde schwangere Frauen mehrere planmäßige vorgeburtliche Termine bei ihrem geburtshilflichen Personal wahr. Diese Besuche finden in der Regel in den Räumen der Gesundheitsversorger statt. Während der Termine setzen geburtshilfliche Fachkräfte verschiedene technische Hilfsmittel ein, um Frauen und ihre Schwangerschaften zu überwachen, zu messen und zu kategorisieren. Die Frauen werden darauf eingestimmt, sich auf diese Messungen des eigenen Wohlbefindens und des Wohlbefindens ihres Babys sowie auf die Experten zu verlassen, die mit dieser Technik umgehen können. In den letzten Jahrzehnten wurden immer mehr Screening-Tests eingeführt und der Technologieeinsatz erhöht ohne Nachweis eines Nutzens für Frauen und ihre Kinder.[49]

> *Wenn Frauen von ihren Babys träumen oder phantasieren, haben sie das Vertrauen, in direkter Kommunikation mit ihnen zu sein, ohne Vermittlung der Medizin. Sie stehen in intimem Kontakt mit dem Leben, das in ihnen wächst, und diese Beziehung lässt alle anderen zweitrangig sein. Sobald Wissenschaft und Technik übernehmen, wird dieses Gefühl der lebendigen Kommunikation durch die verschiedenen von Experten aufgezeichneten Beobachtungen gestört. Diese könnten dazu dienen, die mütterliche Wahrnehmung von ihrem Baby zu verstärken, aber oft drängen sie der Mutter eine andere Wirklichkeitsordnung auf, die ihr eigenes intuitives Wissen negiert.*
>
> Sheila Kitzinger[50]

Oft kommt es durch die Etikettierungen, die auf die medizinischen Untersuchungen folgen, zu zusätzlichen Eingriffen ohne sichtbaren Nutzen. In vielen Ländern werden Frauen zum Beispiel routinemäßig auf Schwangerschaftsdiabetes (GDM) untersucht. Dabei werden Blutzuckerparameter festgelegt, die dazu führen, dass 6 % aller schwangeren Frauen in die GDM-Kategorie fallen.[51] Die Einstufung von Frauen als GDM anhand dieser Parameter erhöht die Interventionsraten und die Kosten für das Gesundheitswesen, ohne die Outcomes für Mutter und Kind zu verbessern. Studien, die die Erfahrungen von Frauen mit der Diagnose GDM untersuchten, ergaben, dass diese Etikettierung ihnen emotionalen und körperlichen Schaden zufügte.[52] In der Studie berichteten Frauen, dass sie »in der Angst lebten, die Gesundheit ihres Babys zu riskieren«, und einige nahmen Abführmittel oder hungerten, um so ihren Blutzucker zu kontrollieren.

> *Ich habe mir im öffentlichen System ein Schwangerschaftsdiabetes-Etikett eingehandelt, weil mein Ergebnis nach einer Stunde 0.1 über dem Grenzwert lag. War völlig im normalen Bereich nach zwei Stunden. Das führte zu sehr viel Stress, sofortiger Entlassung aus dem Geburtshaus, und sie bestanden darauf, dass ich mich beim Geburtsteam und beim Ernährungsteam vorstelle, weil ich sonst am Ende*

ein totes Baby hätte. Am Ende fand ich dennoch eine wundervolle unabhängige Hebamme, und ich hatte eine großartige Hausgeburt mit einem 3.4 kg Baby.

Krystle[53]

Die von den Kliniken angebotenen Vorbereitungskurse für die Geburt bieten eine weitere Möglichkeit, um Frauen zu einem Einverständnis mit Krankenhausrichtlinien und kulturellen Normen zu bringen.[54] Eine Studie, die die Ergebnisse von Geburtsvorbereitungskursen im Krankenhaus untersuchte, kam zu dem Schluss: »Eine angemessene Vorbereitung auf Wehen und Geburt sowie pränatales Wissen tragen zu mütterlicher Kooperation mit den Anweisungen von Hebammen und ärztlichen Geburtshelfer:innen bei, was zu einer geringeren Notwendigkeit von Eingriffen führt.«[55] Die Interpretation der Ergebnisse durch die Wissenschaftler:innen impliziert, dass Eingriffe nötig sind, wenn Frauen nicht den Normen des Krankenhauses folgen. In einigen Fällen ist es allzu durchschaubar, dass man beabsichtigt, durch Informationen Druck auf Frauen auszuüben. In einem Artikel mit dem Titel »It's OK to nudge for vitamin K« (»Anstupser für Vitamin K sind OK«), der in einer renommierten pädiatrischen Fachzeitschrift erschien, beschreiben die Autoren zum Beispiel verschiedene Möglichkeiten, wie Ärzte durch wiederholte »Anstupser vor der Geburt«, Eltern dazu bewegen können, ihrem Baby nach der Geburt Vitamin K verabreichen zu lassen.[56]

Auch Geburtsvorbereitungskurse, die außerhalb des Krankenhaussystems angeboten werden, lassen sich nutzen, um auf ein Einverständnis mit bestehenden Vorgaben hinzuarbeiten, allerdings unter alternativen kulturellen Vorzeichen. Solche Kurse propagieren Einheitslösungen für die Geburt (One-size-fits-all) und üben auf Frauen Druck aus, jede medizinische Intervention abzulehnen.

Einige Menschen in der Geburtsbranche setzen persönliche Verführung ein und manipulieren durch Väter- und Partnerkurse, essentielle Öle und Sprays und so einem Kram wie »Lesen Sie mein Buch«. Immer ist da ein implizites Versprechen von Überleben, von Erlösung, Traum, Emotion, Rettung, von den Erfüllern. Immer wird irgendeine Gegenleistung erwartet. Sie werben für sich, mit ihrem Wissen darüber, wie man das eigene Schiff durch felsige Untiefen steuert.

Nush, Hebamme[57]

Ein wichtiger Aspekt, warum so viel Wert auf Regeltreue gelegt wird, ist die Stärkung der Macht und Autorität des externen Expert:innen. In der etablierten peripartalen Gesundheitsversorgung stellen die geburtshilflichen Fachkräfte mit den Ärzten und Ärztinnen an der Spitze die Expertise dar. Im alternativen Bereich gibt es eine wachsende Gegenkultur zur herkömmlichen Geburt, die die Frauen vor den Gefahren der Medizin schützen will. Innerhalb dieser Kultur befinden sich selbsternannte Expert:innen, von denen manche sich abfällig über eine förmliche Ausbildung und Qualifikation äußern. Viele schöpfen ihre Lehren aus ihren begrenzten persönlichen Geburtserfahrungen und vertreten feste Überzeugungen darüber, wie eine Geburt ablaufen sollte. Sie nutzen die sozialen Medien, um sich zum Star einer Fangemeinde zu machen, ohne durch fachliche Standards behindert zu werden, an die Dienstleister sich halten müssen, wenn sie in der Öffentlichkeit über Gesundheitsthemen informieren. Die Anhänger dieser alternativen Expert:innen bilden starke Subkulturen und sorgen kollektiv für die Einhaltung der kulturellen Normen dieser Gruppe. Frauen, die Entscheidungen außerhalb dieser kulturellen Normen treffen – zum Beispiel, wenn sie sich für einen medizinischen Eingriff entscheiden – riskieren den Ausschluss aus der Gruppe und den Verlust ihrer Unterstützung.

> *Einige Gruppen für die freie Geburt tolerieren keinen »medizinischen Chat«, so dass Frauen, die wegen ihrer Bedenken Hilfe suchten, nicht darüber sprechen können, da man sie sonst von der Gruppe ausschließen würde.*
>
> Deborah, Hebamme[58]

Auf Konsens einzustimmen schützt die Organisation oder die Subkultur und bestärkt die Macht und Autorität der Expert:innen und der kulturellen Normen, anstatt das Selbstvertrauen der Frauen zu fördern und sie dabei zu unterstützen, individuelle Wege zu gehen.

Die Wehen anregen

Ein häufig durchgeführter Schutzritus während der Vorbereitungsphase besteht darin, den Körper anzuregen, mit den Wehen zu beginnen. In modernen peripartalen Systemen werden die Wehen bei jeder dritten Frau medizinisch eingeleitet.[59] Diese Statistik schließt keine Frauen ein, bei denen als »nicht-medizinisch« eingestufte Eingriffe wie die Eipollösung (Zervix-Stripping) oder andere Einleitungsmethoden durchgeführt werden. Während der Schwangerschaftsbetreuung ermittelt das geburtshilfliche Personal anhand von wissenschaftlichen Formeln und Geräten den voraussichtlichen Geburtstermin. Die verwendete Formel entstand Anfang des 18. Jahrhunderts und geht von der Annahme aus, dass die Geburt 40 Wochen (280 Tage) nach dem ersten Tag des letzten Menstruationszyklus stattfindet.[60] Ultraschall-Untersuchungen werden den Frauen ebenfalls routinemäßig angeboten, um das Gestationsalter des Babys zu berechnen und zu bestimmen, wann es die 40 Wochen erreicht haben wird. Diese Methoden sind jedoch ungenau, und Forschungsergebnisse zeigen, dass die durchschnittliche Schwangerschaft nicht 40 Wochen dauert, denn nur 5 % der Frauen gebären an ihrem errechneten Geburtstermin.[61]

Untersuchungen haben ergeben, dass die Berechnung des Geburtstermins, sich darauf auswirkt, wie Frauen ihren eigenen Körper wahrnehmen, und dass das Warten auf den Geburtsbeginn subjektiv anders erlebt wird.[62] Trotz der Ungenauigkeit des errechneten Termins wird Frauen die Einleitung der Wehen angeboten, sobald sie den Stichtag für spontane Wehen überschreiten. Wenn die Schwangerschaft über 42 Wochen andauert, sollen Babys mit einer routinemäßigen Geburtseinleitung vor dem erhöhten allgemeinen Risiko eines perinatalen Todes (Totgeburt und früher Säuglingstod) geschützt werden. In einer gemischten Gruppe von Frauen reduziert eine Einleitung vor den 42 Wochen die perinatale Sterblichkeit von 3:1000 auf 1:1000.[63] Aus Sicht einer Organisation ist dieses Risiko bedeutender als die viel wahrscheinlicheren, breit-gefächerten Risiken, die mit der Einleitung der Wehen verbunden sind, wie z. B. fötale Notlage, Sectio, PPH (peripartale (kurz vor, während oder kurz nach der Geburt) Blutung) und Stillprobleme.[64] Allgemeine Risikostatistiken versagen ebenfalls, wenn es um die Berücksichtigung individueller Faktoren der Frauen geht. Bei einer Frau, die beispielsweise eine genetische Veranlagung für eine längere Schwangerschaft hat, ist das Risiko eines perinatalen Säuglingstodes nicht erhöht, wenn ihre Schwangerschaft über den errechneten Termin andauert.[65]

Je näher der geschätzte Geburtstermin rückt, desto mehr geraten Frauen unter Druck, ihr Kind zu gebären. Wohlmeinende Freunde und Verwandte fragen ständig, ob das Baby schon da sei. In vielen Fällen werden Frauen »aus Risikogründen« von ihrem gewählten Modell der geburtshilflichen Versorgung oder von der Geburtseinrichtung ausgeschlossen, wenn ihre Wehen nicht innerhalb des vorgegebenen Zeitrahmens einsetzen. Die Fristen sind sogar noch enger für Frauen mit bestimmten Vermerken wie »fortgeschrittenes Alter der Mutter« oder »vorherige Sectio«. Oft geben geburtshilfliche Fachkräfte den Frauen schon Termine für die Geburtseinleitung, bevor sie überhaupt ihren Geburtstermin überschritten haben.

> *Ich habe der Hebamme erzählt, dass ich eigentlich keine Einleitung wollte. Aber sie hat mich am Schluss doch irgendwie überredet … weil, sagte sie, sie es vorzögen, dass Babys vor Ende der 42. Woche geboren würden und dass die Chancen dann besser wären. Aber ich war etwas erstaunt über dieses Zureden … weil ich mich bis dahin in allen meinen Entscheidungen über meine Schwangerschaft und Geburt richtig aufgehoben und gehört gefühlt hatte.*
>
> Hannah[66]

Äußere Erwartungen bezüglich des Geburtstermins können verunsichernd und aufreibend sein, und die Ungeduld der Frau, die das Ende ihrer Schwangerschaft herbeisehnt und endlich ihr Baby sehen möchte, noch verschlimmern. Das Stresshormon Kortisol trägt zwar dazu bei, die Gebärmutter auf die Wehen vorzubereiten, eine zu hohe Konzentration kann jedoch das Einsetzen der Wehen hemmen (siehe Kapitel 6). Frauen, die sich gegen eine Einleitung ihrer Wehen wehren, werden aufgefordert, zusätzliche klinische Beurteilungen des Wohlbefindens ihres Babys durchführen zu lassen, wie z. B. das Abhören der fötalen Herztöne und Ultraschall. Diese zusätzliche Überwachung verbessert jedoch nicht die Outcomes für Frauen und Babys.[67] Stattdessen verstärkt sie das Gefühl, dass die Situation gefährlich ist und dass die Technik die Macht hat, das Wohlbefinden zu beurteilen. Es überrascht nicht, dass Frauen, die jenseits von 41 Wochen schwanger sind, berichten, dass sie sich Sorgen um ihr Baby machen und an der Fähigkeit ihres Körpers zweifeln, den Übergang von der Schwangerschaft zum Gebären zu bewältigen.

> *… hab irgendwie gewartet, dass es losgeht oder die ganze Zeit daran gedacht. Dadurch fühlten sich die Tage lang an, und dann fragt man sich, was, wenn es nicht von allein losgeht, und dann fängt man an, sich ganz viele Sorgen zu machen. Also ja, da waren einige Ängste.*
>
> anonym[68]

Einige geburtshilfliche Fachkräfte versuchen, die Frauen vor der beängstigenden Erfahrung einer übertragenen Schwangerschaft und einer medizinischen Weheneinleitung zu schützen, indem sie Eingriffe durchführen, die den Körper anregen, mit den Wehen zu beginnen. Eine verbreitete Methode ist die Eipollösung, auch Eipolablösung oder Zervix-Stripping genannt. Hierbei wird eine vaginale Untersuchung durchgeführt, bei der die Eihaut, die äußere Hülle der Fruchtblase, manuell vom Gebärmutterhals gelöst wird.[69] Die Eipollösung kann die Notwendigkeit weiterer Einleitungsmaßnahmen reduzieren, verbessert aber nicht die Wahrscheinlichkeit einer Vaginalgeburt ohne weitere Maßnahmen.[70] Dieses Verfahren kann auch zu einer verlängerten Eröffnungsphase führen, in der die Frau tagelang schmerzvolle Kontraktionen erlebt, bevor sie die Phase der aktiven Wehen erreicht.

> *Mit meinem ersten hatte ich mehrere Eipollösungen. Heute weiß ich, dass das eine Art Einleitung ist, und eine der Risiken ist eine verlängerte Eröffnungsphase. Ich hatte ungefähr 10 Tage Wehen, die nicht stärker wurden, und denke, dass war teilweise wegen der Eipollösungen.*
>
> Arianwen[71]

Alternative Methoden, den Körper anzuregen, sind auf dem Vormarsch, Teil der routinemäßigen Geburtshilfe zu werden – beispielsweise Akupunktur, Akupressur, Aromatherapie und Empfehlungen zur Verwendung von Rizinusöl, Himbeerblättern und Nachtkerzenöl.[72] Tatsächlich ist alles, was darauf abzielt, den Körper zur Wehentätigkeit anzuregen, ob natürlich oder medizinisch, eine Methode zur Geburtseinleitung. Indem geburtshilfliche Fachkräfte diese wohlgemeinten Schutzriten durchführen, verstärken sie die unterschwellige Botschaft, dass sich der Körper der Frau an die von außen vorgegebenen Zeitpläne halten muss. Die Durchführung dieser Schutzriten trägt auch dazu bei, auf Konsens einzustimmen und impliziert, dass der Körper der Frau einen Eingriff braucht, um effektiv zu funktionieren. Dieses Vorgehen schützt und verstärkt die Macht der Institutionen und der Expert:innen, anstatt das Selbstvertrauen der Frauen zu fördern.

Das geburtshilfliche Personal sollte stattdessen die verallgemeinerten Zeitrahmen hinterfragen und den Frauen helfen, sich im System zurechtzufinden und es ihren eigenen Bedürfnissen anzupassen. Manche Frauen entscheiden sich vielleicht für Interventionen, um den Körper in die

Wehen zu versetzen, aber es sollte nicht für alle zur Routine werden. Am Ende der Schwangerschaft kann eine Konzentration auf Übergangsriten, die die Physiologie fördern, den Frauen besser helfen, ihre Ängste abzubauen und sich zu entspannen, statt dass ihr Körper zu Wehen angeregt wird, wenn er noch nicht bereit ist.

> *In meiner Arbeit verwende ich viele Punkte, damit der Geist sich beruhigt, und die Frau sich sicher fühlen kann, verstärke die optimale Fötus-Position und helfe ihr, das Becken zu entspannen – im Gegensatz zu »einleiten«. Das Einleiten funktioniert manchmal als Behandlung, aber meiner Erfahrung nach bringt es häufig nur eine Nacht mit ordentlichen Krämpfen, in der die Frau nicht genug Schlaf bekommt, und schafft es nicht, die Wehen zu etablieren.*
>
> Amy, Akupunkteurin[73]

Die Vorbereitung auf den Geburtsritus bietet Frauen die Möglichkeit, Selbstvertrauen zu entwickeln. Das geburtshilfliche Personal kann Übergangsriten durchführen, die das Selbstvertrauen einer Frau stärken und ihr helfen, das System der peripartalen Gesundheitsversorgung zu verstehen, um sich darin zurechtzufinden. Leider liegt der Schwerpunkt in der modernen Betreuung auf Schutzriten, die bezwecken sollen, dass Frauen den vorgeschriebenen Zeitrahmen einhalten und dass ihre Körper in diesem Rahmen funktionieren. Frauen haben jedoch das gesetzliche Recht der empfohlenen Behandlung zuzustimmen oder sie abzulehnen und ihre eigenen Wege durch das peripartale System zu finden. Alternative Schutzriten stimmen auch auf Konsens mit den Ideen und kulturellen Normen der jeweiligen Subkultur ein. Indem Frauen Verantwortung für ihre Entscheidungen übernehmen, können sie Selbstvertrauen entwickeln und sich in einer Weise, die ihrem eigenen intuitiven Wissen und ihren Bedürfnissen entspricht, auf die Geburt vorbereiten. Wir müssen unser Körperwissen und unsere Intuition zurückgewinnen, um uns wie Eva auf die Geburt vorzubereiten, einem physiologischen Prozess, für den Frauenkörper geschaffen sind.

Endnoten

1 V. Di Orio, Originalquelle unbekannt.

2 S. Downe, H. Powell Kennedy, H. Dahlen und J. Craig, ›Epigenetics in healthy women and babies: short and medium term maternal and neonatal outcomes‹, in S. Downe und S. Byrom (eds), *Squaring the circle: normal birth research, theory and practice in a technological age*, Pinter & Martin, London, 2019.

3 J. F. Felix, B. R. Joubert, A. A. Baccarelli, G. C. Sharp, A. Amqvist, I. Annesi-Maesano et al., ›Cohort profile: pregnancy and childhood epigenetics (PACE) consortium‹, *International Journal of epidemiology*, 2018, 47(1):22-23u, doi: 10.1093/ije/dyx190.

4 D. G. Diass und K. J. Ressler, ›Parental olfactory experience and neural structure in subsequent generations‹, *Nature Neuroscience*, 2014, 17:89-96.

5 R. Martone, *Cells living in mothers' brains: the connection between mother and child is even deeper than thought*, Scientific American Website, 4 December 2012, abgerufen am 27.11.2022. www.scientificamerican.com/article/scientists-discover-childrens-cells-living-in-mothers-brain/

6 K. L. Johnson und D. W. Bianchi, ›Fetal cells in maternal tissue following pregnancy: what are the consequences?‹, *Human Reproduction Update*, 2004, 10(6):497-502.

7 R. Martone, *Cells living in mothers' brains.*

8 H. Jenkins und M. Hyde, ›The microbiome relating to labour and birth‹, in S. Downe und S. Byrom (eds), *Squaring the circle: normal birth research, theory and practice in a technological age*, Pinter & Martin, London, 2019.

9 J. A. Mennella, C. P. Jagnow und G. K. Beauchamp, ›Prenatal and postnatal flavor learning by human infants‹, *Pediatrics*, 2001, 107(6): E88, doi: 10.1542/peds.107.6.e88.

10 S. J. Buckley, *Hormonal physiology of childbearing: evidence and implications for women, babies, and maternity care*, Childbirth Connection Programs, National Partnership for Women & Families, 2015.

11 Buckley, *Hormonal Physiology of Childbearing.*

12 K. Uvnäs-Moberg, *Oxytocin: the biological guide to motherhood*, Praeclarus Press, Amarillo, 2014.

13 Buckley, *Hormonal physiology of childbearing.*

14 Cambridge Dictionary, *Intuition*, Cambridge Dictionary Website, n.d., abgerufen am 27.22.2022. dictionary.cambridge.org/dictionary/english/intuition

15 Emma, ›During my next pregnancy I went inside massively. As a …‹ [Facebook comment], Reclaiming Childbirth as a Rite of Passage group page, 23 February 2020, abgerufen am 8. Dezember 2020.

16 L. Rong, L. Dai und Y.-Q. Ouyang, ›The effectiveness of prenatal yoga on delivery outcomes: a meta-analysis‹, *Complementary Therapies in Clinical Practice*, 2020, 39:101157, doi: 10.1016/j.ctcp.2020.101157; V. Campbell und M. Nolan, ›»It defnitely made a difference«: a grounded theory study of yoga for pregnancy and women's self-efficacy for labour‹, *Midwifery*, 2019, 68:74-83, doi: 10.1016/j.midw.2018.10.005.

17 S. Catsaros und J. Wendland, ›Hypnosis-based interventions during pregnancy and childbirth and their impact on women's childbirth experience: a systematic review‹, *Midwifery*, 2020, 84, doi: 10.1016/j.midw.2020.102666.

18 M. F. Belenky, B. M. Clincy, N. R. Goldberger und J. M. Tarule, *Women's ways of knowing: the development of self, voice, and mind 10th anniversary edition*, Basic Books, New York, 1997.

19 L. C. Callister, ›Making meaning: women's birth narratives‹, *JOGNN*, 2004, 33(4):508-518, doi: 10.1177/0884217504266898.

20 H. G. Dahlen, L. M. Barclay und C. Homer, ›Preparing for the first birth: mothers‹ experiences at home and in hospital in Australia‹, *Journal of Perinatal Education*, 2008, 17(4):21-32, doi: 10.1624/105812408X364143.

21 Pip, ›I actually think the self trust was deep within me …‹ [Facebook comment], Reclaiming Childbirth as a Rite of Passage Group Page, 11 March 2020, abgerufen am 8. Dezember 2020.

22 S. Lou, K Carstensen, L. Hvidman, T. F. Jensen, L. Neumann, J.-G. Habben und N. Uldbjerg, ›»I guess baby was just too comfy in there…«: a qualitative study of women's experiences of elective late-term induction of labour‹, *Women and Birth*, 2020, abgerufen am 27.11.2022. pubmed.ncbi.nlm.nih.gov/32404274/

23 Amber, ›I found that seeing images of women roaring out their …‹ [Facebook comment], Reclaiming Childbirth as a Rite of Passage Group Page, 23 February 2020, abgerufen am 8. Dezember 2020.

24 Kirsten, ›For myself I researched physiology. I had seen my horse …‹ [Facebook comment], Reclaiming Childbirth as a Rite of Passage group page, 11 March 2020, abgerufen am 8. Dezember 2020.

25 K. M. Levett, H. G. Dahlen, C. A. Smith, K. W. Finlayson, S. Downe und F. Girosi, ›Cost analysis of the CTLB Study, a multitherapy antenatal education programme to reduce routine interventions in labour‹, *BMJ Open*, 2018, 8:e017333, doi: 10.1136/bmjopen-2017-017333 24.

26 S. Kitzinger, *Rediscovering birth*, Little, Brown and Company, London, 2000.

27 Norafiah, ›I encourage women to listen to their pregnancy symptoms/ailments …‹ [Facebook comment], Reclaiming Childbirth as a Rite of Passage group page, 11 March 2020, abgerufen am 8. Dezember 2020.

28 L. Stephens, ›Pregnancy‹, in M. Steward und S. C. Hunt (eds), *Pregnancy, birth and maternity care: feminist perspectives*, Elsevier, London, 2004.

29 Jessica, ›Something that was a turning point for me was realising …‹ [Facebook comment], Reclaiming Childbirth as a Rite of Passage group page, 11 April 2020, abgerufen am 8. Dezember 2020.

30 Kitzinger, *Rediscovering birth*, S. 51.

31 Maddie, ›As a doula I want to give her the chance …‹ [Facebook comment], Reclaiming Childbirth as a Rite of Passage group page, 11 March 2020, abgerufen am 8. Dezember 2020.

32 Queensland Health, *Recommended maternity care – it's your decision: information for women*, Queensland Health, Queensland Government, 2020, abgerufen am 27.11.2022. www.health.qld.gov.au/__data/assets/pdf_file/0037/857575/mat-decision.pdf

33 Queensland Health, *Partnering with the woman who declines recommended maternity care*, Queensland Health, Queensland Government, 2020, abgerufen am 27.11.2022. www.health.qld.gov.au/consent/html/pwdrmc

34 Persönliche Kommunikation mit der Autorin, 12. September 2020 (mit Erlaubnis geteilt).

35 K. Prusova, L. Churcher, A. Tyler und A. U. Lokugamage, ›Royal College of Obstetricians and Gynaecologists Guidelines: how evidence-based are they?‹, *Journal of Obstetrics and Gyneacology*, 2014, 34(8):706-711, doi: 10.3109/01443615.2014.920794.

36 R. Davis-Floyd, ›The Technocratic, Humanistic, and Holistic Paradigms of Childbirth‹, *Journal of Gynecology & Obstetrics*, 2001, 75(S1):S5-S23.

37 C. Feeley, G. Thomson und S. Downe, ›Understanding how midwives employed by the National Health Service facilitate women's alternative birthing choices: findings from a feminist pragmatist study‹, *PLOS One*, 2020, 15(11):e0242508, abgerufen am 27.11.2022. journals.plos.org/plosone/article?id=10.1371/journal.pone.0242508

38 International Confederation of Midwives, *Philosophy and model of midwifery care*, ICM, 2014, abgerufen am 27.11.2022 www.internationalmidwives.org/our-work/policy-and-practice/philosophy-and-model-of-midwifery-care.html

39 Justine, ›I declined multiple tests including GTT and GBS. I had …‹ [Facebook comment], Reclaiming Childbirth as a Rite of Passage group page, 23 November 2020, abgerufen am 8. Dezember 2020.

40 B. Jenkinson, S. Kruske und S. Kildea, ›The experiences of women, midwives and obstetricians when women decline recommended maternity care: a feminist thematic analysis‹, Midwifery, 2017, 52, doi: 10.1016/j.midw.2017.05.006.

41 A. van Gennep, *The rites of passage*, 2nd edn, The University of Chicago Press, Chicago, 2019.

42 Kitzinger, *Rediscovering birth*.

43 C. Dunham, F. Myers, N. Barnden und A. McDougall, *Mamatoto: a celebration of birth*, Virgo Press, London, 1991.

44 Kitzinger, *Rediscovering birth.*

45 Kitzinger, *Rediscovering birth.*

46 F. B. Smith, *The people's health 1830-1910*, Croom Helm, London, S. 15.

47 Stephens, Pregnancy‹.

48 M. Enkin, M. Keirse, J. Neilson, C. Crowther, J. Hofmeyr, L. Duley und E. Hodnett, *Guide to effective care in pregnancy and childbirth*, 3. Edn, Oxford University Press, Oxford, 2000, S. 18.

49 Stephens, ›Pregnancy‹.

50 Kitzinger, *Rediscovering birth*, S. 16.

51 T. J. Cade, A. Polyakov und S. P. Brennecke, ›Implications of new criteria for the diagnosis of gestational diabetes: a health outcome and cost of care analysis‹, *BMJ Open*, 2019, 9:1065-1072, doi: 10.1136/bmjopen-2018-023293.

52 L. Craig, R. Sims, P. Glasziou und R. Thomas, ›Women's experiences of a diagnosis of gestational diabetes mellitus: a systematic review‹, *BMC Pregnancy and Childbirth*, 2020, 20(76), abgerufen am 27.11.2022. pubmed.ncbi.nlm.nih.gov/32028931/

53 Krystle, ›Re: Gestational diabetes: beyond the label‹ [blog comment], *Midwife Thinking*, 20 March 2018, abgerufen am 27.11.2022. midwifethinking.com/2018/03/20/gestational-diabetes-beyond-the-label/

54 S. Ferguson, D. Davis und J. Browne, ›Does antenatal education affect labour and birth? A structured review of the literature‹, *Women and Birth*, 2013, 26(1):e5-8, doi: 10.1016/j.wombi.2012.09.003; E. Newnham, L. McKellar und J. Pincombe, ›»It's your body, but...« mixed messages in childbirth education: findings from a hospital ethnography‹, *Midwifery*, 2020, 55:55-53, doi: 10.1016/j.midw.2017.09.003.

55 O. Gluck, T. Pinches-Cohen, Z. Hiaev, H. Rubinstein, J. Bar und M. Kovo, ›The impact of childbirth education classes on delivery outcome‹, *American Journal of Gynecology & Obstetrics*, 2018, 218(1):S456, abgerufen am 27.11.2022. www.ajog.org/article/S0002-9378(17)32057-4/fulltext

56 B. D. Moses, A. D. Borecky und A. Dubov, ›It is OK to nudge for vitamin K‹, *Acta Paediatrica*, 2019, 108(11):1938-1941, doi: 10.1111/apa.14905.

57 Nush, ›Some people in the birth Industry use the personal ...‹ [Facebook comment], Reclaiming Childbirth as a Rite of Passage group page, 11 April 2020, abgerufen am 8. Dezember 2020.

58 Deborah, ›Some freebirthing groups don't tolerate »medical chat« so if women ...‹ [Facebook comment], Reclaiming Childbirth as a Rite of Passage group page, 11 April 2020, abgerufen am 8. Dezember 2020.

59 Australian Institute of Health and Welfare, *Australia's mothers and babies 2018 – in brief*, AIHW, 2020, abgerufen am 27.11.2022. www.aihw.gov.au/reports/mothers-babies/australias-mothers-and-babies-2018-in-brief/contents/table-of-contents; National Health Service, *NHS maternity statistics, England 2017-2018*, NHS, 2018, abgerufen am 27.11.2022. digital.nhs.uk/data-and-information/publications/statistical/nhs-maternity-statistics/2017-18; Centers for Disease Control and Prevention, National vital statistics system: birth data, CDC, 26 March 2020, abgerufen am 27.11.2022. www.cdc.gov/nchs/nvss/births.htm

60 R. L. Dekker, ›Labour induction for late-term or post-term pregnancy‹ *Women and Birth*, 2016, 29(4):394-398.

61 A. Z. Khambalia, C. L. Roberts, M. Nguyen, C. S. Algert, M. C. Nicholl und J. Morris, ›Predicting date of birth and examining the best time to date a pregnancy‹, *International Journal of Gynecology and Obstetrics*, 2013, 123(2):105-109, doi: 10.1016/j.ijgo.2013.05.007.

62 T. S. Eri, A. Blystad, E. Gjengedal und G. Blake, ›»The waiting mode«: First-time mothers' experiences of waiting for labour onset‹, *Sexual & Reproductive Healthcare*, 2010, 1(4):173.

63 P. Middleton, E. Shepherd und C. A. Crowther, ›Induction of labour for improving birth outcomes for women at or beyond term‹, *Cochrane Database of Systematic Reviews*, 2018, (5):CD004945, doi: 10.1002/14651858.CD004945.pub4.

64 R. Reed, *Why induction matters*, Pinter & Martin, London, 2018.

65 J. C. Kortekaas, B. M. Kazemier, A. C. J. Ravelli, K. de Boer, J. van Dillen, B. W. Mol, E. de Miranda, › Recurrence rate and outcome of postterm pregnancy, A National Cohort Study‹, *European Journal of Obstetrics and Gynecology and Reproductive Biology*, 2015, 193:70-74, doi: 10.1016/j.ejogrb.2015.05.021.

66 S. Lou, K. Carstensen, L. Hvidman, T. F. Jensen, L. Neumann, J.-G. Habben und N. Uldbjerg, ›»I guess baby was just too comfy in there…«: a qualitative study of women's experiences of elective late-term induction of labour‹, *Women and Birth*, 2020, abgerufen am 27.11.2022. pubmed.ncbi.nlm.nih.gov/32404274/

67 Middleton et al., ›Induction of labour for improving birth outcomes for women at or beyond term‹.

68 A. Wessberg, I. Lundgren und H. Elden, ›late-term pregnancy: navigating in unknown waters – a hermeneutic study‹, *Women and Birth*, 2020, 33(3): 265-272, doi: 10.1016/j.wombi.2019.03.011.

69 Reed, *Why induction matters.*

70 E. M. Finucane, D. J. Murphy, L. M. Biesty, G. M. L. Gyte, A. M. Cotter, E. M. Ryan, M. Boulvain und D. Devane, ›Membrane sweeping for induction of labour‹, *Cochrane Database of Systematic Reviews*, 2020, (2):CD000451, doi: 10.1002/14651858.CD000451.pub3.

71 Reed, *Why induction matters*, S. 99.

72 Reed, *Why induction matters.*

73 Amy, ›I use a lot of points to settle the mind …‹ [Facebook comment], Reclaiming Childbirth as a Rite of Passage group page, 12 April 2020, abgerufen am 8. Dezember 2020.

Sechs

Trennung

Die Wehen sind wie Schlaf, denn um »in die Wehen zu fallen« brauchen wir die gleichen Bedingungen, wie um »in den Schlaf zu fallen«. Wir müssen uns sicher, warm und entspannt fühlen. Wir müssen an einem Ort sein, an dem wir uns wohlfühlen, und wir müssen frei von Druck, Sorge oder Angst sein.
Ruth Ehrhardt[1]

Die Trennungsphase des Geburtsritus wird in der medizinischen Terminologie auch frühe Eröffnungsphase oder Latenzphase genannt. Die Bedeutung dieser Phase wird allgemein übersehen, missverstanden und unterbewertet. Viele Frauen verbringen Stunden oder Tage in der frühen Eröffnungsphase und doch betrachtet man diese Zeit, als verdiene sie weder professionelle Betreuung noch Einträge in den Geburtsberichten. Während der Trennungsphase befindet sich die Frau auf ihrer Reise am Übergang in die Schwellen- oder Liminalphase oder in die Liminalität. Das ist ein ähnlicher Übergang wie in den Schlaf, wo man vor allen Dingen eine Umgebung braucht, in der Körper und Geist die äußere Welt loslassen können. Die frühe Eröffnungsphase ist dafür da, so eine Umgebung zu gestalten, in der die Frau sich in ihrem Geburtsraum einrichtet und sicher genug fühlt, um loszulassen und ihrem Körper und Instinkt zu vertrauen. Um sich in die Schwellenphase oder Liminalität zu begeben, muss sie sich körperlich, emotional und spirituell von ihrem Alltagsleben und ihren gesellschaftlichen Rollen trennen. Die Trennungsphase verlangt von einer Frau, weiterhin mit der äußeren Welt verbunden zu sein, so dass sie das Nötige tun kann, um sich in ihrem Geburtsraum einzugewöhnen. Während dieser Zeit können Worte und Taten anderer Menschen die Physiologie und das Wehenmuster stark beeinflussen. Die Trennungsphase stellt auch die Weichen für das Verhältnis der Frau zu ihren Begleitpersonen während der Geburt und dem geburtshilflichen Personal. Das Personal kann, indem es die Trennungsphase mit dem ihr gebührenden Verständnis und Respekt behandelt, die Bedürfnisse der Frau erfüllen und den physiologischen Ablauf der Geburt unterstützen.

EVAS GEBURTSGESCHICHTE: 1. TEIL

In diesem Kapitel treffen wir Eva wieder, folgen ihr durch die Trennungsphase und erforschen dabei die physiologische Blaupause für die Geburt.

***

In den letzten Tagen der Schwangerschaft hatten wichtige physiologische Veränderungen Eva und ihr Baby auf die Geburt und die postnatale Phase vorbereitet. Atemapparat, Magen-Darm-System und Immunabwehr ihrer Tochter waren startbereit, und das kindliche Gehirn war auf die Sauerstoffreduktion während der Kontraktionen vorbereitet.[2] *Evas Körper war auch bereit, auf das Hormon Oxytocin zu reagieren, das muttermundwirksame Kontraktionen auslöst. Eva war müde und hatte den ganzen Tag Rückenschmerzen, als sie mit den Frauen aus ihrem Dorf Nahrung sammelte und diese zubereitete. Als ihr Gebärmutterhals (Zervix) weich wurde und die Form veränderte, löste sich ein großer Schleimpfropfen und signalisierte Eva, dass ihr Körper die Geburt erwartete. Evas Baby war tief in ihrem Becken und drückte auf ihre Blase, so dass sie oft urinieren musste. Prolaktin, das Milchhormon, stieg zum ersten Mal sprunghaft an und bereitete die Prolaktinrezeptoren in Evas Gehirn und Brust auf das Stillen vor.*[3] *Der Oxytocinspiegel stieg ebenfalls an, und die Oxytocinrezeptoren in Evas Gebärmutter reagierten und lösten die Geburtswellen aus. Diese Kontraktionen fühlten sich anders an als das Ziehen, das Eva während der Schwangerschaft erlebt hatte, und ihr Körper begann Beta-Endorphine (natürliche Opiate) zur Schmerzlinderung auszuschütten.*

Die Beta-Endorphine in Verbindung mit Oxytocin bewirkten das Verlangen, ein Nest zu bauen und irgendwo einen abgeschiedenen, sicheren Ort für die Geburt zu finden. Die Erkenntnis, dass die Geburtswellen begannen, führte auch zu Eustress (gesunder Stress), Aufregung, Vorfreude und Ängsten. Der Eustress stimulierte die Ausschüttung von Adrenalin und Kortisol, die Evas Neokortex, das Hirnareal für rationales Denken, funktionsfähig hielten.[4] *Eva musste denken und kommunizieren, damit sie sich den nötigen Beistand suchen und in ihrem Geburtsraum eingewöhnen konnte. Evas*

Mutter und Schwester bereiteten zusammen die Geburtshütte vor. Sie sammelten Feuerholz und kochten Essen für ihre Verpflegung, während sie ihre Isolierung von den Aktivitäten des täglichen Lebens in ihrer Gemeinschaft vorbereiteten. Die Geschäftigkeit bei den Vorbereitungen und die Gespräche stimulierten Evas Neokortex weiter und verstärkten ihren Eustress, wodurch die Oxytocin-Ausschüttung reduziert und ihre Kontraktionen verlangsamt wurden.

Bei Sonnenuntergang zogen die Frauen sich zum Übernachten in die Geburtshütte zurück und schliefen, solange sie es noch konnten. Eva entspannte sich und schlummerte vom Feuer gewärmt zwischen den Kontraktionen ein, umsorgt von Mutter und Schwester. Da es kein helles Licht gab, reagierte Evas Zirbeldrüse mit der Ausschüttung des Hormons Melatonin. Melatonin wirkt in Kombination mit Oxytocin, und verstärkt die Gebärmutterkontraktionen, und Evas Kontraktionen wurden häufiger und stärker und weckten sie regelmäßiger.[5] *Während das Oxytocin floss und die Beta-Endorphine anstiegen, wurden die Wellen noch stärker und regelmäßiger. Eva fühlte sich sicher und beschützt, und sie konnte die Außenwelt loslassen und in die Schwellenphase oder Liminalität gleiten.*

***

DIE AUSSENWELT LOSLASSEN

Die Trennungsphase jedes Übergangsritus beinhaltet die Loslösung vom vorherigen Status und Platz innerhalb der gesellschaftlichen und kulturellen Strukturen. Die körperliche Trennung von der Gesellschaft während der Geburt ist in der gesamten Herstory und in allen Kulturen üblich.[6] Frauen in den Wehen waren in der Regel von der Gesellschaft isoliert, entweder in einer Geburtshütte, einem abgeschiedenen Teil ihres Hauses oder in jüngerer Zeit im Krankenhaus.[7] So begann zum Beispiel im mittelalterlichen Europa die Geburt damit, dass sich die Frau in der frühen Eröffnungsphase in ihrem Geburtsraum »absonderte«.[8] Diese Tradition spiegelt sich [im Englischen] immer noch in einigen modernen Geburtsberichten wider, in denen man den Begriff »Estimated Date of Confinement« (voraussichtlicher Termin der Absonderung) weiterverwendet. Vermutlich entwickelte sich die traditionelle Trennung aus zwei Gründen. Erstens galten Schwangerschaft und Geburt aufgrund kultureller Tabus als beschmutzend und spirituell gefährlich für andere Mitglieder der Gesellschaft.[9] Zweitens funktioniert der physiologische Ablauf der Geburt am besten an einem sicheren, privaten Raum mit wenigen Ablenkungen.

Die Menschen haben die Geburtshormone und das instinktive Geburtsverhalten, einschließlich des Trennungsverhaltens, mit anderen Säugetieren gemeinsam. So entfernen Herdentiere sich z. B. von der Herde, um zu gebären, und domestizierte Katzen und Hunde suchen sich für die Geburt einen abgeschiedenen Platz in ihrem Zuhause. Der Zweck der frühen Eröffnungsphase besteht für alle Säugetiere darin, irgendwo einen sicheren Ort zu finden, bevor sie in die empfindlicheren Phasen der Geburt übergehen. Oxytocin stimuliert das »Nestbau-Verhalten« und ermöglicht Gefühle der Verbundenheit und des Teilens mit anderen.[10] Die Oxytocin-Adrenalin-Balance während der Trennungsphase sorgt für einen funktionierenden Neokortex, und erleichtert so, alles für die Trennung Notwendige zu veranlassen. Dazu kann gehören, dass Frauen ihre Kinderbetreuung organisieren, die Hebamme anrufen oder ins Krankenhaus fahren. Wenn das Adrenalin während dieser Zeit dominiert, können die Wehen ganz aufhören, bis die Oxytocin-Adrenalin-Balance wiederhergestellt ist. Dieser Mechanismus ermöglicht es Frauen in der frühen Eröffnungsphase, die Wehen als Reaktion auf eine Gefahr zu stoppen, so wie es auch andere Säugetiere tun. Dass Frauen in der frühen Eröffnungsphase über diese Fähigkeit verfügen, kann unter bestimmten Umständen nützlich sein. Bei einer Schwangeren, die ich einmal als Hebamme betreute, setzten die Wehen beispielsweise während einer Überschwemmung ein, und weder die andere Hebamme noch ich konnten zu ihr gelangen. Die Frau hielt die Wehen zurück und verzögerte ihre Geburt um ein paar Tage, bis das Hochwasser fiel, und wir bei ihr sein konnten.

Was als ein »sicherer Ort« bezeichnet werden kann, hängt von der Kultur ab, in der die Geburt stattfindet. In vielen Teilen der Welt werden Frauen zu einer Krankenhausgeburt gedrängt, weil kulturelle Sicherheitskonzepte mit Medizin und Technik einhergehen. Die Geburtsexperten sind diejenigen, die Medizin und Technik einzusetzen wissen, um so das Wohlergehen und den Geburtsfortschritt zu bestimmen. Dieser Glaube, dass es dem geburtshilflichen Personal zusteht, das Wohlergehen festzustellen, wird während der gesamten Schwangerschaft mit Nachdruck bestärkt, wenn Frauen sich routinemäßigen klinischen Beurteilungen unterziehen. Frauen werden auch mit Angst einflößenden Medienberichten über die Geburtsgefahren und den Rittern im weißen Kittel im Krankenhaus bombardiert, die jede Frau und jedes Baby in Nöten retten werden. Darum überrascht es nicht, dass die meisten Frauen sich in die vermeintliche Sicherheit des Krankenhauses begeben, wenn sie in den Wehen sind, und man sollte sie nicht dafür verurteilen. Unser Gefühl, was sicher ist, unterliegt nicht unserer rationalen Kontrolle und hat tiefe Wurzeln jenseits des Geburtsritus. Für viele Frauen ist das Krankenhaus ihr sicherer Geburtsort.

> *Ich habe irgendwie geglaubt, dass sobald die Wehen einsetzen, man im Krankenhaus weitermacht. Also war es eine Art Erleichterung, zu diesem Zeitpunkt aufgenommen zu werden. So komfortabel es auch zu Hause ist, fühlte ich mich allmählich doch so unwohl mit den Wehen, dass ich dachte, ich müsste im Krankenhaus sein. Ähm, wenn ich so große Schmerzen habe, dann sollte ich im Krankenhaus sein. Es war also eine Erleichterung zu diesem Zeitpunkt aufgenommen zu werden.*
>
> anonym[11]

Vergleichende Studien zu Klinikgeburten und Hausgeburten sind schwierig durchzuführen, da es ethisch nicht vertretbar ist, Frauen willkürlich einen Geburtsort zuzuordnen. Darum sagen die Forschungsergebnisse nur etwas über die Gruppe von Frauen aus, die sich für eine Haus- oder Krankenhausgeburt entscheiden. Frauen, die eine Hausgeburt wählen, wollen in der Regel weniger medizinische Eingriffe und halten das Krankenhaus nicht für den besten Ort, um ihr Kind zu gebären. Eine groß angelegte Studie zu geplanten, hebammengeleiteten Hausgeburten ermittelte, dass es für Frauen mit niedrigem Risiko und ihre Babys im Vergleich zu Krankenhausgeburten weniger medizinische Eingriffe und bessere Outcomes bei Hausgeburten gab.[12] In einer Evaluation der gegenwärtigen Forschung zu Geburtsorten schrieb Hannah Dahlen Folgendes:

> *Vielleicht müssen wir uns fragen: Ist eine Krankenhausgeburt für Frauen mit niedrigem Risiko in Industrie- und Entwicklungsländern sicher und zukunftsfähig? Wenn wir diesen Weg gehen, müssen wir die Binnenerzählung verändern, und uns eine Definition von Sicherheit zu eigen machen, die Frauen instinktiv verstehen und anstreben, und die die körperliche, psychologische, gesellschaftliche, kulturelle und spirituelle Sicherheit einschließt.*[13]

Ungeachtet der Forschungsergebnisse gebärt jedoch die überwiegende Mehrheit der Frauen in der westlichen Welt im Krankenhaus. Selbst

Frauen, die zu Hause gebären wollen, haben nicht immer die Möglichkeit. Angebote für Hausgeburten sind begrenzt und oft nur für Frauen mit den entsprechenden finanziellen Ressourcen zugänglich. In Ländern wie dem Vereinigten Königreich, wo Hausgeburten im Rahmen eines nationalen Gesundheitsdienstes (National Health Service) kostenlos sind, sind Frauen sich vielleicht nicht ihrer Möglichkeiten bewusst, oder sie kennen die evidenzbasierten Ergebnisse zu Hausgeburten nicht. Außerdem gibt es nur sehr wenige öffentliche Geburtshäuser, denn Regierungen vergeben ihre Mittel hauptsächlich an große zentralisierte Gesundheitsversorger. Obwohl Verbraucherorganisationen für breiteren Zugang zu Hausgeburten und Geburtshäusern kämpfen, werden viele Frauen weiterhin in Krankenhaussettings gebären. Darum ist es für geburtshilfliche Fachkräfte, die in Krankenhäusern tätig sind, wichtig zu wissen, wie sie die physiologischen Prozesse in dieser Umgebung unterstützen und den Frauen ihren Geburtsritus erleichtern können. Frauen müssen sich in ihrem Geburtsraum sicher fühlen, wo auch immer er ist.

Beim Sicherheitsgefühl geht es nicht allein um den Geburtsraum; es geht auch darum, wer bei der Geburt anwesend ist. Es gibt sehr wenige Gesellschaften, weder in der Vergangenheit noch heute, wo Frauen völlig allein gebären. Die Hopi-Frauen aus Oraibi (in Arizona) brachten ihre Babys allein zur Welt, weil der Moment der Geburt als heilig galt, und niemand außer der Mutter bei der Geburt des Kindes anwesend sein durfte.[14] Von den Hmong-Frauen wird ebenfalls erwartet, dass sie allein gebären, besonders bei der zweiten und den folgenden Geburten.[15] Trotz dieser Tradition sind heutige Hmong-Frauen jedoch normalerweise nicht allein, wenn sie ihr erstes Kind gebären.

Erklärungsversuche, warum Menschen allgemein in Gesellschaft gebären, lassen gesellschaftliche Vorstellungen über die den weiblichen Körperprozessen innewohnenden Gefahren erkennbar werden. Im Gegensatz zu anderen Säugetieren, müssen menschliche Babys sich drehen und durch ein Becken steuern, das sich für den aufrechten Gang auf zwei Beinen entwickelt hat. Menschliche Babys haben auch einen relativ großen Kopf im Verhältnis zum mütterlichen Becken. Diese Situation bezeichnen Wissenschaftler als das »Geburtsdilemma« (Obstetric Dilemma).[16] Bei ihrer »Rotationsgeburt« treten menschliche Babys meistens mit dem Kopf zur Seite am oberen Beckenrand ein, drehen sich dann und sind beim Erscheinen zum Rücken der Mutter gewandt. Die Kombination von Geburtsdilemma und nach hinten gerichteter Position des Babys hat den Begriff *Obligate Midwifery* (obligatorische Geburtshilfe) in der biomedizinischen und anthropologischen Literatur entstehen lassen.[17] Dabei handelt es sich um die Vorstellung, dass es für die Mutter schwierig ist, ihre Hände zu benutzen, um das Erscheinen zu erleichtern, weil menschliche Babys mit dem Gesicht nach hinten geboren werden.[18] Deshalb sind Begleitpersonen nötig, die die Mutter unterstützen und die Geburt des Kindes erleichtern.

Diese Theorie wird jedoch mit dem Argument angefochten, dass die An- oder Abwesenheit anderer Frauen während der Geburt auf gesellschaftliche Faktoren zurückzuführen ist. Schimpansen leben beispielsweise in von Männern geführten konkurrierenden und aggressiven sozialen Gruppen, in denen die Weibchen allein gebären.[19] Wenn andere Weibchen die Geburt bemerken, ist es wahrscheinlicher, dass sie das Neugeborene stehlen, anstatt die Mutter zu unterstützen. Im Gegensatz dazu leben Bonobos normalerweise in harmonischen von Weibchen geführten sozialen Gruppen. Bei den Bonobos ist die Geburt ein gesellschaftliches Ereignis in Anwesenheit einer Gruppe von Weibchen, die gemeinsam der Mutter Schutz und Hilfe gewähren und das Neugeborene empfangen.[20]

> *Die soziale Komponente bei der Geburt, die man bei Bonobos und Menschen beobachtet hat, hängt möglicherweise mit dem hohen Niveau der weiblichen Geselligkeit in diesen Spezies zusammen. Unserer Ansicht nach könnte die Fähigkeit nicht verwandter weiblicher Wesen, starke gesellschaftliche Bande zu knüpfen und zu kooperieren, die evolutionäre Voraussetzung für die Entstehung der menschlichen Hebammenkunst gewesen sein.*
>
> Elisa Demuru et al.[21]

In den meisten menschlichen Gesellschaften weltweit und in der schriftlich belegten Herstory sind Frauen bei den Geburten anderer Frauen anwesend gewesen.[22] Der Geburtsritus ist nicht nur für die neue Mutter von Bedeutung, sondern auch für die gesamte Gemeinschaft. Eine Unterstützung von Frau zu Frau stärkt die kollektive Kultur der Frauen und übermittelt den Müttern die Botschaft, dass sie innerhalb der Gemeinschaft Halt haben.

In der modernen Geburtskultur wird von Männern erwartet, dass sie bei der Geburt ihres Kindes anwesend sind. Dieses relativ neue Phänomen trat erstmals in den 1970er Jahren aufgrund kultureller und gesellschaftlicher Veränderungen auf.[23] Es wurde für Männer akzeptabel, stärker an der Kindererziehung beteiligt zu sein und eine starke Vater-

Kind-Beziehung zu entwickeln. Als die Geburt ins Krankenhaus verlegt wurde, verloren Frauen die physische und emotionale Unterstützung der kollektiven Frauenkultur. Anfangs waren Männer nach alter Tradition von den Geburtsräumen der Krankenhäuser ausgeschlossen. Männer und Frauen erkämpften sich jedoch das väterliche Recht auf Anwesenheit bei einer Krankenhausgeburt.[24] Für Männer kann es eine überaus positive Erfahrung sein, Zeuge der Geburt ihres Kindes zu werden, und die Anwesenheit des Vaters kann die Ängste der Frau und ihren Bedarf an Schmerzmitteln reduzieren.[25] Männern bietet sich hier auch die Möglichkeit, die Macht und die Stärke gebärender Frauen zu erleben und durch diese gemeinsame Erfahrung die Bindung zu fördern.

Es ist jedoch wichtig, dass man sich über eines klar ist: Es ist unangemessen, von einem Mann zu erwarten, dass er an einem Ereignis teilnimmt, das traditionell Frauen vorbehalten war, *und* dass er derjenige ist, der die Frau in erster Linie unterstützt und für ihre Belange eintritt. Männer können sich hilflos, ängstlich und verzweifelt fühlen, und sich schwertun, ihre Gefühle und Ängste zu kontrollieren, besonders wenn die Geburt kompliziert wird.[26]

> *Man hatte überhaupt keine Ahnung, was los war, man stand nur so daneben und guckte zu … denn als Mann, ähm, sieht man sich selbst sozusagen als Fels der Familie, oder als Versorger oder sonst was – jetzt weiß man, dass man nichts machen kann, und verlässt sich auf die Ärzte, damit alles glatt läuft.*
>
> Cooper, Vater[27]

Für einen Mann kann es auch schwierig sein, sich für seine Frau einzusetzen, wenn er sich dabei gegen die Empfehlungen medizinischer Experten wendet. Wenn er sich nicht für sie einsetzt, kann das erhebliche Auswirkungen auf die Beziehung des Paares nach der Geburt haben.

> *Sollte ich noch ein Kind bekommen, dann nur ohne medizinische Unterstützung während der Schwangerschaft und Geburt, denn ich traue ihnen nicht. Noch traue ich meinem Mann in einem Geburtskontext, denn er war auf ihrer Seite und unterschrieb Formulare für Eingriffe, die ich abgelehnt habe. Er wird bei keiner meiner zukünftigen Geburten dabei sein, aber davon weiß er noch nichts, denn mit dem, was ich jetzt weiß, traue ich ihm nicht zu, meine Wünsche zu respektieren.*
>
> anonym[28]

Wenn Männer ein wesentlicher Teil der modernen Geburtserfahrung sein sollen, müssen wir uns Gedanken machen, welche Erwartungen an ihre Rolle geknüpft sind, und wie wir ihnen am besten bei der Unterstützung der gebärenden Frau behilflich sein können.

ÜBERGANGSRITEN FÜR DIE TRENNUNG

Bei den Übergangsriten der Trennungsphase geht es darum, die Frau dabei zu unterstützen, sich an ihrem sicheren Ort einzuleben und die Außenwelt loszulassen. Unsere Ahninnen nutzten die Trennungsphase, während ihr Neokortex noch funktionierte, um zu ihrem geplanten Geburtsort zu reisen oder zuhause ihre Begleiterinnen für die Geburt um sich zu versammeln.[29] Im Europa des sechzehnten und siebzehnten Jahrhunderts machte sich der Mann des Hauses auf den Weg und rief die Klatschweiber und die Hebamme zusammen und blieb dann außer Haus, bis das Kind auf der Welt war. Der in East Anglia benutzte Begriff »nidgeting« bezog sich auf den Vorgang, dass der Mann von Haus zu Haus ging, um Frauen einzuladen, die der Geburt beiwohnen sollten.[30] Eine französische Satire aus dem siebzehnten Jahrhundert enthält eine Szene, in der ein Mann klagt, dass er nicht länger der Herr im Hause ist, und »wenn die Zeit naht, dass sie sich niederlegt, dann muss er losstapfen und die Klatschweiber einladen, denn das wird sie ihm auftragen, und sonst ist der Teufel los«.[31]

Das Gefühl sicher, abgeschieden und unbeobachtet zu sein, erhöht den Oxytocinspiegel und fördert den Geburtsfortschritt.[32] Bei den traditionellen Trennungsriten stand nicht die gebärende Frau im Zentrum, sondern die Vorbereitung der Umgebung für die Geburt. Die Klatschweiber waren damit beschäftigt, das »Wochenbettzimmer« für die gebärende Frau und das neue Baby herzurichten. Der Raum wurde verdunkelt und nur von Kerzen erleuchtet, was – wie Adrian Wilson es beschreibt – »eine Atmosphäre erzeugte, die Ähnlichkeit mit dem emsigen Treiben in einer überfüllten kleinen Kapelle hatte«.[33] Die Klatschweiber legten die Babykleidung und Windeln zurecht, bereiteten das Essen vor und wärmten den »Mother's Caudle« (warmes gesüßtes Getränk, manchmal mit Ale oder Wein). In Europa und Kanada buken die Frauen einen »Stöhnkuchen« (Groaning Cake), der Ursprung des modernen Geburtstagskuchens.[34] Man glaubte, dass der Kuchenduft während des Backens den

Wehenschmerz linderte, und die Frau aß den Kuchen zur Stärkung während der langen Wehen oder nach der Geburt.

Eingewöhnung

Frauen, die zu Hause gebären, müssen sich keine Gedanken darüber machen, wann sie zur Klinik oder zum Geburtshaus aufbrechen. Stattdessen können sie einfach ihre häusliche Umgebung vorbereiten und sich um ihre Begleitpersonen kümmern. Viele Frauen sind zufrieden, wenn sie die Trennungsphase allein oder mit ihrer Familie verbringen. Einige Frauen möchten die Unterstützung einer Doula während dieser Zeit und andere die ihrer Hebamme. Geburtshilfliche Fachkräfte müssen flexibel sein und bei Bedarf zur Verfügung stehen, denn manche Frauen werden es ohne sie nicht schaffen, sich richtig einzugewöhnen und loszulassen.

> *Ich hatte starke Wehen und rief meine Hebamme an und sagte zu ihr, »Komm, weil ich dich hier brauche, um voll in die Wehen zu gehen …« Es war ganz merkwürdig, weil ich tatsächlich die Wehen auf demselben Stand hielt, während ich auf sie wartete … Und sie kam leise, sagte nicht einmal hallo, es war nur, als ob ihre Anwesenheit plötzlich den Raum füllte. Und ich wusste, dass sie da war, und ließ meinen Körper dann einfach gehen, weil ich es quasi hinausgezögert hatte, bis sie kam.*
>
> Emma[35]

Für Frauen, die nicht planen, zu Hause zu gebären, ist die Trennungsphase die naturgemäße Zeit, um an ihren Geburtsort zu fahren und sich dort einzugewöhnen. Dieses physiologische Bedürfnis wird oft in Geburtshäusern und kleinen ländlichen oder regionalen Krankenhäusern erfüllt.

> *Anscheinend weiß man ziemlich genau, dass Frauen am »besten« dort gebären, wo sie sich sehr sicher fühlen oder wo sie sein wollen. Wir erleichtern und ermöglichen das, indem wir den Frauen einfach vertrauen. Darauf vertrauen, dass sie wissen, wo sie sein müssen und was am besten bei ihnen funktioniert. Als regionales Krankenhaus müssen wir auch berücksichtigen, dass Frauen weite Wege zurückzulegen haben.*
>
> Judy, Hebamme[36]

Man sollte damit rechnen, dass die Ankunft in einer Klinik oder in einem Geburtshaus während der Trennungsphase den Adrenalinspiegel steigen und den Oxytocinspiegel sinken lässt. Die Stimulation des Neokortexes, die durch die Anreise, durch den Kontakt mit anderen Leuten, das Beantworten von Fragen und das Eingewöhnen in der neuen Umgebung erfolgt, wird unweigerlich dazu führen, dass die Wehen sich verlangsamen oder aufhören, bis die Frau sich angekommen und sicher fühlt. Die geburtshilflichen Fachkräfte haben in dieser Zeit die Aufgabe, die Frau in ihre Umgebung einzuführen und ihr ein Gefühl von Sicherheit zu vermitteln. Eine wichtige Komponente besteht darin, eine Beziehung zwischen der Frau und den Fachkräften, die sie betreuen werden, zu etablieren. Dies kann bereits während der Schwangerschaft geschehen sein, wenn die Frau kontinuierlich durch eine Hebamme betreut wird. Wenn nicht, bietet die Trennungsphase die ideale Gelegenheit, zügig die Mutter-Hebammen-Beziehung aufzubauen, denn der Neokortex der Frau arbeitet noch. Es ist eine gute Zeit für das geburtshilfliche Personal, um die Frau in ihren Fähigkeiten und Instinkten zu bestärken, und ihr zu versichern, dass man ihr glaubt und sie unterstützt. Es ist auch eine Gelegenheit für die Hebamme, den Rahmen für ihre »Präsenz« abzustecken (siehe Kapitel 7), indem sie erklärt, dass sie anwesend sein wird, aber unnötige Worte oder Handlungen vermeiden wird, um die Frau nicht abzulenken. Manche Frauen machen sich Sorgen, dass das Personal sie nicht über Probleme informieren wird. Deshalb müssen Hebammen den Frauen versichern, dass sie ihnen mitteilen werden, wenn sie über irgendetwas besorgt sind. Auf diese Weise Vertrauen aufzubauen, hilft der Frau, sich sicher genug zu fühlen, um sich in ihrem Geburtsraum einzugewöhnen.

Umgebungen, die abgeschieden, sicher, warm und nur schwach beleuchtet sind, begünstigen die Oxytocin-Ausschüttung.[37] Eine gemütliche Umgebung wie zu Hause oder in einem Geburtshaus unterstützt die physiologischen Geburtsprozesse und das instinktive Verhalten von Frauen besser als ein Klinikumfeld.[38] Eine australische Studie ergab, dass Frauen sich in gemütlicher Umgebung ihr Umfeld eher zu eigen machen und sich ungehemmt bewegen.[39] In diesen Umgebungen brauchten die Frauen ihren Geburtsort nicht zu verändern oder umzurüsten, denn Design und Möbel unterstützen ihr instinktives Geburtsverhalten. Eine häusliche Umgebung beeinflusst auch die Geburtskultur der Einrichtung und das in ihrem Rahmen praktizierende geburtshilfliche Personal.[40] Wenn Geburtsräume bei den institutionellen Gesundheitsversorgern ausgestattet werden, wird die Forschung leider selten berücksichtigt. Stattdessen muss das geburtshilfliche Personal nüchterne Krankenhausräume möglichst heimelig umgestalten.

> *Ich benutze Batterie-betriebene Lichterketten im [Krankenhaus]Badezimmer – die Reflexe im Spiegel schimmern hübsch. Eine super Alternative zu dem grellen weißen Licht! Ich entferne auch medizinische Geräte aus dem Zimmer, wenn sie voraussichtlich nicht gebraucht werden, schiebe das Bett aus der Mitte des Zimmers und dazu kommen noch Teelichter und Lichterketten um den Hauptgeburtsbereich, auch ins Kinderbettchen. Ich beginne mit der Aromatherapie, wenn dies mit der Gebärenden schon im Voraus abgesprochen wurde.*
>
> Sheridan, Hebamme[41]

Frauen, die im Krankenhaus gebären, können Dinge von Zuhause mitbringen, um es sich im Geburtsraum gemütlich zu machen. Das können Musik, Kissen, eine Yogamatte, auf der man knien kann, statt auf dem Krankenhausboden, oder Fotos von Familienmitgliedern sein. Einige Frauen bringen ein Schild für die Tür ihres Geburtsraums mit, auf dem sie alle auffordern, vor dem Eintreten anzuklopfen.

Ablenkungen verringern

Sobald die Frau an ihrem Geburtsort zur Ruhe gekommen ist, liegt der Schwerpunkt der Übergangsriten für die Trennungsphase darauf, Ablenkungen gering zu halten. Äußere Ablenkungen kommen aus der Umgebung und von den Menschen um die Frau herum, während innere Ablenkungen von ihren Gedanken und Gefühlen herrühren. Die geburtshilflichen Fachkräfte müssen ein Geburtsumfeld schaffen, das störende Sinneseindrücke auf ein Minimum reduziert, wozu auch unnötige Ablenkungen durch sie selbst gehören. Für einige Frauen ist es vorteilhaft, ins Bett zu gehen und zwischen den Kontraktionen zu schlafen, weil ihr Körper dann die notwendigen Hormone ausschüttet, um in die aktive Phase der Wehen zu gehen. Auch kann es Frauen helfen, sich vor Ablenkungen auf die Toilette zurückzuziehen und abseits von Menschen und Reizeinflüssen zu entspannen. Auf der Toilette zu sitzen, ist dem Körper vertraut, und wir fühlen uns dort sicher genug, um zu urinieren und unseren Darm zu entleeren. Dort kann auch die Spannung in den Beckenmuskeln abgebaut werden. Die Trennungsphase ist keine gute Zeit, um spazieren zu gehen »damit es endlich losgeht«; stattdessen ist jetzt der Zeitpunkt gekommen, um körperliche Aktivitäten einzuschränken, in sich hineinzuhorchen und langsamer zu werden, um dem Instinkt die Vorherrschaft über die Gedanken zu ermöglichen.

Viele Frauen sind froh, wenn sie mit ihren Partner:innen oder ihren Begleitpersonen allein bleiben können, sobald sie mit ihrer Umgebung vertraut sind und die Zusicherung haben, dass ihr geburtshilfliches Personal bei Bedarf zur Verfügung steht. Manchmal wollen Frauen während der Trennungsphase ganz allein sein.

> *Es war ein langer Prozess, bis ich mutig genug gewesen war, meinem Mann zu sagen »ich muss allein sein, auch wenn ich weiß, dass du dabei sein möchtest, du musst da drüben sein … und ich hier«. Meine Hebamme hat mir auch den Freiraum gegeben, den ich, wie wir merkten, brauchte, … wie bei meinen beiden anderen Geburten habe ich mich zurückgezogen, ich brauche keine Leute, die mich angucken.*
>
> Belinda[42]

Bei Hausgeburten sind Frauen oft zögerlich, die äußere Welt loszulassen, solange sie noch mit ihren Kindern beschäftigt und dadurch abgelenkt sind. Ihre Körper stellen sich aufs Warten ein. Erst wenn ihre Kinder schlafen oder von jemand anders betreut werden, können sie loslassen. Manche Frauen brauchen allerdings die Hintergrundgeräusche des Familienlebens, um ausreichend entspannt für das Loslassen zu sein. Beispielsweise betreute ich als Hebamme eine Frau, die mit ihrem sechsten Baby in den Wehen lag und eine sehr lange Trennungsphase hatte. Um die Ablenkungen gering zu halten, gestalteten wir einen ruhigen Platz in ihrem Schlafzimmer, und ließen ihre Kinder von der Großmutter abholen. Stundenlang mühte sie sich ab, loszulassen und in die aktive Phase der Wehen zu gehen. Schließlich kehrten ihre fünf Kinder zurück, mitsamt ihrer Freundin und deren drei Kindern, so dass im ruhigen Geburtsraum Chaos ausbrach. Inmitten lärmender Kinder, die auf dem Bett sprangen, und ihrer Freundin, die ständig redete, bekam die Frau plötzlich starke Wehen. Für diese Frau waren Ruhe und Stille außergewöhnlich und lenkten sie daher ab; stattdessen fühlte sie sich sicher im gewöhnlichen Chaos ihrer großen Familie.

Auch innere Vorgänge einer Frau, die sich in übermäßigem Grübeln und negativen Gefühlen äußern, können ablenken. Während der

Trennungsphase drängen sich häufig Ängste, Bedenken und Sorgen ins Bewusstsein. Erinnerungen an frühere Geburtserfahrungen können hochkommen und müssen verarbeitet werden. Diese Gefühle und Gedanken treten zum Schutz der Frau auf, um ihre Aufmerksamkeit auf Probleme zu lenken. Das geburtshilfliche Personal muss für innere Ablenkungen sensibilisiert sein und die Frauen dabei unterstützen, ihre Gefühle und Ängste vorbeiziehen zu lassen, statt zu versuchen, sie zu verdrängen oder loszuwerden. Auch ist es wichtig, sich klarzumachen, dass Frauen, während sie im Geburtsprozess zunehmend verletzlicher werden, mit den Erinnerungen an sexuelle Traumata zu tun haben könnten.

> *Erinnerungen an frühere sexuelle Gewalt sind zu diesem Zeitpunkt nicht selten. Überlebende kämpfen häufig mit der Angst vor routinemäßigen Vaginaluntersuchungen, vor der Entblößung, vor dem Licht, das auf ihre Vulva gerichtet ist und den Fremden in ihrer Intimsphäre. Hier sind einfache, traumasensible Handlungsweisen wichtig – um Erlaubnis bitten, wenn man die Frau berühren möchte, nicht nur auf klinische Weise, sondern sogar um ihren Rücken zu massieren.*
>
> Billie, Hebamme[43]

Sobald die Frau sich entspannt und in die Liminalität eintritt, sorgen die physiologischen Vorgänge während der aktiven Wehen dafür, dass ihr Gehirn vom Grübeln und Sich-Sorgen-machen zum Instinkt wechselt. Es kann viele Stunden oder sogar Tage dauern, bis die Trennungsphase in die aktiven Wehen kippt und in das »kein Zurück« der Liminalität oder Liminalphase. Übergangsriten der Trennungsphase sind dafür da, Bedingungen zu schaffen, die die Frau darin unterstützen, diesen Weg sicher und intuitiv zu beschreiten.

SCHUTZRITEN FÜR DIE TRENNUNG

Bevor man die Geburt aus der Gemeinschaft in die Krankenhäuser verlegte, wurde das Zuhause, in dem ein Kind zur Welt kam, als ein Platz der Sicherheit empfunden. Zweck und Ziel der Schutzriten zur Trennung war es, diese Sicherheit aufrechterhalten, indem sie Gefahren fernhielten. In vielen Kulturen war die Hebamme für Gesänge, Beschwörungen, Gebete und andere Methoden zum Schutz des Geburtsumfelds und der Frau verantwortlich. In Osteuropa glaubte man z. B., dass Frauen Schutz vor bösen Geistern benötigten, besonders vor Lilith, der geflügelten Dämonin, die Babys verschlang.[44] Man malte Beschwörungen auf die Wände des Geburtsraumes, zog einen Kreidekreis um das Bett und rezitierte *Psalm 121*, um das Böse daran zu hindern, diese Grenzlinie zu überschreiten. Zu den Schutzriten des Mittelalters gehörte es, das Wochenbett »physisch und symbolisch zu umschließen«, indem man die Fenster schloss und die Schlüssellöcher zustopfte, um Luft und Licht auszuschließen.[45] Traditionelle Hebammen in Malaysia wiesen Frauen an, stachelige Pandanusblätter und Amulette in ihren Häusern zu haben, um während der Geburt böse Geister fernzuhalten.[46]

In der modernen Geburtskultur ist man der Ansicht, dass die Gefahr entweder in der Mutter und/oder im Geburtsumfeld der Klinik zu finden ist. Moderne Schutzriten sind, zumindest aus medizinischer Sicht, darauf ausgerichtet, das Krankenhaus vor der Frau und die Frau vor dem Krankenhaus zu schützen. Die finanziellen Mittel für die Geburtshilfe im Krankenhaus werden auf Grundlage einer vorher festgesetzten Stundenzahl zugewiesen, die eine Frau in den Räumlichkeiten verbringen und die Dienstleistungen in Anspruch nehmen wird. Für eine Vaginalgeburt sind das in der Regel 2 bis 3 Tage, einschließlich der postnatalen Betreuung. Die frühe Eröffnungsphase kann Stunden oder Tage dauern, was sich auf die Ressourcen und Kosten der Kliniken auswirkt. Außerdem gilt diese Geburtsphase als am wenigsten riskant, und regelmäßige klinische Untersuchungen werden nicht empfohlen. Daher werden in Kliniken normalerweise die Frauen erst aufgenommen, wenn man befindet, dass sie in der aktiven Wehenphase sind oder Überwachung durch das Klinikpersonal brauchen. Die Frauen vom Krankenhaus fernzuhalten, schont die Personalkosten und andere Krankenhausressourcen. Es schützt auch einzelne Hebammen vor den Meinungen ihrer Kolleg:innen. Wenn eine Hebamme eine Frau aufnimmt, die noch nicht in der aktiven Wehenphase ist, riskiert sie den Spott ihrer Kolleg:innen, und ihre Expertise in der Beurteilung von Wehen wird in Frage gestellt. Es gehört zur kulturellen Norm, Frauen in der frühen Eröffnungsphase als Zeitvergeuder und Ärgernis zu behandeln. Die Wehen dieser Phase werden oft mit dem Begriff »trödelnd« (Niggling) beschrieben, und die Frauen werden als »Trödlerinnen« (Nigglers) bezeichnet. In Wörterbüchern wird dieses Wort unter anderem wie folgt definiert: »zu viel Zeit und Energie mit unwichtigen Details verschwenden und ineffektiv arbeiten; Belanglosigkeit«.[47]

Wer die Integrität und den physiologischen Verlauf der Trennungsphase respektieren möchte, kann Schutzriten durchführen, die die Frau vor den Gefahren des Krankenhauses bewahren. Nachweislich erleiden Frauen, die zu einem frühen Zeitpunkt ihrer Wehen im Krankenhaus aufgenommen werden, mit größerer Wahrscheinlichkeit Komplikationen und Eingriffe, einschließlich einer Sectio.[48] Das liegt vor allem daran, dass sie den im Krankenhaus durchgeführten Routineeingriffen ausgesetzt sind, die das Komplikationsrisiko erhöhen. Je länger eine Frau im Krankenhaus ist, um so größer ist ihr Risiko, dass das geburtshilfliche Personal störend in die physiologischen Vorgänge eingreift. Darum reduziert man das Komplikationsrisiko einer Frau, wenn man sie so lange wie möglich vom Krankenhaus fernhält.

> *Ich bin eine Hebamme in der Ausbildung, und es macht mir Angst, wie schnell ich die an meinem Arbeitsplatz im Krankenhaus vorherrschenden Meinungen übernommen habe. »Sie muss nicht hier sein«, habe ich geseufzt und Frauen vor der Geburt geraten, so lange wie möglich zu Haus zu bleiben, damit sie nicht kämen und wir »Dinge mit ihnen machten«.*
>
> Erin, Hebamme in der Ausbildung[49]

Aufnahmekriterien

In der Geburtshilfe wird nach wie vor der Rahmen der »Geburtsphasen« zur Definition und Beschreibung der Geburt verwandt. Dieser Rahmen lässt das Konzept aus dem siebzehnten Jahrhundert erkennbar werden, das den gebärenden Körper als Maschine und die Geburt als einen aus drei unterschiedlichen und messbaren Phasen bestehenden Prozess betrachtet. Obwohl Untersuchungen gezeigt haben, dass dieser Rahmen weder den physiologischen Abläufen noch den Erfahrungen der Frauen entspricht, bleibt er die kulturelle Norm.[50] Innerhalb dieses Rahmens der Geburtsphasen wird die Trennung als frühe Phase der ersten Geburtsphase definiert. Eine Frau erhält normalerweise erst dann Zugang zur Geburtshilfe im Krankenhaus, wenn man der Meinung ist, dass sie sich in den aktiven (oder etablierten) Wehen der ersten Geburtsphase befindet. In den klinischen Leitlinien werden die beiden Kriterien beschrieben, die die aktiven Wehen bestimmen: regelmäßige, schmerzhafte Kontraktionen und eine fortschreitende Öffnung des Muttermundes von 4cm bis 5cm.[51]

Das Wehenmuster wird danach eingestuft, wie oft die Wehen auftreten, wie lange sie andauern und wie stark sie sind. Ein effektives Wehenmuster (in der aktiven Phase) wird folgendermaßen definiert: regelmäßige starke Kontraktionen, die mindestens alle fünf Minuten kommen und 45 Sekunden oder länger andauern.[52] Frauen werden ermuntert, ihre Kontraktionen zu zählen und zu Hause zu bleiben, bis ihr Wehenmuster diese Kriterien erfüllt.

> *Ich habe ein Programm auf mein Handy heruntergeladen, weil sie dir sagen, dass du die Wehen eingeben sollst, wann sie kommen, wie lange sie dauern, etc. … es berechnet die Dauer, erstellt dann ein Diagramm, das auf der Dauer der Wehen basiert.*
>
> anonym[53]

Anscheinend wird keine Rücksicht darauf genommen, wie rationales Denken und Zählen den Neokortex stimulieren und den Geburtsfortschritt behindern können. Frauen zu ermutigen, auf technologischem Wege Kenntnisse über ihren Körper zu erlangen, verstärkt die schon während der standardmäßigen Schwangerschaftsvorsorge eingeübte Konsensbereitschaft (Grooming).

Hebammen beurteilen gewöhnlich die Wehen, indem sie ihre Hand auf die Bauchwölbung legen und fühlen, wie die Gebärmutter sich zusammenzieht. Diese Praxis ist unnötig und kann für Frauen unangenehm und störend sein. In welchen Abständen die Wehen kommen und wie lange sie andauern, kann genauso zufriedenstellend beurteilt werden, indem man die Frau beobachtet oder ihr zuhört. Eine Frau kann nur selbst beurteilen, wie stark eine Wehe ist. Dennoch dokumentieren Hebammen weiterhin die Stärke der Wehen, und verfestigen so den Glauben, dass dies möglich sei. Ebenfalls ist es unmöglich zu wissen, ob ein Wehenmuster im Geburtsprozess Wirkung zeigt. Der einzige exakte Hinweis auf wirksame Wehen ist die Geburt des Kindes. Die Vorstellung, dass Kontraktionen bestimmten Kriterien entsprechen müssen, um wirksam zu sein, steht im Widerspruch zu den individuellen Wehenmustern von Frauen. Ich habe miterlebt, dass viele Frauen ihre Babys sehr gut mit einem Muster von äußerst unregelmäßig aufeinanderfolgenden Wehen gebären. Nach den vorgeschriebenen Kriterien hätten diese Frauen niemals das aktive Stadium der Wehen erreicht. Die individuellen Erfahrungen der Frauen mit den Geburtswehen stimmen oft nicht mit den allgemeinen Standards überein.

Meine Wehen begannen im Abstand von 10 Minuten und waren nicht sehr schmerzhaft, und dann waren sie für die nächsten paar Stunden sporadisch – alle 10 Minuten, 6 Minuten, 7 Minuten. Dann nach 3 Stunden wechselten sie sehr schnell auf alle 2 Minuten. Sie waren jedoch nicht sehr lang – nie länger als 45 Sekunden. Ich habe es fast nicht ins Krankenhaus geschafft, weil ich nicht glauben konnte, dass es so schnell gehen würde. Meine Tochter wurde weniger als 5 Stunden nach meiner ersten Wehe geboren, und nur 15 Minuten, nachdem wir im Krankenhaus angekommen waren.

Sara[54]

Bei meinem ersten Baby waren meine Wehen nie näher beieinander als im Abstand von 7–10 Minuten. Hätte ich auf die vorgegebenen alle-5-Minuten-Kontraktionen von 45 Sekunden Länge gewartet, hätte ich es nicht ins Krankenhaus geschafft. Das ist einer der Gründe, warum ich mich letztendlich für eine Hausgeburt entschieden habe.

Amy[55]

Bei meinen zwei Geburten machte ich dieselbe Erfahrung: Die Wehen waren bis zum Ende nicht irgendetwas, das man »Geburtswehen« nennen konnte – sie dauerten höchstens 10–15 Sekunden, aber ohne mir eine Pause zu gönnen, sie kamen jede Minute oder noch schneller.

Oona[56]

Die Regel, dass man 3 Wehen in 10 Minuten haben soll, stimmt nicht. Ich glaube nicht, dass meine Wehen jemals weniger als alle 4–5 Minuten kamen, und ich habe mein Baby nach 4,5 Stunden Wehen und 3–4 Presswehen zur Welt gebracht.

Jessica[57]

Die aktive Phase der Wehen wird auch durch die Öffnung des Muttermundes definiert; daher führen viele geburtshilfliche Fachkräfte routinemäßige Vaginaluntersuchungen durch, um den Muttermund zu beurteilen. Leider ist der Muttermund kein guter Indikator für den Geburtsfortschritt (siehe Kapitel 7), und in Hinsicht auf die aktiven Wehen, bringt er sehr wenige Informationen. Der Muttermund einer Frau, die schon einmal geboren hat, könnte am Ende der Schwangerschaft 4cm bis 5cm geöffnet sein, ohne irgendwelche Geburtswehen. Der Muttermund einer anderen Frau könnte 30 Minuten vor der Geburt nur 2cm geöffnet sein.

Frauen sind häufig besorgt, wenn sie in der frühen Eröffnungsphase zu Hause bleiben, weil sie nicht mit Sicherheit merken, wann die Phase der aktiven Wehen beginnt.[58] Die klinischen Untersuchungen zur Überprüfung der Aufnahmekriterien (Muttermundöffnung und Wehenmuster) stehen häufig nicht in Einklang damit, wie die Frauen selbst ihre Geburt erleben.[59] In einer Studie mit Erstgebärenden berichten viele Frauen, dass sie vom Klinikpersonal als anormal angesehen wurden, wenn der Wehenbeginn, wie sie ihn erlebt hatten, nicht mit den klinischen Definitionen übereinstimmte.[60] Aussagen, die in den Erzählungen der Frauen vorkamen, waren u. a. »Das stimmt nicht« und »Glauben Sie nicht ihrem Körper; glauben Sie uns«.

Frauen wird zugeraten, ihr Wohlergehen und den Geburtsfortschritt durch Fachkräfte beurteilen zu lassen. Die offizielle Diagnose der aktiven Wehen erfordert jedoch eine invasive vaginale Untersuchung durch eine Fachkraft.

> *Ich kam ins Krankenhaus, weil ich verstehen wollte, was geschah, weil ich nicht wusste, wie weit ich geöffnet war. Ich dachte nur, ich gehe hin, dann weiß ich Bescheid, auf jeden Fall werden sie mich untersuchen und mir sagen, wie weit ich bin.*
>
> anonym[61]

Tatsächlich existiert keine exakte Methode, um die »frühe Eröffnungsphase« zu bestimmen, außer im Nachhinein, denn man kann unmöglich wissen, ob die Wehen in 30 Minuten zu einem Baby führen werden oder in 24 Stunden. Weibliche Körper funktionieren nicht wie standardisierte Maschinen mit klar definierten Abläufen. Die Kontrolle anhand von Kriterien bewahrt die Macht und den Glauben an die Expertise der Institution und des geburtshilflichen Personals. Gleichzeitig fördert und festigt es die Konsensbereitschaft der Frauen, auf die sie während der Schwangerschaft eingestimmt wurden.

Solche Schutzriten können Kompetenz und Selbstvertrauen der Frauen untergraben und sich negativ auf ihre Beziehung zum geburtshilflichen Personal auswirken. Einschätzungen des Personals, die der Wahrnehmung der Frau widersprechen, können ebenfalls zu einem Geburtstrauma beitragen.[62]

Gatekeeping am Geburtsort

Mit einer Untersuchung, ob die Kriterien erfüllt werden, will man in erster Linie vermeiden, dass Frauen in den Geburtsbereich aufgenommen werden, bevor sie die aktive Wehenphase erreicht haben.

> *Vielleicht möchte sie zur Beruhigung bleiben, und du versuchst sie mit aller Kraft vor die Tür zu setzen, weil es bei dir gerade proppenvoll ist, und du sie nirgends unterbringen kannst und keine Hebamme hast, die sich um sie kümmert.*
>
> Anonym, Hebamme[63]

Der Zugang zum Geburtsbereich hängt davon ab, ob die Fachkräfte Wehen diagnostizieren, die den Kriterien entsprechen. Ist dies nicht der Fall, wird der Zugang durch Gatekeeping so lange vorenthalten, bis die entsprechende Diagnose vorliegt.[64] Diese Schutzriten vermitteln die Botschaft, dass externe Experten am besten wissen, was im Körper einer Frau vor sich geht, und dass die Trennungsphase der Geburt die Ressourcen der peripartalen Dienste nicht wert ist. Die Forschung hat jedoch gezeigt, dass einige Frauen in der frühen Eröffnungsphase es schwierig finden, dem Krankenhaus fernzubleiben.[65] Frauen können sich verzweifelt und allein gelassen fühlen, wenn man ihnen sagt, dass sie »keine Wehen« haben und sie nach Hause schickt.[66] Darüber zu verhandeln, ob sie bleiben können, kann dazu führen, dass die Frauen sich verletzt und abgeurteilt fühlen.[67]

> *Ich fühlte mich, als würde mir gesagt, ich wäre dumm zu denken, dass ich Wehen hätte und dass dieser schreckliche Schmerz nichts war, worüber man sich Sorgen machen müsste. Meine Meinung wurde abgetan und ignoriert, denn ich war nur eine Erstgebärende.*
>
> anonym[68]

Frauen können sich um ihre eigene Sicherheit und die ihres Kindes sorgen, wenn sie fern vom geburtshilflichen Personal zu Hause in den Wehen sind.[69] Sehr oft werden sie durch die Botschaften, die sie während ihrer Schwangerschaft erhalten, darauf vorbereitet, die Verantwortung für ihre Sicherheit an das Personal abzugeben. Darum überrascht es nicht, dass viele Frauen während der frühen Eröffnungsphase gern ins Krankenhaus gehen, um sich an die Expert:innen wenden zu können, die sie schützen sollen.[70] Wenn einerseits jedoch betont wird, dass die Klinik ein Ort der Sicherheit ist, die Frauen aber gleichzeitig aufgefordert werden, ihr fernzubleiben, vermittelt man sehr widersprüchliche Botschaften. Einerseits gibt es in der Klinik die Expert:innen, die die Geburtswehen diagnostizieren und für Sicherheit sorgen können. Andererseits ist man ein Ärgernis, wenn man zu früh kommt oder zu lange bleibt.

Ironischerweise ist es für die geburtsphysiologischen Vorgänge kontraproduktiv, Frauen den Zugang zu ihrem sicheren Geburtsort zu verweigern. Gatekeeping wirkt dem physiologischen Drang entgegen, sich *vor* der Phase der aktiven Wehen in einem sicheren Geburtsraum niederzulassen. Viele Frauen pendeln zwischen Krankenhaus und ihrem Zuhause hin und her, weil ihnen gesagt wird, dass sie »nicht in den Wehen sind«, und dass es noch Stunden dauern wird. Jedes Mal, wenn sie gerade bereit sind, loszulassen und in die aktive Wehenphase einzutreten, werden sie unterbrochen. Gatekeeping untergräbt auch das Selbstvertrauen der Frauen, denn die Beurteilungen des geburtshilflichen Personals widersprechen dem, was sie fühlen und ihrem Bedürfnis, sich niederzulassen. Wenn eine Frau es endlich schafft, sich von der äußeren Welt zu lösen und in die Liminalphase der Geburt einzutreten, ist sie erschöpft, hat ihr Selbstvertrauen verloren und bittet um medizinische Interventionen. Gleichzeitig kann es vorkommen, dass Frauen auf dem Krankenhausparkplatz oder zu Hause gebären, da sie in den aktiven Wehen sind, jedoch nicht die Aufnahmekriterien für ihren Geburtsort erfüllen.

> *Ich war mit meinem dritten Kind in den Wehen und wurde mit 4,5 cm abgelehnt, weil meine Wehen nur im Abstand von 10 Minuten kamen. Mir wurde gesagt, dass ich nach Hause gehen und mich ausruhen sollte. Nun ja, dann kamen meine Wehen etwas schneller, dann wurden sie sporadisch, ich hatte genug von den Wehen und machte mich auf den Weg zum Krankenhaus. Wir waren gerade 1,5 Meilen von meinem Haus entfernt, als ich mein Baby am Straßenrand im Auto zur Welt brachte. Ich verstehe, dass Krankenhäuser unterbesetzt sind, trotzdem glaube ich, dass Mütter zu schnell abgewiesen werden.*
>
> Kyla[71]

> *Als Rettungssanitäterin habe ich es oft erlebt – von der Frau, die letztendlich ihr Kind zu Hause bekommt, ohne dass die Hebamme in der Lage ist, uns rechtzeitig zu erreichen (und manchmal schaffen wir es nicht, sie rechtzeitig zu erreichen) bis zur Frau, die ihr Kind im*

Auto zur Welt bringt. Und alles, weil sie nach Hause geschickt und angewiesen wurden wegzubleiben, und weil man ihnen das Gefühl gab, eine Last zu sein, als sie zu uns kamen. Und in meiner Tätigkeit, als Rettungssanitäterin, habe ich auch Geburtsstationen angerufen und wurde gebeten, die Frau ans Telefon zu holen, und, statt dass ihr geholfen und sie beim Geburtsprozess ermuntert wurde, hat man sie »ausgeschimpft«, weil sie Ressourcen verschwendete. Erst jetzt fange ich an, es von der anderen Seite zu sehen – als schwangere erstgebärende Mutter bin ich mir unsicher, wie die Wehen sich anfühlen werden und wann ich anrufen muss.

Anonym, Rettungssanitäterin[72]

Gatekeeping kann auch Langzeitimplikationen haben. Zum Beispiel können Frauen, die bei ihrer ersten Geburt Gatekeeping erlebt haben, bei ihrem nächsten Kind die Fahrt ins Krankenhaus aufschieben und entweder in letzter Minute dort ankommen oder eine ungeplante Hausgeburt haben.[73] Die Reaktion des geburtshilflichen Personals, wenn eine Frau sehr schnell nach der Krankenhausaufnahme gebärt, offenbart auch die Widersprüche und doppelten Standards in Bezug auf Geburtssettings. Eine Frau, die mit Presswehen ins Krankenhaus kommt, wird dafür gelobt, dass sie großartige Arbeit geleistet hat, so allein mit den Wehen, ohne anwesendes Fachpersonal oder Monitoring. Auf der anderen Seite wird eine Frau, die sich bewusst für eine Hausgeburt entscheidet, oft behandelt, als täte sie etwas Gefährliches, trotz der Anwesenheit und Überwachung einer Hausgeburtshebamme. Interessanterweise ist es die Erfahrung des Gatekeeping selbst, die einige Frauen dazu veranlasst, sich beim nächsten Kind für eine Hausgeburt zu entscheiden.

Nachdem ich ins Krankenhaus gefahren war und mir erneut gesagt wurde, dass ich immer noch nicht für die Geburt bereit war und wiederkommen sollte, wenn die Abstände zwischen den Wehen 2 bis 3 Minuten wären, habe ich tatsächlich mein Baby zu Hause geboren, wobei mein Partner vom Notdienst telefonisch durch die Geburt geführt wurde! Ich hatte nie Wehen mit 2 bis 3 Minuten Abstand. Aber dem Baby und mir geht es gut, also ist alles gut, was gut endet. Wenn ich noch ein Kind bekomme, werde ich mich für eine Hausgeburt entscheiden!

Kirsteen[74]

Für Fachkräfte mag es hilfreich sein, wenn sie einschätzen können, an welchem Punkt des Geburtsprozesses eine Frau angekommen ist. Dies kann jedoch auch erreicht werden, ohne die Trennungsphase mit unnötigen klinischen Untersuchungen zu unterbrechen. Wenn man sich mit den physiologischen Wehen auskennt und das Verhalten einer Frau beobachtet, kann man gute Hinweise erhalten, in welcher Phase der Geburt sie sich befindet. In der Trennungsphase behält eine Frau ihre Verbindung zur externen Welt, und es gibt Anzeichen, dass ihr Neokortex arbeitet. Sie ist in der Lage, sich zu unterhalten, Pläne zu schmieden und Textnachrichten zu senden. Ihre Wehen können sich als Reaktion auf Dinge, die um sie herum passieren, auch verlangsamen. Zwischen den Wehen sind ihre Augen geöffnet, und sie reagiert auf die Menschen in ihrer Umgebung. Sobald sie in die aktive Wehenphase eintritt, wird ihr Verhalten sich ändern, und es wird Anzeichen für die Liminalität geben (siehe Kapitel 7). Natürlich sind diese Beobachtungen subjektiv, und einige Frauen werden sich nicht so verhalten, wie erwartet. Aber auch vaginale Untersuchungen und Beurteilungen der Wehentätigkeit sind subjektiv. Vielleicht müssen die geburtshilflichen Fachkräfte akzeptieren, dass ein Geburtsverlauf unvorhersehbar ist, und sich auf die individuellen Bedürfnisse der Frau konzentrieren, die sie gerade betreuen.

In der Trennungsphase des Geburtritus geht es darum, sich in einem sicheren Geburtsraum einzugewöhnen und die äußere Welt loszulassen. Die Fachkräfte haben die Möglichkeit Übergangsriten durchführen, die der Frau dabei helfen. Außerdem können sie dafür sorgen, dass möglichst wenig Ablenkung stattfindet und so die physiologischen Vorgänge optimieren. Ziel moderner Schutzriten der Trennungsphase ist es, die Frauen vor unnötigen medizinischen Eingriffen zu bewahren, und das Krankenhaus vor den Kosten und Risiken der Betreuung zu schützen.

Geburtshilfliche Fachkräfte handeln wie Gatekeeper für den Geburtsraum, indem sie die körperlichen Aufnahmekriterien kontrollieren, bevor sie den Frauen Zugang gewähren. Dadurch werden verwirrende Botschaften über die Sicherheit des Krankenhaussettings vermittelt und die Expertise der Fachkräfte aufgewertet. Beim Zugang zu ihrem Geburtsraum kann das Selbstvertrauen der Frauen untergraben werden. Dass Fachkräfte mit ihrem Expertenwissen beurteilen können, ob die aktive Wehenphase erreicht worden ist, widerspricht den Forschungsergebnissen und missachtet die Expertise und Erfahrung der Frau. Frauen und ihr Team müssen die Trennungsphase als kritischen Zeitabschnitt zurückgewinnen und mit der Physiologie arbeiten, statt gegen sie.

Endnoten

1 R. Ehrhardt, *The basic needs of a woman in labour*, True Midwifery, 2011.

2 S. J. Buckley, *Hormonal physiology of childbearing: evidence and implications for women, babies, and maternity care*, Childbirth Connection Programs, National Partnership for Women & Families, 2015.

3 C. Sakala, A. M. Romano und S. J. Buckley, ›Hormonal Physiology of Childbearing, An Essential Framework for Maternal-Newborn Nursing‹, *JOGNN*, 2016, 45(2):264- 275, doi: 10.1016/j.jogn.2015.12.006.

4 Sakala et al., ›Hormonal physiology of childbearing‹.

5 J. T. Sharkey, R. Puttaramu, R. A. Word und J. Olcese, ›Melatonin synergizes with oxytocin to enhance contractility of human myometrial smooth muscle cells‹, *Journal of Clinical Endocrinology & Metabolism*, 2009, 94(2):421-427, doi: 10.1210/jc.2008-1723.

6 R. Reed, *Midwifery practice during birth: rites of passage and rites of protection* [unpublished PhD thesis], University of the Sunshine Coast, 2013, abgerufen am 27.11.2022. research.usc.edu.au/esploro/outputs/doctoral/Midwifery-practice-during-birth-rites-of/99448729602621

7 A. van Gennep, *The rites of passage*, 2. Edn, The University of Chicago Press, Chicago, 2019.

8 A. Wilson, *Ritual and conflict: the social relations of childbirth in early modern England*, Routledge, London, 2016, S. 157.

9 M. Douglas, *Purity and danger*, Routledge, London, 1966.

10 I. Olza, K. Uvnäs-Moberg, A. Ekström-Bergström, P. Leahy-Warren, S. I. Karlsdottir, M. Nieuwenhuijze, S. Villarmea, E. Hadjigeorgious, M. Kazmierczak, A. Spyridou und S. Buckley, ›Birth as a neuro-psycho-social event: an integrative model of maternal experiences and their relation to neurohormonal events during childbirth‹, *PLOS One*, 2020, 15(7):e0230992, doi.org/10.1371/journal.pone.0230992.

11 L. K. Low und A. Moffat, ›Every labor is unique: but »call when your contractions are 3 minutes apart«‹, *The American Journal of Maternal/Child Nursing*, 2006, 31(5):311, doi: 10.1097/00005721-200609000-00009.

12 E. K. Hutton, A. Reitsma, J. Simioni, G. Brunton und K. Kaurfman, ›Perinatal or neonatal mortality among women who intend at the onset of labour to give birth at home compared to women of low obstetrical risk who intend to give birth in hospital: a systematic review and meta-analyses‹, *EClinicalMedicine*, 2019, 14:59-70, doi.org/10.1016/j.eclinm.2019.07.005; . E. K. Hutton, A. Reitsma, J. Simioni, G. Brunton und K. Kaurfman, ›Maternal outcomes and birth interventions among women who begin labour intending to give birth at home compared to women of low obstetrical risk who intend to give birth in hospital: a systematic review and meta-analyses‹, *EClinicalMedicine*, 2020, 21. doi.org/10.1016/j.eclinm.2020.100319.

13 H. G. Dahlen, ›Is it time to ask whether facility based birth is safe for low risk women and their babies?‹, *EClinicalMedicine*, 2020, 14:9-10, doi.org/10.1016/j.eclinm.2019.08.003.

14 van Gennep, *The Rites of Passage.*

15 P. V. Symonds, *Gender and the cycle of life: calling in the soul in a Hmong village*, University of Washington, Seattle, 2003.

16 W. Trevathan, ›Primate pelvic anatomy and implications for birth‹, *Philosophical Transactions of the Royal Society of London, Series B, Biological Sciences,* 2015, 370(1663), doi: 10.1098/rstb.2014.0065.

17 Trevathan, ›Primate pelvic anatomy and implications for birth‹.

18 Trevathan, ›primate pelvic anatomy and implications for birth‹.

19 J. Milton, ›Chimps give birth like humans‹, *Nature*, 2011, doi:10.1038/news.2011.247.

20 P. H. Douglas, ›Female sociality during the daytime birth of a wild bonobo at Luikotale, Democratic Republic of the Congo‹, *Primates*, 2015, 55(4):533-542, doi: 10.1007/s10329-014-0436-0.

21 E. Demuru, P. F. Ferrari und E. Palagi, ›Is birth attendance a uniquely human feature? New evidence suggests that Bonobo females protect and support the parturient‹, *Evolution and Human Behaviour*, 2018, 39(5):502-510, doi.org/10.1016/j.evolhumbehav.2018.05.003.

22 S. Kitzinger, *Rediscovering birth*, Little, Brown and Company, London, 2000.

23 J. Jomeen, ›Fathers in the birth room: choice or coercion? Help or hindrance?‹ *Journal of Reproductive and Infant Psychology*, 2017, 35(4):321-323, doi: 10.1080/02646838.2017.1361124.

24 Jomeen, ›Fathers in the birth room‹.

25 A. Premberg, G. Carlsson, A.-L. Hellström und M. Berg, ›First-time fathers' experiences of childbirth – a phenomenological study‹, *Midwifery*, 2011, 27(6):848-853, doi: 10.1016/j.midw.2010.09.002; C. Inglis, R. Sharman und R. Reed, ›Paternal mental health following perceived traumatic childbirth‹, *Midwifery*, 2016, 41:125- 131, doi: 10.1016/j.midw.2016.08.008.

26 T. Dellmann, ›»The best moment of my life«: a literature review of fathers' experience of childbirth‹, *Australian Midwifery*, 2004, 17(3):20-26, doi.org/10.1016/S1448-8272(04)80014-2.

27 Inglis et al., ›Paternal mental health following perceived traumatic childbirth‹.

28 R. Reed, R. Sharman und C. Inglis, ›Women's descriptions of childbirth trauma relating to care provider actions and interactions‹ [unpublished qualitative research data], 2016.

29 Kitzinger, *Rediscovering birth.*

30 Wilson, *Ritual and conflict*, S. 153.

31 A. de la Sale, *The batchelars banquet or, a banquet for batchelars: wherein is prepared sundry daintie dishes to furnish their table, curiously drest, and seriously serued in. Pleasantly discoursing the variable humours of women, their quicknesse of wittes and vnsearchable deceits* (T. Decker trans), The British Library Website, 1651, abgerufen am 27.11.2022. www.google.com.au/books/edition/The_Batchelars_Banquet_or_a_Banquet_for/JVVpAAAAcAAJ?hl=en&gbpv=0

32 M. Odent, *Birth and breastfeeding: rediscovering the needs of women in pregnancy and childbirth*, Clairview, East Sussex, 2003.

33 Wilson, *Ritual and conflict*, S. 157.

34 S. Messager, *Was im Wochenbett wichtig ist*, Magas Verlag, Bonn 2022, S. 79.

35 Reed, *Midwifery practice during birth.*

36 Judy, ›There seems to be a pretty good understanding about women …‹ [Facebook comment], Reclaiming Childbirth as a Rite of Passage Group Page, 2 May 2020, abgerufen am 8. Dezember 2020.

37 K. Uvnäs-Moberg, *The oxytocin factor: tapping into the hormone of calm, love, and healing*, Da Capo Press, 2003.

38 D. J. Walsh, ›»Nesting« and »Matrescence« as distinctive features of a free-standing birth centre in the UK‹, *Midwifery*, 2006, 22(3):228-239, doi: 10.1016/j.midw.2005.09.005.

39 T. Mondy, J. Fenwick, N. Leap und M. Foureur, ›How domesticity dictates behaviour in the birth space: lessons for designing birth environments in institutions wanting to promote a positive experience of birth‹, *Midwifery*, 2016, 43:37- 47, doi: 10.1016/j.midw.2016.10.009.

40 H. G Dahlen, S. Downe, M. Jackson, H. Priddis, A. de Jonge and V. Schmied, ›An ethnographic study of the interaction between philosophy of childbirth and place of birth‹, *Women and Birth*, 2020, doi: 10.1016/j.wombi.2020.10.008.

41 Sheridan, ›I use battery fairy lights in the bathroom – the mirror …‹ [Facebook comment], Reclaiming Childbirth as a Rite of Passage group page, 2 May 2020, abgerufen am 8. Dezember 2020.

42 Reed, *Midwifery practice during birth*, S. 88.

43 Persönliche Kommunikation mit der Autorin, 4. Mai 2020 (mit Erlaubnis geteilt).

44 Kitzinger, *Rediscovering birth.*

45 Wilson, *Ritual and conflict*, S. 157.

46 Kitzinger, *Rediscovering birth.*

47 Dictionary.com, *Niggle*, Dictionary.com, n.d., abgerufen am 27.11.2022. www.dictionary.com/browse/niggle

48 A. Rota, L. Antolini, E. Colciago, A. Nespoli, S. E. Borrelli und S. Fumagalli, ›Timing of hospital admission in labour: latent versus active phase, mode of birth and intrapartum interventions. A correlational study‹, *Women and*

Birth 2018, 31(4):313- 318, doi: 10.1016/j.wombi.2017.10.001; M-A Davey, H. L. McLachlan, D. Forster und M. Flood, ›Influence of timing of admission in labour and management of labour on method of birth: results from a randomised controlled trial of caseload midwifery (COSMOS trial)‹, *Midwifery*, 2013, 29(12):1297-1302, doi: 10.1016/j.midw.2013.05.014.

49 Erin, ›Re: Early labour and mixed messages‹ [blog comment], *MidwifeThinking*, 23 September 2012, abgerufen am 27.11.2022. midwifethinking.com/2013/11/13/early-labour-and-mixed-messages/

50 L. Dixon, J. Skinner, M. Foureur, ›Women's perspectives of the stages and phases of labour‹, *Midwifery*, 2013, 29(1):10-17, doi: 10.1016/j.midw.2012.07.001; R. Reed, M. Barnes and J. Rowe, ›Women's Experience of Birth: childbirth as a Rite of Passage‹, *International Journal of Childbirth*, 2016, 6(1), doi: 10.1891/2156-5287.6.1.46

51 World Health Organization, *Intrapartum care for a positive childbirth experience*, WHO, 2018, abgerufen am 27.11.2022. www.who.int/publications/i/item/9789241550215; National Institute for Health and Care Excellence, *Intrapartum care for healthy women and babies*, NICE, 2014, abgerufen am 27.11.2022. www.nice.org.uk/guidance/cg190

52 Auckland District Health Board, *Stages of labour*, National Women's Health, n.d., abgerufen am 27.11.2022. nationalwomenshealth.adhb.govt.nz/womens-health-information/maternity-2/labourandbirth/stages-of-labour/; NHS, n.d., abgerufen am 27.11.2022. www.nhs.uk/pregnancy/labour-and-birth/what-happens/the-stages-of-labour-and-birth/

53 G. Cappelletti, A. Nespoli, S. Fumagalli und S. E. Borrelli, ›First-time mothers' experiences of early labour in italian maternity care services‹, *Midwifery*, 2016, 34:201, doi: 10.1016/j.midw.2015.09.012.

54 Sara, ›Re: The effective labour contraction‹ [blog comment], *MidwifeThinking*, 28 August 2010, abgerufen am 27.11.2022. midwifethinking.com/2010/08/18/the-effective-labour-contraction/

55 Amy, ›Re: The effective labour contraction‹ [blog comment], *MidwifeThinking*, 19 August 2010, abgerufen am 27.11.2022. midwifethinking.com/2010/08/18/the-effective-labour-contraction/

56 Oona, ›Re: The effective Labour Contraction‹ [blog comment], *Midwife Thinking*, 17 February 2011, abgerufen am 27.11.2022. midwifethinking.com/2010/08/18/the-effective-labour-contraction/

57 Jessica, ›Re: The effective Labour Contraction‹ [blog comment], *MidwifeThinking*, 14 November 2013, abgerufen am 27.11.2022. midwifethinking.com/ 2010/08/18/the-effective-labour-contraction/

58 H. Cheyne, R. Terry, C. Niven, D. Dowding, V. Hundley und P. McNamme, ›»Should I Come in Now?«: A Study of Women's Early Labour Experiences‹, *British Journal of Midwifery*, 2013, 15(10):604-609, doi.org/10.12968/bjom.2007.15.10.27341.

59 M. M. Gross, R. A. Burian, C. Frömke, H. Hecker, C. Schippert und P. Hillemanns, ›Onset of labour: women's experiences and midwives' assessments in relation to first stage duration‹, *Archives of Gynecology and Obstetrics*, 2009, 280(6):899-905.

60 Low and Moffat, ›Every labor is unique‹.

61 Cappeletti et al., ›First-time mothers' experiences of early labour in italian maternity care services‹.

62 R. Reed, R. Sharman und C. Inglis, ›Women's descriptions of childbirth trauma relating to care provider actions and interactions‹, *BMC Pregnancy and Childbirth*, 2017, 17(21), doi: 10.1186/s12884-016-1197-0.

63 H. Cheyne, D. W. Dowding und V. Hundley, ›Making the diagnosis of labour: midwives' diagnostic judgement and management decisions‹, *Journal of Advanced Nursing*, 2006, 53(6):631, doi: 10.1111/j.1365-2648.2006.03769.x.

64 T. S. Eri, A. Blystad, E. Gjengedal und G. Blaaka, ›Negotiating credibility: first-time mothers' experiences of contact with the labour ward before hospitalisation‹, *Midwifery*, 2010, 26(6):e25-e30, doi: 10.1016/j.midw.2008.11.005.

65 Chevne et al., ›»Should I come in now?«‹.

66 C. Barnett, V. Hundley, H. Cheyne, F. Kane, ›»Not in labour«: impact of sending women home in the latent phase‹ *British Journal of Midwifery*, 2008, 16(3):144-153, doi.org/10.12968/bjom.2008.16.3.28692.

67 Eri et al., ›Negotiating credibility‹.

68 Reed et al., ›Women's descriptions of childbirth trauma relating to care provider actions and interactions‹.

69 I.-M. Carlsson, K. Zeigert, E. Sahlberg-Blom und E. Nissen, ›Maintaining power: women's experiences from labour onset before admittance to maternity ward‹, *Midwifery*, 2012, 28(1):86-92, doi: 10.1016/j.midw.2010.11.011.

70 Carlsson et al., ›Maintaining power‹.

71 Kyla, ›Re: Early Labour and mixed messages‹ [blog comment], *MidwifeThinking*, 18 May 2016, abgerufen am 27.11.2022. midwifethinking.com/2013/11/13/early-labour-and-mixed-messages/

72 Anon, ›Re: Early labour and mixed messages‹ [blog comment], *MidwifeThinking*, 30 January 2013, abgerufen am 27.11.2022. midwifethinking.com/2013/11/13/early-labour-and-mixed-messages/

73 H. E. D. Shallow, R. Deery und M. Kirkham, ›Exploring midwives' interactions with mothers when labour begins: a study using participatory action research‹, *Midwifery*, 2018, 58:64-70, doi: 10.1016/j.midw.2017.10.017.

74 Kirsteen, ›Re: Early labour and mixed messages‹ [blog comment], *MidwifeThinking*, 7 March 2014, abgerufen am 27.11.2022. midwifethinking.com/2013/11/13/early-labour-and-mixed-messages/#comment-31529

Sieben

Liminalität

Eines der Hauptmerkmale dieser Liminal- oder Schwellenphase jedes Übergangsritus ist die allmähliche psychische »Öffnung« der betroffenen Person für tiefgreifende innere Veränderung.
Robbie Davis-Floyd[1]

In der medizinischen Terminologie wird die Liminalität, Schwellen- oder Liminalphase der Geburt als »aktive« Phase der Wehen bezeichnet und als »erste Phase« des Geburtsvorganges eingestuft. Das Wort »liminal« leitet sich vom lateinischen *limen* ab, das Schwelle bedeutet, und bezieht sich auf die Grenze oder den Übergang zwischen zwei Zuständen oder Lebensweisen.[2] Während eines Übergangsritus tritt eine Person nach der Trennungsphase in die Liminalphase ein. Oft wird gesagt, sie sei dort »an einem anderen Ort«.[3] Der Schwellenraum ist weder Ausgangspunkt noch Ziel, er ist ein »Dazwischen-Zustand« und wird häufig als Ort der Prüfung und des Chaos betrachtet.[4] Während der Liminalität ist eine Person »unklar«, da sie »einen Bereich durchquert, der nur wenige oder keine Attribute des vergangenen oder kommenden Zustands hat«.[5] Solange sie »zwischen zwei Welten schwankt«, befindet sie sich in einer Zeit der »symbolischen Zerstückelung« und der inneren Reorganisation ihres Selbst.[6] In diesem unstrukturierten und chaotischen Grenzbereich ist die Person besonders empfänglich für symbolische Botschaften. Daher führt man in Übergangszeremonien liminale Rituale durch, um ihr den Weg zu weisen und ihr Botschaften über die im kommenden Zustand erforderlichen Aufgaben zu vermitteln. Im Geburtsritus ist die Liminalität die Phase zwischen Schwangerschaft und Geburt. Sie beinhaltet ein tiefgreifendes Öffnen und Aufribbeln von Körper und Seele in Vorbereitung auf das Erscheinen von Mutter und Kind.

EVAS GEBURTSGESCHICHTE: 2. TEIL

Teil 2 von Evas Geschichte zeigt uns die »Wehen« der Geburt, die »Arbeit«, die Leib und Seele leisten, um die Gebärmutter zu öffnen.

***

Evas Wehen wurden stärker, und sie konnte nicht länger liegen bleiben. Um ihre Schmerzen zu lindern, folgte sie dem Bedürfnis ihres Körpers nach Bewegung und einem Wechsel in ihrer Körperhaltung. Evas hoher Beta-Endorphinspiegel bewirkte in Kombination mit Oxytocin eine anhaltende Veränderung ihres Bewusstseinszustandes.[7] *In diesem Zustand verlangsamte sich die Funktion ihres Neokortex (Denken), und ihr limbisches System (Instinkte) dominierte. Evas Fokus war auf ihr Inneres gerichtet, sie schloss die Augen und war tief verbunden mit ihrem Körper, ihrem Baby und dem Rhythmus ihrer Kontraktionen. Die Beta-Endorphine machten sie schläfrig und zwischen den Wehen schlummerte sie ein und wachte auf, wenn die nächste Welle begann. Während der Wehen bewegte sie sich rhythmisch und gab beim Ausatmen ein tiefes Stöhnen von sich. Diese instinktive Stimmgebung setzte weitere Beta-Endorphine frei, was zu Evas verändertem Bewusstseinszustand beitrug.*[8] *Evas »Geburtslied« weckte ihre Mutter und Schwester, die Eva sanft beruhigten, während sie die Nacht hindurch in den Wehen lag.*

Im Laufe der Stunden veränderten die Wellen der Geburtswehen die Form von Evas Gebärmutter. Jede Kontraktion begann im Fundus (oberer Teil der Gebärmutter) und breitete sich nach außen und unten in Richtung des Gebärmutterhalses aus. Die Muskelfasern der Gebärmutter verkürzten und verdickten sich, spannten sich an und zogen die Gebärmutter nach oben und nach vorn. Sobald eine Wehe abebbte, blieb in den Muskelfasern in Evas Fundus noch etwas von der Spannung erhalten, und ihr Fundus wurde immer dicker, stärker und mächtiger. Im Gegensatz dazu wurde Evas Gebärmutterhals weicher und geschmeidiger, als die Wehen fortschritten, so dass er dem Aufwärtszug des Fundus nachgeben konnte. Die Wehen drückten auch auf die Fruchtblase, wodurch das Fruchtwasser vor dem Kopf des Babys den Gebärmutterhals ausbuchtete und aufdehnte. Als Evas Wehen fortschritten, wurde der Platz in ihrer Gebärmutter immer enger, während die Muskelfasern in ihrem zunehmend kräftigeren und kompakteren Fundus gebündelt wurden. Der Platz in der Gebärmutter nahm weiter ab, und Evas Baby rollte sich eng zusammen und bewegte sich nach unten.

Das absteigende Köpfchen hielt ihren Gebärmutterhals offen, und mit jeder Wehe wurde er nach oben gezogen und über das Köpfchen gedehnt.

Der Abwärtsdruck der Wehen presste das Babyköpfchen fest auf Evas Beckenboden. Der Widerstand der Beckenmuskulatur bot Gegendruck, so dass Evas Tochter einen Drehpunkt hatte, und das Fruchtwasser in der Fruchtblase half ihr, sich zu winden und den Rücken nach vorne zu drehen. Das Babyköpfchen drückte gegen Evas Kreuzbein und schob es nach hinten, um mehr Platz im Becken zu haben. Eva reagierte auf die Öffnung ihres Beckens, indem sie sich instinktiv auf den Boden in eine vorgebeugte Position begab. In dieser Position war Evas Kreuzbein frei beweglich, während die Schwerkraft es ermöglichte, dass der Rücken ihres Babys sich weiter in die Wölbung ihres Bauches drehen konnte. Als die Bänder zwischen ihren Beckenknochen sich dehnten, um Platz für ihr Baby zu schaffen, fühlte Eva sich in dieser Position auch sicherer und geerdeter. Als ihre Tochter sich drehte, wickelte sich ihre Nabelschnur um ihren Hals, und war so während der Wehen vor Druck geschützt. Als das Babyköpfchen sich nach unten bewegte, presste es gegen Evas Kreuzbein und blockierte den Blutfluss zu diesem Bereich, was eine Veränderung der Hautfarbe zwischen Evas Gesäßbacken hervorrief.[9] Eine violette Linie erschien tief unten in der Nähe von Evas Steißbein, die langsam aufwärts zum oberen Ende ihrer Gesäßfalte zog, als der Geburtsvorgang fortschritt, und das Baby sich abwärts bewegte.

Jede Kontraktion des Gebärmuttermuskels verringerte vorübergehend den sauerstoffreichen Blutzufluss zur Plazenta. Evas Körper reagierte auf Biofeedback von ihrem Baby und regulierte das Wehenmuster, um eine ausreichende Sauerstoffversorgung zu gewährleisten. Die Fruchtblase schützte ebenfalls Plazenta und Baby vor den Wehen, indem sie den Druck über das gesamte Fruchtwasser verteilte. Änderungen des Sauerstoffgehalts erzeugten bei Evas Tochter Eustress (gesunder Stress), der epigenetische Veränderungen bewirkte, und so ihren Stoffwechsel und ihr Immunsystem für das Leben auf der Welt vorbereitete.[10] Kortisol beschleunigte auch die Senkung der Oberflächenspannung der Lunge, wodurch sie auf das Einatmen von Luft vorbereitet wurde. Oxytocin wanderte durch die Plazenta ins kindliche Gehirn, wo es epigenetische Veränderungen auslöste, die das Bindungsverhalten des Babys vorbereiteten.[11]

Als die Geburt sich ihrem Ende näherte, hatte Evas Fundus, der obere Teil ihrer Gebärmutter, sich zu einem dicken, kräftigen Muskel entwickelt, der in der Lage war, ihr Baby hinauszudrücken. Ihr Muttermund war über den breitesten Teil des Babyköpfchens gezogen, und die Fruchtblase wölbte sich in ihre Vagina. Eva befand sich mit geschlossenen Augen noch immer tief in einem veränderten Bewusstseinszustand, hielt die Hände ihrer Mutter fest und wiegte sich und stöhnte bei jeder Wehe. Als allmählich die Sonne draußen vor der Geburtshütte aufging, folgten starke Kontraktionen schnell aufeinander mit wenig Ruhepausen dazwischen. Ein Adrenalin- und Noradrenalin-Schub durchflutete Evas Körper und aktivierte ihren Neokortex, so dass sie wachsam genug war, um ihr bald zur Welt kommendes Baby zu beschützen. Eva erlebte diesen Adrenalin-Noradrenalin-Schub als eine überwältigende Welle der Angst. Sie öffnete die Augen, geriet in Panik und wandte sich hilfesuchend an die Außenwelt. Auf dem Höhepunkt einer Wehe platzte ihre Fruchtblase und ließ das Gewebe von Evas Vagina und Damm (Perineum) gleitfähig für die bevorstehende Dehnung werden. Es folgte eine Pause zwischen den Wehen, als die Adrenalin-Noradrenalin-Spiegel sanken, und Oxytocin wieder die Oberhand gewann. Eva stand auf der Schwelle zur Geburt und vertraute zutiefst ihrem Instinkt, war sich jedoch ihrer Umgebung bewusst und bereit, ihr Baby zu empfangen.

***

DAZWISCHEN

Während der Geburtswehen befindet eine Frau sich buchstäblich zwischen dem Zustand der Schwangerschaft und dem der Mutterschaft. Dies spiegelt sich im Begriff »in den Wehen« wider, der eher auf ein Irgendwo in einem Prozess hinweist, als auf einen starren, körperlichen Zustand. Im Gegensatz dazu sagt man, dass Frauen »schwanger« sind und nicht »in Schwangerschaft« oder »eine Mutter« sind und nicht »in Mutterschaft«. Auch das ungeborene Baby ist eine liminale Entität, ein Wesen, das sich zwischen den Zuständen bewegt, von einem im Mutterleib verborgenen Fötus zu einem Baby, das reif ist, seine Gemeinschaft zu treffen.[12] Die Liminalphase der Geburt ist die Zeit, in der Mutter und Kind nicht in normalen sozialen und kulturellen Rollen und normalen physiologischen und psychischen Zuständen sind, sondern in einem Dazwischen.

Die Liminalität ist eine wichtige Zeit in einem Übergangsritus, in der oft aufwendige Rituale durchgeführt werden, um eine Person durch ihre Transformation zu leiten. Traditionelle Übergangsriten verwenden Pflanzen, Alkohol, rhythmische Klänge und Bewegungen, wie zum Beispiel Trommeln oder Tänze, um die Person in einen veränderten tranceähnlichen Bewusstseinszustand zu versetzen.[13] Während eine Person sich in der Liminalität befindet, werden Rituale durchgeführt, um ihr Ego und Selbstwertgefühl zu brechen. Oft muss sie eine Prüfung bestehen, wie z. B. eine körperliche Herausforderung, oder ihr werden Schmerzen zugefügt. Endorphine, die als Reaktion auf den Schmerz und das körperliche Durchhaltevermögen freigesetzt werden, vertiefen den veränderten Bewusstseinszustand noch weiter. Nach allgemeiner Auffassung bringt die Liminalität die Person mit dem Unkontrollierten, dem Unendlichen, dem Grenzenlosen, mit einer Gottheit oder einer übermenschlichen Macht in Verbindung.[14] Ein Hauptmerkmal der Liminalphase eines Übergangsritus ist die allmähliche psychische »Öffnung« der Person für tiefgreifende innere Veränderungen. Die Liminalphase ist auch eine Zeit der Reflexion, in der die Person ermutigt oder gezwungen wird, über ihre Gesellschaft und die Kräfte, die sie hervorbringen und erhalten, nachzudenken.

Gebärende Frauen brauchen keine zeremoniellen Rituale, um in die Liminalität zu gelangen. Auf natürliche Weise erzeugt die Physiologie selbst einen Liminalzustand und sorgt für eine allmähliche physische als auch psychische »Öffnung« der Frau. Die Geburtswehen treten in rhythmischen Wellen auf, und Frauen reagieren oft mit rhythmischen Bewegungen und Lauten. Die in Reaktion auf die Schmerzen freigesetzten Endorphine tragen ebenfalls zum veränderten Bewusstseinszustand während der physiologischen Geburt bei. Frauen beschreiben ihr Erleben der Liminalität mit »in ihrer eigenen Welt sein« und verwenden oft räumliche Begriffe, wie beispielsweise »Land«, »Planet« und »Zone«, um die Erfahrung auszudrücken, dass sie an einem anderen Ort sind.[15] Dieser »Ort« scheint innerhalb der Gebärenden zu liegen, und manche Frauen vergleichen ihren Zustand mit einer tiefen meditativen Erfahrung.

> *Ich fühlte mich wie in einer Art animalischer Meditation, ein seltsames Gefühl, wo ich nicht wirklich wusste, was um mich herum vor sich ging, und ich wollte nicht gestört werden ... wie in einem anderen Zustand, wie in einem Geisteszustand, den ich noch nie erlebt habe, wie eine tiefe, seltsame Meditation oder sowas.*
>
> Hillary[16]

Die Zeitwahrnehmung gebärender Frauen ist ebenfalls verändert. Oft haben sie ein Gefühl von Zeitlosigkeit.[17]

Ich war definitiv in der Welt der Wehen, was wirklich schön ist. Ja es war so richtig verschlafen und verträumt und fühlte sich irgendwie schwerfällig, entspannt und langsam an. Keine Ahnung, es ist schwierig zu erklären. Die Zeit schien nicht mehr zu existieren, und der Rest der Welt verschwand irgendwie … ich glaube, ich hätte mich in dieser Welt verlieren können. Es war ziemlich schön dort.

Genevieve[18]

Die Liminalphase der Geburt geht mit einer erhöhten körperlichen und psychischen Verletzlichkeit einher – daher das Bedürfnis während der Trennungsphase einen sicheren Geburtsort aufzusuchen. Veränderte Bewusstseinszustände – ohne den Filter des Neokortex – führen im Unterbewusstsein zu einer gesteigerten Empfänglichkeit für Botschaften aus der Außenwelt.[19] Wie schon in Kapitel 4 erörtert, neigen Menschen in veränderten Bewusstseinszuständen verstärkt dazu, Ratschläge von Autoritätspersonen anzunehmen; diesen Ratschlägen wird auch eine größere Bedeutung und Wichtigkeit beigemessen.[20] Traditionelle Übergangsriten machen sich diese Anfälligkeit zunutze und setzen Rituale ein, um kulturelle Botschaften direkt ins Unterbewusstsein zu übermitteln.[21] Auf gebärende Frauen in der Liminalität können Worte und Handlungen in ihrer Nähe eine starke und anhaltende Wirkung haben. Die Botschaften umgehen den rationalen Neokortex und beeinflussen Gefühle und Emotionen direkt. Selbst wenn sie sich nicht an bestimmte Worte oder Handlungen erinnern, wissen die Frauen, wie sie sich durch das, was um sie herum geschah, gefühlt haben.[22]

Der veränderte Bewusstseinszustand, der die Geburt begleitet, fördert das instinktive Verhalten. Wenn das limbische System den Neokortex dominiert, werden erwartete Verhaltensweisen und kulturelle Normen missachtet. Menschen in der Liminalphase eines Übergangsritus werden als »strukturlos« beschrieben.[23] Die Strukturlosigkeit drückt sich im Benehmen gebärender Frauen aus. Iola erreichte z. B. in der Liminalphase der Geburt das Krankenhaus:

Als wir also am Krankenhaus ankamen, parkten wir vorn … und also, ich ging fünf Meter, und dann war ich schon wieder auf allen Vieren am Boden. Und dann sprengte ich meine Fruchtblase … weil ich meine Hand rein gesteckt habe und einen Blasensprung verursachte … das war, weil ich den Ballon fühlen konnte … und so habe ich sie gesprengt, als ich auf dem Fußweg vor der Notaufnahme war, und das alles, während ich einige Klümpchen Stuhl in den Garten absetzte.

Iola[24]

Frauen, die normalerweise schüchtern sind, verlieren ihre Hemmungen, entkleiden sich, fluchen oder stellen Forderungen an ihre Familie und ihr Geburtsteam. Häufig stoßen gebärende Frauen auch ungeniert instinktive Urlaute aus.

Ich wusste, ich war weit weg. Ich war drinnen in meinem Körper, auf so eine Art und Weise, dass ich weit weg war. Die Geräusche, die ich machte. Ab und zu hörte ich diesen Laut. Er war so richtig tierisch, als wäre ich eine große Kuh.

Sheila[25]

Diese Urgeräusche unterstützen die Geburtsphysiologie, indem sie die Freisetzung von Endorphinen stimulieren und so zu Schmerzlinderung und Beruhigung beitragen.[26] Sie tragen ebenfalls zu einem veränderten Bewusstseinszustand und einem Gefühl der Zeitlosigkeit bei.[27]

Der Laut, der aus meinem Körper kam, war einfach phantastisch, völlig phantastisch. Er war so ursprünglich, urweltlich, tierisch, ich könnte ihn nicht schauspielern oder wiederholen … es war, als wären mein Körper und mein Geist eins geworden, aber es gab kein Innen oder Außen, es gab keinen Begriff dafür. Meine Geburt war phantastisch. Ich glaube, ich kann es am besten mit einer Art außerkörperlichem Zustand beschreiben. Aber es war nicht ganz das, es war, als wären die Kategorien von außen und innen neu angeordnet worden. Es war, wie im Kirchenlied »Be still and know« [Seid stille und erkennet]. Egal, was irgendjemand sagte, mein Körper wusste einfach alles, nenn es, wie du willst, Wellen; mein Körper hat alles mitgemacht.

Trudy[28]

Die intensive Konzentration auf das Innere in der liminalen Phase ermöglicht den Frauen, ihren Instinkten und ihrer Intuition zu folgen. Frauen, die während ihrer Schwangerschaft Selbstvertrauen entwickelt haben, können das Wissen über ihr eigenes Wohlergehen und das ihres Kindes aus ihrem Inneren schöpfen. Frauen können auch unter der Geburt instinktiv auf die unmittelbaren Bedürfnisse ihres Babys reagieren.

Also, jedes Mal, wenn eine Wehe kam, musste ich aus irgendeinem Grund auf meiner linken Seite liegen. Und nachträglich, glaube ich, war das, weil er auf der rechten Seite lag. Sein Rücken war dort, und ich wollte ihn drehen.

Hilary[29]

Die Liminalphase der Geburt erlaubt Frauen, zwischen den Welten zu reisen und ohne Störungen durch die rationale und lineare Natur der äußeren Welt, mit ihrem Körper und Baby zu arbeiten. Sie müssen sich jedoch wieder mit der äußeren Welt in Einklang bringen, bevor ihr Baby geboren wird. Der Schutz eines Neugeborenen erfordert einen funktionierenden Neokortex und die Fähigkeit zu denken und mit der Umgebung zu interagieren. Darum flutet am Ende der Liminalität, wenn die Wehen am intensivsten sind, Adrenalin durch den Körper der Frau, und holt sie zurück in die Außenwelt. Das ist der Zeitpunkt, an dem sie sich am Übergang (Transition) zwischen den Geburtsphasen Liminalität und Erscheinen befindet. Die Erfahrung des Übergangs kann intensiv sein, und viele Frauen sind angstvoll, überwältigt und fühlen sich überfordert.

Ich weiß noch, dass ich mich einfach so gefühlt habe, als würde ich mich vollständig auflösen, die ultimative Kapitulation. Es fühlte sich in meiner Vorstellung so an, wie der Tod sein könnte, um ehrlich zu sein. Bei diesem Übergang habe ich immer das Gefühl von »verdammt großartig. Das schon wieder. Hallo, mein alter Freund. Ich hasse diesen Teil«. Ich bin überhaupt nicht begeistert und möchte aufgeben. Ich fechte es meistens im Kopf aus, verbalisiere es nicht. Bei der dritten Geburt hatte ich ein großartiges Transzendenzerlebnis, als wäre ich ein Gefäß, vollständig verbunden mit meinem Körper und meinem Baby. Es kam mir vor, als müsste ich ein Gefühl von Tod akzeptieren, um sie durchkommen zu lassen. Alles, was ich war, legte ich ab.

Ellie[30]

Dieser Übergang spiegelt den Verlauf traditioneller Übergangsriten wider, bei denen der Höhepunkt der Liminalität ein »Verderben, eine Auflösung und eine Zersetzung des Selbst« mit sich bringt.[31] Liminalität führt zur Zerstörung des Egos, zu einem metaphorischen Tod des alten Selbst, um eine Transformation zu ermöglichen und eine Neugeburt. Dies ist ein archetypisches Element in Übergangsriten, und es taucht in den Geschichten von der Heldinnenreise in der gesamten Herstory auf.

Es gibt eine Phase der Wehen, passenderweise Übergang genannt, in der eine Frau die Grenze ihrer Belastbarkeit erreicht. Sie fühlt sich, als könnte sie nicht weitermachen, und sie hat Recht. Die Maid in ihr ist nicht stark genug für die anstehende Aufgabe. Während dieser Phase stirbt die Maid, so dass die Frau als Mutter, mit ihrem Kind, wiedergeboren werden kann. Eine neue, fähigere Version von sich selbst, mit viel mehr Kraft, als sie je gekannt hat. Von der Maid zur Mutter.

Carley Mendes[32]

ÜBERGANGSRITEN FÜR DIE LIMINALITÄT

Liminale Übergangsriten konzentrieren sich darauf, der Frau ein Umfeld zu bieten, das die physiologischen Abläufe und ihren veränderten Bewusstseinszustand fördert. Traditionelle Riten stützten sich auf das Wissen, wie Botschaften aus dem äußeren Umfeld, Einfluss auf die innere Reise der Frau ausüben. Reizeinflüsse wurden bewusst manipuliert, um die physiologischen Vorgänge zu verbessern. Beispielsweise wurden unnötige Gespräche und Interaktionen im Geburtsraum minimiert, um den Neokortex der Frau nicht zu stimulieren.[33] Manche Kulturen verwenden Musik, Trommeln oder Gesänge, damit die Frau sich auf den Rhythmus ihrer Wehen einstellen kann.[34]

Pflanzliche Öle und Kräuter wurden verbrannt, oder zur Entspannung und Beruhigung in den Körper der Frau einmassiert.[35] Während der Geburtswellen werden häufig sanfte Berührungen und Massagen eingesetzt, um die Ausschüttung von Oxytocin zu stimulieren, was den Gebärenden bei der Entspannung hilft. Traditionelle Bezeichnungen für die »Hebamme« spiegeln die Bedeutung der Massage während der Geburt wider; Samba (japanisch) bedeutet z. B. »die ältere Frau, die massiert«. Ebenso sind die sensorischen Qualitäten, die warmes Wasser für die physiologischen Abläufe während der Geburt bietet, seit Jahrtausenden bekannt. Wasser wird überall auf der Welt verwandt, um Wohlgefühl zu erzeugen, entweder man benutzt warme Tücher, oder die Mutter nimmt ein warmes Bad.[36] Die moderne Forschung hat wissenschaftliche Beweise geliefert, die diese alte Weisheit und Praxis belegen.[37] In letzter Zeit ist das Bad im warmen Wasser in Krankenhäusern immer häufiger geworden.

Der emotionale und psychische Zustand einer Frau ist direkt mit den physiologischen Abläufen in ihrem Körper verbunden. Der veränderte

Bewusstseinszustand in der Liminalität bietet einen direkten Weg in das Unterbewusstsein der Frau. Traditionelle Übergangsriten konzentrierten sich auf die Organisation der »symbolischen Umgebung«, um »das ganze Sein der Frau, psychisch und physiologisch, auf die anstehende Aufgabe auszurichten«.[38] Das Aufdröseln und Lösen von Knoten ist ein universelles Symbol, das in liminalen Ritualen während der Geburt verwendet wird. Frauen im antiken Griechenland lösten zum Beispiel den rituellen Knoten ihrer Gürtel, die der Göttin Artemis gewidmet waren, damit ihr Körper während der Wehen losließ.[39] Auf den Philippinen werden ein Schlüssel (Entriegeln) und ein Kamm (Entwirren) unter das Kopfkissen einer gebärenden Frau gelegt, und die Frauen tragen ebenfalls rituelle Gürtel aus abgeworfener Schlangenhaut.[40] Rituale, die das Öffnen symbolisieren, sind ein Merkmal von Übergangsriten der Liminalphase. In einigen Kulturen entfernt man Stopfen und Deckel von Gläsern und Flaschen, um die Notwendigkeit des Öffnens darzustellen, oder man verwendet eine sich öffnende Blüte als visuelles Symbol.[41] In Italien legt man eine trockene und verschrumpelte Rose von Jericho neben die Gebärende. In der Hitze des Geburtszimmers entfaltet die Rose sich nach und nach und symbolisiert die Öffnung des Frauenkörpers.

In alten Zeiten kannten Hebammen sich sehr gut in der Anwendung von liminalen Ritualen aus, die Botschaften ins Unterbewusstsein der Frau aussandten.[42] Sie vertrauten darauf, dass die Frau ihr Baby zur Welt brachte, und ihre Rolle bestand darin, für eine symbolische Umgebung zu sorgen, die die innere Reise der Frau unterstützte. Hebammen übermitteln durch ihre Worte und Handlungen weiterhin Botschaften, ob sie sich dessen bewusst sind oder nicht. Moderne Riten der Liminalität konzentrieren sich in erster Linie auf Präsenz und das Hüten der Schwelle zwischen der inneren Welt der Frau und der äußeren Welt.

Präsenz

Während der Geburt ist eine Frau in einem besonders verletzlichen und ungeklärten Zustand, psychisch und physisch. Das ist wahrscheinlich der Grund, warum Frauen im Laufe der Herstory in dieser Zeit die Gesellschaft anderer Frauen gesucht haben. Der Begriff »Präsenz« wird oft verwandt, um die Rolle der Hebamme zu beschreiben, die darin besteht, während der Geburt »mit Frau« zu sein. Frauen erwarten von ihrer Hebamme eine unaufdringliche Begleitung und dass sie für eine Atmosphäre der Sicherheit und Ruhe sorgt.[43] Mit ihrer Präsenz setzt die Hebamme einen »Anker« in der Außenwelt, damit die Frau sich ihrer Reise ins Dazwischen hingeben kann.[44] Obwohl es bei der Hebammenpräsenz um das »Dabeisein« geht, statt um das »Machen«, ist die Hebamme keinesfalls passiv, denn Präsenz erfordert eine bewusste Fokussierung auf den Moment sowie auf die Frau und die Geburtsumgebung. Eine Hebamme muss achtsame Präsenz durch eine ruhige Aufmerksamkeit ausüben und sich auf ihre Sinne, ihre Intuition und ihren Intellekt stützen, um den Geburtsrhythmus und das Wohlbefinden von Mutter und Kind zu beobachten.

> *Präsenz bedeutet für mich, ganz im Moment sein, im Schwellenbereich stehen, ohne dass in diesen Momenten irgendetwas anderes existiert als diese Frau und dieser Bereich. Meine mentale, emotionale und intuitive Intelligenz konzentriert sich in diesem Moment auf die Mutter, das Baby und das Geburtsumfeld. Beobachten und dabei sein.*
>
> Kristy, Hebamme in der Ausbildung[45]

Achtsame Präsenz ermöglicht es der Hebamme, die Bedürfnisse der Frau zu erkennen und angemessen darauf zu reagieren, ob es sich nun um Trost, Unterstützung oder Schutzrituale handelt. In der Vergangenheit war es unüblich, dass Hebammen bei Geburten allein anwesend waren. Die unmittelbare physische und emotionale Unterstützung der gebärenden Frau wurde in der Regel von der weiblichen Familie und den Freundinnen der Frau übernommen. Der Hebamme fiel die Rolle zu, den »Akt der Geburt« zu überwachen und wenn nötig einzugreifen.[46]

Heutzutage werden gebärende Frauen üblicherweise von Partner:innen, Freund:innen oder Familie begleitet, aber diese Menschen sind wahrscheinlich nicht mit Geburten vertraut. Grundfertigkeiten zur Unterstützung einer gebärenden Frau gehören nicht mehr zur allgemeinen Frauenaufgabe. Heutzutage wird von Hebammen erwartet, dass sie die Rolle des traditionellen Klatschweibs übernehmen, während sie gleichzeitig die Geburtsumgebung und das Wohlbefinden von Mutter und Kind überwachen. (Die Klatschweiber unterstützten die Frau unter der Geburt körperlich und emotional und übernahmen häusliche Pflichten wie Wäschewaschen und Kinderbetreuung.) Im modernen Kontext kann die Unterstützung einer Doula die Hebamme entlasten, die sich dann ganz auf ihre achtsame Präsenz konzentrieren kann.

Und während es mir half, dass meine Hebamme nur auf der Couch saß, sich Notizen machte und Tee schlürfte, half es mir auch, dass die Doula mir näher war, neben dem Geburtspool. Ich denke, eine nähere Hebammenpräsenz hätte sich aufdringlicher angefühlt, weil ich mich dann gefragt hätte, ob alles in Ordnung wäre, doch sie nur im Hintergrund zu sehen, hat mir geholfen, weil ich wusste, sie war nicht nötig, also war alles gut und sicher.

Anna-Maria[47]

Die Freisetzung von Oxytocin wird gefördert, wenn eine gebärende Frau das Gefühl hat, privat und unbeobachtet zu sein.[48] Daher müssen Hebammen die Fähigkeit entwickeln, Präsenz zu zeigen, ohne der Frau das Gefühl zu geben, überwacht zu werden. Während viele Frauen es wichtig finden, dass die Hebamme physisch am Geburtsort anwesend ist, geht es beim Konzept der Präsenz mehr um ein Gefühl der Verfügbarkeit als um körperliche Nähe; es geht um das Vertrauen, dass die Hebamme da ist, wenn sie gebraucht wird.

Wenn die Hebamme im Zimmer anwesend ist, muss sie es vermeiden, ein Gefühl der Hyperwachsamkeit zu vermitteln. Traditionelle Vorgehensweisen für eine unaufdringliche Hebammenpräsenz gibt es auch heute noch. So stricken oder häkeln zum Beispiel einige Hebammen, während sie im Geburtszimmer sitzen.[49] Handarbeiten beschäftigen Augen und Hände und lenken die direkte Beobachtung und Aktivität weg von der gebärenden Frau. Die Hebamme kann die Laute der Frau hören und sie unauffällig beobachten, ohne sie direkt anzublicken. Auch fördert die rhythmische Beschäftigung mit Stricken und Häkeln ein Gefühl der Ruhe und Achtsamkeit, die die Präsenz unterstützen.[50] Die symbolische Botschaft, die der gebärenden Frau vermittelt wird, lautet: »Alles ist gut«, denn die Hebamme würde nicht stricken, wenn sie beunruhigt wäre.[51]

Die Schwelle hüten

Um die Liminalität zu unterstützen, hütet das geburtshilfliche Personal die Schwelle zwischen der inneren Welt der Frau und der Außenwelt. Das Geburtszimmer ist ein heiliger Raum, und die während der Trennungsphase geschaffene Umgebung muss sorgsam gepflegt werden. Das geburtshilfliche Team muss dafür sorgen, dass die Privatsphäre geschützt bleibt, und verhindern, dass nicht erforderliche Personen ein- und ausgehen. Dies kann in Krankenhauseinrichtungen schwierig sein.

> *Als Privatpatientin hat man so gut wie immer einen Arzt, der rein und raus saust. Und das verändert die ganze Dynamik im Zimmer. Also, es könnte sein, dass alles so richtig leise abläuft, und schöne gedämpfte Lichter, und es läuft einfach wunderbar. Und dann kommt plötzlich jemand rein.*
>
> Isla[52]

Die Hebamme hat die Aufgabe, sich für die Frau einzusetzen, und einige Hebammen wenden bestimmte Strategien an, um andere Mitarbeiter davon abzuhalten, das Geburtszimmer einer Frau ohne Grund zu betreten. Dazu gehören das Schließen der Tür und ein »Bitte nicht stören«-Schild daran, oder den Mitarbeitern mitzuteilen, dass die Frau nicht erlaubt, dass Personen den Raum betreten, es sei denn, sie benötigte deren direkte Betreuung. Für die Hebamme kann es hilfreich sein, den Chefärzten oder dem medizinischen Personal zu versichern, dass sie sie über Probleme oder Bedenken auf dem Laufenden halten wird. Die physiologische Geburt fällt in den Aufgabenbereich der Hebamme, und Hebammen müssen hinter ihrer Behandlung stehen und Verantwortung übernehmen.[53]

Die Schwelle zu hüten, bedeutet auch, die Geburtspartner:innen so zu unterstützen, dass diese wiederum die Frau effektiv unterstützen können. Es kann eine Herausforderung sein, einem geliebten Menschen bei den Wehen zuzusehen, besonders in einer Kultur, in der die physiologische Geburt unsichtbar ist, und Schmerz immer mit Leid einhergeht. Für Geburtspartner:innen können sanfte, beruhigende Worte und Anleitungen vom geburtshilflichen Fachpersonal wichtig sein. Gebärende Frauen sind sich oft der Gefühle ihrer Partner:innen bewusst und spüren Stress, Sorgen oder Angst. Daher erfüllt man die emotionalen Bedürfnisse der Frau, wenn man beruhigend auf die Menschen einwirkt, die an der Schwelle warten. Nichtpharmakologische Schmerzlinderung, wie Massage und Akupressur können der Frau und ihren Geburtspartner:innen ein Gefühl der Zusammenarbeit und Verbundenheit vermitteln.[54] Die Hebamme kann zu dieser Teamarbeit ermutigen, wenn sie den Geburtspartner:innen zeigt, wie sie die Frau mit solchen Techniken unterstützen können. Idealerweise haben Geburtspartner:innen bereits in der Vorbereitungsphase gelernt, wie sie die Frau unterstützen können (siehe Kapitel 5).

Will man die Schwelle hüten, so heißt das auch, auf die physischen Bedürfnisse der Frau einzugehen, ohne durch eine Stimulierung ihres Neokortex die Liminalität zu stören. Komplizierte Sprache ist im veränderten Bewusstseinszustand der Liminalität schwer zu verarbeiten. Wenn Frauen überhaupt reden, sind es meist kleine Wünsche wie »trinken« oder »aua, mein Rücken«. Das geburtshilfliche Team muss dafür sorgen, dass die Frau möglichst wenig in Worte fassen muss, und stattdessen antizipieren, was sie braucht. Dies könnte bedeuten, dass sie eine Wasserflasche in ihre Nähe stellen, damit sie diese bei Bedarf greifen kann. Oder wenn sie bemerken, dass die Frau sich während der Wehen selbst den Rücken reibt, könnten sie vorsichtig ein warmes Tuch über den Bereich legen oder ihn massieren.

Sobald eine Frau den Höhepunkt der Liminalität erlebt, holt ein plötzlicher Adrenalinschub sie zurück an die Schwelle zwischen den Welten. An diesem Punkt werden Frauen oft von Angst überwältigt und wenden sich an ihre geburtshilflichen Fachkräfte, um sich zu beruhigen oder um um Hilfe zu bitten. Ein plötzlicher Wechsel findet statt, und der Blick nach Innen mit geschlossenen Augen wird zu einem Blick nach Außen mit weit aufgerissenen Augen. An diesem Punkt der Geburt ändert sich oft das Bedürfnis der Frauen nach Präsenz, und möglicherweise benötigen sie mehr Interaktion und Unterstützung. Die Fachkräfte können der Frau mit beruhigenden Worten versichern, dass sie in guter Obhut ist und imstande sein wird, ihr Baby zu gebären.[55]

Die Hebamme hat eigentlich alles richtig gemacht. Statt hereinzukommen und vor mir auszuflippen, trat sie ein und tat, was ich brauchte … »Du weißt, was zu tun ist, gib dich der Situation hin, sprich es mit dir selbst durch, und alles wird gut, und weil alles andere in Ordnung war und ja, auf Anhieb, war das alles, was sie mir sagen musste. Ich brauchte nur zu wissen, dass es so normal war, dass gerade nichts Schlimmes passierte … und sobald sie das getan hatte, war alles gut.

Belinda[56]

SCHUTZRITEN FÜR DIE LIMINALITÄT

Während der Schwellen- oder Liminalphase der Geburt werden mehr Schutzriten ausgeführt, denn sie gilt als gefährlicher als die Trennungsphase. Die Schutzriten unserer Vorfahren konzentrierten sich auf die spirituelle Natur des Schwellenraums und die Gefahren der mit ihr verbundenen Geisterwelt. Durch die gesamte Herstory haben die Menschen den Glauben an Reiche außerhalb der physischen Welt bewahrt, und der Schamanismus war weltweit ein Bestandteil menschlicher Kulturen.[57] Schamanen sind Menschen, die in andere Reiche reisen und mit den Geistern unserer menschlichen Vorfahren und der Tiere in Kontakt treten können. Sie versetzen sich in Trancezustände, um Zugang zu diesen Reichen zu erhalten, Botschaften von Geistern zu empfangen und spirituelle Energie in die physische Welt zu leiten, hauptsächlich zu Zwecken der Heilung. Die Schamanen waren die ersten Heiler:innen in den Kulturen, die körperliche Krankheiten als Symptome einer seelischen Krankheit verstanden. Schamanen wurden auch zu schwierigen Geburten hinzugerufen, um zu »sehen«, was die Schwierigkeiten verursachte und um in der Geisterwelt nach einer Lösung zu suchen.[58] Auch Hebammen haben im Laufe der Herstory schamanische Praktiken angewandt. In einigen Kulturen beschwören Hebammen vorsätzlich die Geister der Toten herauf, um die Geburt der Lebenden zu unterstützen.[59] Maya Hebammen riefen z. B. die Geister verstorbener Hebammen als Begleitung an, damit sie ihnen bei der Betreuung von gebärenden Frauen zur Seite standen. In Malaysia stiegen die Sieben Himmlischen Hebammen vom Himmel herab, um Frauen am Ende der Geburtswehen beizustehen. Der Glaube an übernatürliche Geburtshilfe kann in einer Zeit der Gefahr und Unsicherheit ein Sicherheitsgefühl vermitteln.

Der veränderte Bewusstseinszustand, der mit den physiologischen Wehen einhergeht, ähnelt einer schamanischen Trance. Die Frauen befinden sich im *Dazwischen* zwischen beiden Welten und gelten als zugänglich für Geister. Gelegentlich berichten Frauen, dass sie während ihrer Wehen tote Verwandte gesehen haben oder Ahnengeistern begegnet sind. In seinem Artikel *Rumour of Angels und Heavenly Midwifes*, schreibt Greg Lahood über Berichte von Frauen, die während des Übergangs von der Liminalität in die Erscheinensphase der Geburt von bekannten (eine Großmutter) und unbekannten Geistern (eine Nonne) besucht wurden.[60] Diese Geister leiteten und unterstützten die Frauen mit ihrer liebevollen Anwesenheit. In manchen Kulturen gelten die Körper der Gebärenden als Tore zwischen den Welten, durch die Geister in die Menschenwelt eintreten können.[61] Daher wird die Zeit der Geburtswehen als potenziell gefährlich für die Frau, ihr Baby und alle Anwesenden angesehen. In diesem Zusammenhang hat die Hebamme die Rolle der »Fachfrau für das Heilige« und der Mittelsfrau zwischen den übernatürlichen und natürlichen Welten sowie die einer Hüterin, die die Kinderseele sicher »in das Land der Lebenden« führt«.[62]

In fast allen traditionellen Gesellschaften glaubte man, dass Frauen während der Schwangerschaft und vor allem während der Geburt besonders anfällig für heimtückische Einflüsse sind.[63]Jahrhunderte lang wurden Rituale durchgeführt, um böse Geister entweder zu besänftigen oder sie von der gebärenden Frau abzulenken. Frauen in Sri Lanka trugen zum Beispiel während der Wehen einen Gegenstand aus Eisen, weil man glaubte, dass Eisen vor Dämonen schützte.[64] In einigen Kulturen, darunter auch in traditionellen albanischen Gemeinschaften, führte der Kindesvater rituelle *Couvaden* durch, um gefährliche Geister zu täuschen und sie von der Frau und dem ungeborenen Kind abzulenken.[65] Bei diesen *Couvaden* gab der Vater vor, selbst in den Wehen zu sein, legte sich häufig ins Bett und ahmte Wehenschmerzen nach. In einigen Kulturen, wie beispielsweise der hawaiianischen und der ugandischen, empfahl man Frauen, während der Geburt still zu sein, um nicht die Aufmerksamkeit böser Geister auf sich zu ziehen.[66] Im Gegensatz dazu glaubten die Sudanesen, dass Frauen schreien müssten, denn wenn sie mutig wirkten, wären sie anfälliger für den »bösen Blick«.[67]

Mit der Ausbreitung des Christentums in Europa sorgte die Verbindung der Frau mit dem Geisterreich für religiöse Besorgnis. Tertullian, ein Kirchenvater, bezeichnete Frauen als »Tor des Teufels«.[68]

Während der Hexenverfolgungen des Mittelalters wurden schamanische Hebammenpraktiken unterdrückt und eliminiert und jeglicher Hinweis auf eine Verbindung zur Geisterwelt wurde für Frauen gefährlich. Die katholische Kirche bot religiöse Alternativen an, um Frauen während der Geburt zu schützen.[69] Im Geburtszimmer wurden Kruzifixe aufgestellt, und Frauen hielten geweihte Reliquien oder rezitierten während der Wehen Gebete und Gesänge. Gebetsrollen, Amulette und Bernstein wurden um die Bäuche der Frauen gewickelt, um Schmerzen zu lindern und eine sichere Geburt zu bewirken. Viele Frauen riefen die heilige Margareta von Antiochia an, die Schutzpatronin der Schwangeren und der Geburt, weil sie hofften, dass ihr Baby so leicht aus ihrem Körper herauskommen würde, wie die heilige Margareta aus dem Drachen. Die

Reformation in England führte zur Zerstörung heiliger Reliquien und Ikonen, und man versuchte Heilige wie die heilige Margareta abzuschaffen. Frauen durften nur Gott selbst um Unterstützung und Schutz während der Geburt anrufen.

Als die Medizin sich der Geburt bemächtigte, veränderten sich die Schutzriten. Man konzentrierte sich nun auf die physische Sicherheit, ohne das Zusammenspiel mit der spirituellen oder emotionalen Sicherheit zu berücksichtigen. Man glaubte, dass die Gefahren dem weiblichen Körper innewohnten, und nicht von bösen Geistern ausgingen. Technologien und Operationen wurden entwickelt, mit denen man ein Baby während einer komplizierten Geburt lebend zur Welt bringen konnte. Deshalb verlagerte sich der Schwerpunkt der Schutzriten darauf, den weiblichen Körper mittels Technik zu überwachen, damit Mutter und Kind gerettet werden konnten, falls es als erforderlich angesehen wurde. Hebammen haben schon immer das Wohlbefinden und den Geburtsfortschritt beurteilt, doch die Methoden änderten sich im Laufe der Zeit. Heutzutage führen Hebammen im Krankenhaussetting vorschriftsmäßige Untersuchungen am weiblichen Körper durch und notieren die Ergebnisse in einem Dokument namens Partogramm. Ein Krankenhaus beschreibt das Partogramm als »ein Betreuungsprotokoll, das ein juristisches Dokument darstellt, aber in der klinischen Praxis auch ein Weg zur Feststellung der Verantwortlichkeit ist«.[70] Mit diesen modernen Schutzriten kann die fachlich korrekte Arbeitsweise dokumentiert werden. Dies schützt jedoch in erster Linie das geburtshilfliche Fachpersonal. Klinische Untersuchungen können für Frauen störend sein und ihr Selbstvertrauen untergraben, indem sie den Wert externer Expertise bestätigen.[71] Außerdem können die Untersuchungsergebnisse die Geburtsreise auf Umwegen in eine ganz andere gefährliche Richtung lenken: die der unnötigen Eingriffe.

Herzschläge zählen

Im 19. Jahrhundert begannen Ärzte und Hebammen fötale Stethoskope zu verwenden, um durch den Bauch der Frau die Herztöne des Babys abzuhören (auskultieren).[72] Zunächst wurde dies nur bei komplizierten Geburten durchgeführt, um festzustellen, ob das Baby noch lebte. In der ersten Hälfte des zwanzigsten Jahrhunderts war die routinemäßige Auskultation der kindlichen Herztöne zur Standardpraxis geworden. Heute wird allen Frauen in der Phase der aktiven Wehen eine regelmäßige intermittierende Auskultation empfohlen, um Anzeichen einer fötalen Notlage festzustellen.[73] Die frühen fötalen Stethoskope, wie das Pinard-Stethoskop, wurden weitgehend durch tragbare elektronische Fötal-Dopplergeräte ersetzt. In den aktuellen Leitlinien wird empfohlen, die Herzfrequenz des Babys während der aktiven Wehen alle 15 Minuten zu messen und zu dokumentieren.[74] Diese häufigen Auskultationen beruhen jedoch nicht auf Forschungsergebnissen, und bisher gibt es keine Studien, die die Vorteile der Praxis des Auskultierens belegen.

Die kontinuierliche fötale Überwachung während der Wehen wurde in den sechziger Jahren eingeführt, ohne dass ihre Effizienz durch Forschungsergebnisse belegt wurde.[75] Man schloss Frauen an Wehenschreiber (Kardiotokograph (CTG)) an, die die Herzfrequenz *(Cardio)* ihres Babys und ihr Wehenmuster *(Toko)* messen und eine visuelle Repräsentation *(Graph)* erstellen sollten. In einer technokratischen Geburtskultur glaubte man, dass ein Gerät effektiver wäre als die intermittierende Auskultation. In den folgenden Jahrzehnten hat die Forschung diese Annahme nicht bestätigt und keinen Unterschied in den Outcomes für Babys mit CTG-Überwachung festgestellt. Eine neuere Untersuchung stellte fest, dass die CTG-Überwachung als Screening-Instrument für fötale Notlagen nicht besser sei »als eine Münze zu werfen«.[76] Nicht nur fehlt der schützende Effekt für das Kind, sondern mit diesen Geräten steigt auch die Gefahr für die Frauen, denn zu 99 % ist die Diagnose einer fötalen Notlage falsch, was oft zu unnötigen operativen Eingriffen führt.[77] Für eine gesunde Schwangere in physiologischen Wehen erhöht das CTG-Monitoring das Risiko einer Sectio caesarea um 40 %, ohne die Outcomes für die Babys zu verbessern.[78] Trotz der klinischen Leitlinien, in denen bei Niedrig-Risiko-Schwangeren vom Einsatz der CTGs abgeraten wird, gehört diese Praxis in vielen Krankenhäusern noch immer zur Routine.[79] Das von geburtshilflichen Fachkräften oft angeführte Argument lautet, dass die vom CTG erstellte Grafik sie vor Rechtsstreitigkeiten schützt.

> *Der größte Nachteil, den ich für die Praxis des intermittierenden Auskultierens sehe, ist hinsichtlich eines Rechtsstreits; es ist deine Aussage gegen ihre, wenn es ein Problem gibt, denn du hast keine Beweise … du hast kein CTG zum Vorzeigen.*
>
> anonym, Hebamme[80]

CTG-Geräte geben den Fachkräften auch das Gefühl, als ob sie »wissen, was vor sich geht«, während sie sich in hektischen Kliniksettings außerhalb des Geburtsraums befinden.

> *Es ist hektisch, manchmal ist es leichter, sie am Monitor zu haben, mit Epiduralanästhesie, wenigstens weiß man, was vor sich geht, wenn man zwischen den Zimmern hin- und herläuft.*
> anonym, Hebamme[81]

Das CTG-Monitoring kann Frauen daran hindern, sich instinktiv zu bewegen, und fesselt sie an die rationale Welt. Die Aufmerksamkeit der Anwesenden richtet sich auf das Gerät und die digitale Repräsentation der kindlichen Herzfrequenz und der Wehen der Frau. Viele Krankenhäuser haben eine zentrale Videowand, auf der alle CTG-Aufzeichnungen aus den einzelnen Geburtsräumen zu sehen sind. Die Frau und ihr Baby können von Personen außerhalb des Zimmers überwacht und beurteilt werden, die das simplifizierte, numerische Portrait eines komplexen und chaotischen Übergangsritus interpretieren. Das vermittelt dem Personal ein falsches Gefühl der Kontrolle und ist Ausdruck einer Geburtskultur, die die Medizintechnik über Frauen und über Forschungsergebnisse stellt. Man kann argumentieren, dass das Anschnallen einer Frau an einen Wehenschreiber das moderne Äquivalent zum Umwickeln ihres Körpers mit Amuletten und Gebetsrollen ist.

Die intermittierende Auskultation kann ebenfalls die physiologischen Abläufe und das instinktive Verhalten stören. Mit einem Gerät nach den kindlichen Herztönen zu fahnden, kann für die Schwangere unangenehm und störend sein. Einige Fachkräfte bitten die Frau sogar, ihre instinktive Haltung aufzugeben, so dass sie zum Abhorchen »rankommen« können. Obwohl viele Frauen die intermittierende Auskultation beruhigend finden, kann sie auch unnötige Sorge hervorrufen, besonders wenn die Hebamme Schwierigkeiten hat, den Herzschlag zu finden. Dieses Szenario ist relativ häufig, wenn das Baby sich tiefer ins Becken bewegt und es schwieriger wird, den Doppler oder das Pinard-Stethoskop zwischen seine Schultern zu platzieren.

> *Ich machte mir richtige Sorgen um die Sicherheit des Babys. Ja. Als die Hebamme abhorchte. Ich war so erleichtert, als sie sagte, »alles in Ordnung«. Daher wäre es fast besser, wenn die Hebamme gar nicht den Herzschlag des Babys abhorchen würde. Und es wäre entsetzlich*

gewesen, wenn die Hebamme gar nichts gesagt hätte – wenn sie nicht »alles in Ordnung« gesagt hätte. Das ist sehr wichtig. Sonst hätte ich gedacht, da wäre irgendein Problem.

Anna[82]

Das geburtshilfliche Team sollte die intermittierende Auskultation (wenn die Frau sie wünscht) so ausführen, dass die Frau körperlich und emotional möglichst wenig beeinträchtigt wird. Dies kann erreicht werden, indem man sich vorher abspricht, ob und wie diese Praxis durchzuführen ist. Die Absprache sollte möglichst schon vor der Geburt oder während der Trennungsphase getroffen werden. Das geburtshilfliche Personal kann sich um die Frau herumbewegen, um den kindlichen Herzton zu finden, statt zu erwarten, dass die Frau sich bewegt. Die Stimulation des Neokortex lässt sich geringhalten, indem man Fragen wie »Kann ich abhören?« vermeidet. Stattdessen kann das Personal sich behutsam mit dem Abhörgerät auf die Frau zubewegen; die Frau kann sich wegbewegen oder das Gerät wegschieben, wenn sie momentan keine Auskultation wünscht. Die Rückmeldung über die Ergebnisse der Auskultation muss einfach, klar und beruhigend sein – beispielsweise »Baby klingt gut«.

Den Fortschritt aufzeichnen

In Krankenhäusern wird der Geburtsfortschritt aufgezeichnet, indem man die Öffnung des Muttermundes zusammen mit dem Tiefertreten des Babyköpfchens durch das Becken auf einem Partogramm verzeichnet. Anhand der dadurch entstehenden Kurve wird beurteilt, ob der Geburtsfortschritt angemessen ist. Die Erwartungen hinsichtlich eines angemessenen Fortschritts werden nach einem Diagramm beurteilt, das Emanuel Friedman in den 1950er Jahren auf der Grundlage seiner graphisch-statistischen Analyse des Muttermundes von Frauen erstellte, die in einem Krankenhaus entbunden haben.[83] Die Mehrzahl der Frauen in der Studie war sediert, und viele hatten Medikamente (Pitocin) zur Wehenbeschleunigung erhalten.

Friedmans Kurve wurde in den 1970er Jahren in den Krankenhäusern eingeführt und ist bis heute Standard für die Beurteilung des Geburtsfortschritts. In seinem Lehrbuch *Labour: clinical evaluation and management* von 1978 schreibt Friedman über die Beurteilung der Geburt: »Die Phase des maximalen Anstiegs ist eine gute Anzeige für den Gesamtwirkungsgrad der »Maschine«, mit der wir es zu tun haben.«[84] Im Jahr 2003 wurde Friedmans Arbeit in der amerikanischen Zeitschrift *Obstetrics and Gynecology* als »hervorragendes Lehrmittel gelobt, weil es den Geburtsverlauf buchstäblich auf einen Blick erfassen lässt – und das Arkanum der Wehen entmystifiziert«.[85]

Der auf Friedmans Arbeit basierende vorgeschriebene Zeitplan für die normale Öffnung oder Dilatation des Muttermundes beträgt während der aktiven Wehen einen Zentimeter pro Stunde. Laut neueren Forschungsergebnissen entsprechen die Eröffnungsmuster des weiblichen Muttermundes jedoch nicht dem erwarteten Zeitplan, und ein *Cochrane Review* über den Gebrauch von Partogrammen bei normalen Geburten stellte fest: »auf Grundlage der Ergebnisse dieses Reviews, kann die routinemäßigen Verwendung eines Partogramms als Teil der standardmäßigen Geburtsbegleitung und -betreuung nicht empfohlen werden.«[86]

Die Aufzeichnung der Dilation des Muttermundes in ein Partogramm erfordert regelmäßige vaginale Untersuchungen. Vaginaluntersuchungen wurden in der gesamten Herstory von geburtshilflichen Fachkräften ausgeführt.[87] Bevor die Geburt ins Krankenhaus verlegt wurde, führte man sie jedoch nur als Reaktion auf eine Komplikation durch, um das Problem zu erkennen – wenn man z. B. beurteilen wollte, ob das Baby eine Fehllage hatte und feststeckte. Alte Hebammenlehrbücher warnten vor unnötigen vaginalen Untersuchungen. Die französische Hebamme Madame du Coudray (1563–1636) schrieb z. B.: »Zu viel vaginale Einmischung ist auch schlecht: Sie kann die Blase entzünden. Das Beste ist, geduldig zu warten, und auf alle Anzeichen zu achten«.[88] Die moderne Forschung hat bisher keinen Beweis erbracht, dass routinemäßige vaginale Untersuchungen die Outcomes für Mutter und Kind verbessern.[89] Die Messung des Muttermundes einer Frau ist ebenfalls subjektiv, und die Genauigkeit der Ärzte liegt bei weniger als 50 %.[90] Darum ist die Durchführung von routinemäßigen vaginalen Untersuchungen zur Beurteilung des Geburtsfortschritts höchst fragwürdig.

Wenn man sich auf den Muttermund als einzigen Indikator für den Geburtsfortschritt konzentriert, lässt man auch die Erkenntnisse über die individuellen Funktionsweisen von Gebärmutter und Muttermund während der Geburtswehen außer Acht. Unter der Geburt retrahiert die Gebärmutter und zieht Muskelfasern nach oben in den Fundus. Der Muttermund wird über den Kopf des Kindes gedehnt, normalerweise als Ellipse vom hinteren Teil des Beckens nach vorn. Ob der Muttermund geöffnet erscheint oder nicht, hängt davon ab, ob der Kopf des Kindes sich gut einstellt und ihn offenhält. Darum wäre die Messung der Fundusdicke ein besserer Indikator für den Geburtsfortschritt als die Öffnung des Muttermundes. Die Öffnungsmuster des Muttermundes sind während der physiologischen Wehen bekanntlich individuell und unvorhersehbar.[91] Eine vaginale Untersuchung kann nur den Status des Muttermundes zum Zeitpunkt der Untersuchung bestimmen und liefert keine nützlichen Informationen darüber, was danach passieren wird. Der Muttermund einer Frau kann 10 Stunden lang bei 4 cm verweilen, und sich dann plötzlich über das Babyköpfchen dehnen. Der Muttermund einer anderen Frau kann sich schnell auf 8 cm öffnen, dann aber viele weitere Stunden brauchen, bis er am Ende über den Kopf des Babys gezogen wird.

Obwohl sich Hinweise über die Nutzlosigkeit vaginaler Untersuchungen verdichten, wird in klinischen Leitlinien dafür plädiert, weiterhin alle 4 Stunden den Muttermund zu begutachten. Bei dieser Empfehlung verweist man aufeinander statt sie durch Forschungsergebnisse zu untermauern.[92] Obwohl Hebammen die Frauen ermuntern, »sich selbst zu vertrauen« und »auf ihren Körper zu hören«, definieren sie den Geburtsprozess weiterhin in Zentimetern des Muttermundes. Eigene Geburtsgeschichten der Frauen sind mit Messdaten zur Muttermundöffnung gespickt, so zum Beispiel »Ich war 8 cm, als ich endlich das Krankenhaus erreichte«. Egal wieviel Vorwissen sie haben und wie sehr sie ihren Fähigkeiten zu gebären vertrauen, greifen Frauen doch oft auf kulturelle Normen zurück, sobald sie in den Wehen sind, besonders während der Liminalphase.[93] Frauen möchten über ihren Geburtsfortschritt Bescheid wissen, und tief im Unterbewusstsein gibt es den Glauben, dass der Muttermund die Antwort liefern kann.

Außerdem sind vaginale Untersuchungen keineswegs nur harmlose Prozeduren, sondern Eingriffe mit entsprechenden Risiken. Sie sind schmerzhaft, können den Gebärmutterhals irritieren oder versehentlich die Fruchtblase zum Platzen bringen und so das Infektionsrisiko erhöhen.[94] Vaginale Untersuchungen führen im Ergebnis oft zu weiteren unnötigen Eingriffen. So halten etwa 50 % der Erstgebärenden den vorgeschriebenen Zeitrahmen für die Muttermundöffnung nicht ein.[95] Bei diesen Frauen besteht die Gefahr, dass Eingriffe zur Beschleunigung des Geburtsvorgangs vorgenommen werden. Oft wird die Fruchtblase künstlich eröffnet, obwohl die Wehen nachweislich dadurch nicht beschleunigt werden.[96] Hebammen und Doulas führen auch natürliche Eingriffe durch, und fordern Frauen auf, umherzugehen oder auf einem

Geburtsball zu wippen, um den Körper an die Zeitvorgaben anzupassen. Einige wenden manuelle Techniken an, wie das »Sifting«, die Behandlung mit einem *Rebozo* (mexikanischer Schal), um die Rotation des Babys zu beschleunigen. Unabhängig von der Art des Eingriffs verstärken diese Maßnahmen die Vorstellung, dass der Körper einer Frau an die allgemeinen Fortschrittsparameter angepasst werden sollte.

Vaginale Untersuchungen können für eine Frau auch zu Desillusion und Besorgnis führen, wenn sie nicht die »ausreichende« Muttermundöffnung erreicht hat. Differenzen zwischen der Wahrnehmung des Geburtsfortschritts durch die Frau und den Beurteilungen des geburtshilflichen Personals können Angst und Verzweiflung hervorrufen.[97]

> *Ich fand die Vaginaluntersuchungen bei meiner ersten Geburt wahnsinnig schmerzhaft. Das galt als Grund, um mich nicht in den Geburtspool zu lassen – ich war keine 5 cm geöffnet. Ich wollte so schrecklich gern in den Pool (auch bei mir zu Hause!), dass ich in eine Untersuchung einwilligte. Ich war in 3 Stunden von 4 Zentimetern bei voll geöffnet angekommen. Ich hatte vorgehabt, meine Wehen im Pool zu haben und dann an Land zu gebären. Tatsächlich war ich an Land in den Wehen und brachte mein Baby nach nur 45 Minuten im Pool zur Welt. Ich schrieb einen Geburtsplan für meine zweite Geburt und hatte rot markiert, dass ich jedwede Vaginaluntersuchung ablehnte, und sie sollten nicht einmal angeboten werden, weil mich das aus der Fassung bringen würde.*
>
> Ruth[98]

Routinemäßige Vaginaluntersuchungen sind ein weit verbreiteter Schutzritus in der modernen Geburtshilfe. Bei einer medizinisch unterstützten Geburt können sie dem geburtshilflichen Personal helfen, sich ein Bild zu machen (siehe Kapitel 10), doch während einer physiologischen Geburt bieten sie keinen Schutz für Mutter und Kind. Stattdessen schützen routinemäßige Vaginaluntersuchungen die Institutionen, indem sie sicherstellen, dass die Frauen sich im Zeitplan für die Geburt befinden und das peripartale System effizient durchlaufen. Diagramme und Zeitrahmen vermitteln ein Gefühl der Kontrolle über einen körperlichen Prozess, der sich im Wesentlichen einer äußeren Kontrolle entzieht. Vaginale Untersuchungen rechtfertigen auch den Einsatz weiterer Interventionen, die Medizin und Technik in ihrer Macht bestärken. Bevor Frauen einer vaginalen Untersuchung zustimmen, müssen sie zunächst über die fehlenden

Erkenntnisse zu den Vorteilen dieser Prozedur und zu ihren potenziellen Konsequenzen informiert werden.

Es ist zwar wichtig zu wissen, dass die Geburt voranschreitet, doch gibt es weniger invasive Diagnosemethoden. Seit sie Geburten begleiten, haben Hebammen den Geburtsfortschritt ohne vaginale Untersuchungen beurteilt. Dank ihrer Kenntnis der Geburtsphysiologie können sie den Fortschritt durch die Beobachtung des weiblichen Körpers und des Geburtsverhaltens beurteilen. In der Liminalität wird eine Frau zum Beispiel aufgrund ihres hohen Beta-Endorphin-Spiegels nach innen gekehrt sein. Der Adrenalinschub in der Übergangsphase kann beobachtet werden, wenn die Frau Überforderung und Angst ausdrückt. Dieser Ansatz für die Beurteilung ist besser an die Bedürfnisse der Frau während der liminalen Phase angepasst, da er mit minimaler Störung einhergeht.

Die Liminalphase des Geburtsritus beinhaltet eine tiefgehende Öffnung von Körper und Seele. Der veränderte Bewusstseinszustand, der mit dieser Phase einhergeht, hemmt das Denken und fördert die Physiologie und den Instinkt. Das geburtshilfliche Personal führt Übergangsriten durch, die die Reise der Frau im Dazwischen unterstützen. Hebammen sind mit ihrer achtsamen Präsenz ein Anker zur Außenwelt. Die Schwelle zwischen den Welten zu hüten, bedeutet, den heiligen Raum des Geburtszimmers zu erhalten und die physischen und emotionalen Bedürfnisse der Frau zu erfüllen.

Die modernen Schutzriten lassen den historischen Glauben erkennbar werden, dass der weibliche Körper eine Maschine ist, die überwacht und bedient werden kann, um ihre Effizienz zu maximieren. Solche Riten konzentrieren sich auf klinische Beurteilungen, wobei Zahlen erfasst und in einem Diagramm dargestellt werden, um den Körper der gebärenden Frau quantitativ zu bestimmen. Dies erlaubt vereinheitlichte Grenzen und Parameter auf die Körper individueller Frauen anzuwenden. Außerdem haben die vorgegebenen Zeitrahmen weder mit Physiologie noch mit Forschung zu tun und führen zu weiteren Eingriffen.

Auch wenn Schutzriten wichtig sind, können sie auf eine Art und Weise durchgeführt werden, die die wesentlichen Bedürfnisse einer Frau in der Liminalität respektiert. Das setzt physiologische Kenntnisse voraus und ein Verständnis dafür, wie physiologische Vorgänge im Körper einer Frau, sich in ihrem Verhalten widerspiegeln. Während der Liminalität unterstützt der veränderte Bewusstseinszustand die Frau darin, sich in sich selbst zu versenken und ihrer Intuition zu folgen. Am Ende der Liminalphase holt der Übergang die Frau zurück in die Außenwelt, um sie auf die Phase des Erscheinens vorzubereiten.

> *Bei 4 meiner 5 Geburten hatte ich einen massiven Einbruch und sagte das gängige »ich kann nicht mehr«, während ich insgeheim wusste, dass die Geburt bevorstand. Bei meiner vierten Geburt, meiner zweiten Hausgeburt, war es anders. Alles stand still. Aber ich war so klar im Kopf wie noch nie. Ich öffnete meine Augen, und es war, als ob ich alles in hoher Auflösung sähe. Ich war so richtig high und geerdet und ruhig. Ich stieg aus dem Pool und ging aufs Klo, stand dann da und staunte über die Welt. Dann kündigte ich an, dass ich jetzt zurück in den Pool gehen würde. Beugte mich über den Rand, ging sofort in meine Ecke und presste mein Baby heraus. Es war der surrealste Moment meines Lebens.*
>
> Kit[99]

Endnoten

1 R. E. Davis-Floyd, *Birth as an American rite of passage*, 2nd edn, University of California Press, Berkeley, 2003, S. 19.

2 Collins Dictionary, *Liminal*, Collins Dictionary website, n.d., abgerufen am 27.11.2022. www.merriam-webster.com/dictionary/midwife

3 V. Turner, *The forest of symbols: aspects of Ndembu ritual*, Cornell University, New York, 1967, S. 98.

4 G. Lahood, ›From »bad« ritual to »good« ritual: transmutations of child-bearing trauma in holotropic ritual‹, *Journal of Prenatal & Perinatal Psychology Health*, 2007, 22(2), S. 84.

5 V. Turner, ›Betwixt and between: the liminal period in rites of passage‹, in L.C. Mahdi, S. Foster, M. Little (eds) *Betwixt and between: patterns of masculine and feminine initiation*, Open Court Publishing Company, Illinois, 1987, S. 5.

6 van Gennep, *The rites of passage*, S. 18; Lahood, ›From »bad« ritual to »good« ritual‹, S. 84.

7 I. Olza, K. Uvnäs-Moberg, A. Ekström-Bergström, P. Leahy-Warren, S. I. Karlsdottir, M. Nieuwenhuijze, S. Villarmea, E. Hadjigeorgious, M. Kazmierczak, A. Spyridou und S. Buckley, ›Birth as a neuro-psycho-social event: an integrative model of maternal experiences and their relation to neurohormonal events during childbirth‹, *PLOS One*, 2020, 15(7):e0230992, doi.org/10.1371/journal.pone.0230992.

8 B. Pierce, ›The practice of toning in pregnancy and labour: participant experiences‹, *Complementary Therapies in Nursing & Midwifery*, 1998, 4(2):41-46, doi: 10.1016/s1353-6117(98)80024-3.

9 A. Shepherd, H. Cheyne, S. Kennedy, C. McIntosh, M. Styles und C. Niven, ›The purple line as a measure of labour progress: a longitudinal study‹, *BMC Pregnancy and Childbirth*, 2010, 10(54), doi.org/10.1186/1471-2393-10-54.

10 S. Downe, H. Powell Kennedy, H. Dahlen and J. Craig, ›Epigenetics in healthy women and babies: short and medium term maternal and neonatal outcomes‹, in S. Downe and S. Byrom (eds), *Squaring the circle: normal birth research, theory and practice in a technological age*, Pinter & Martin, London, 2019.

11 Downe et al., ›Epigenetics in healthy women and babies‹.

12 H. Hogan, ›Breasts and the beestings: rethinking breast-feeding practices, maternity rituals, and maternal attachment in Britain and Ireland‹, *Journal of International Women's Studies*, 2008, 10(2):145.

13 Turner, *The ritual process*.

14 Turner, ›Betwixt and between‹.

15 R. Reed, M. Barnes und J. Rowe, ›Women's experience of birth: childbirth as a rite of passage‹, *International Journal of Childbirth*, 2016, 6(1), doi: 10.1891/2156- 5287.6.1.46.

16 Reed et al., ›Women's experience of birth‹.

17 T. Anderson, ›Feeling safe enough to let go: the relationship between a woman and her midwife during the second stage of labour‹, in M. Kirkham (ed), *The mother midwife relationship*, 2nd edn, Palgrave Macmillan, London, 2010.

18 R. Reed, *Midwifery practice during birth: rites of passage and rites of protection* [unpublished PhD thesis], University of the Sunshine Coast, 2013, abgerufen am 27.11.2022, S. 92. research.usc.edu.au/esploro/outputs/doctoral/Midwifery-practice-during-birth-rites-of/99448729602621

19 A. M. Ludwig, ›Altered states of consciousness‹, *Archives of General Psychiatry*, 1966, 15(3):225-234.

20 Ludwig, ›Altered states of consciousness‹.

21 Turner, ›Betwixt and between‹.

22 P. Simpkin, ›Just another day in a woman's life? Part II: nature and consistency of women's long-term memories of their first birth experiences‹, *Birth*, 1992, 19(2):64-81, doi: 10.1111/j.1523-536x.1992.tb00382.x.

23 Turner, ›Betwixt and between‹.

24 Reed et al., ›Women's experience of birth‹.

25 J Parratt, ›Couples' spiritual experiences at birth‹, in S Crowther and J Hall (eds), *Spirituality and childbirth: meaning and care at the start of life*, Routledge, Oxon, 2018, p121

26 B Pierce, ›The practice of toning in pregnancy and labour: participant experiences‹, *Complementary Therapies in Nursing and Midwifery*, 1998, 4(2):41-46, doi: 10.1016/s1353-6117(98)80024-3.

27 Pierce, ›The practice of toning in pregnancy and labour‹.

28 Lahood, ›From »bad« ritual to »good« ritual‹, S. 82.

29 Reed, *Midwifery practice during birth*, S. 100.

30 Persönliche Kommunikation mit der Autorin, 9. September 2020 (mit Erlaubnis geteilt).

31 Turner, ›Betwixt and between‹, S. 9.

32 C. Mendes, ›Transition‹, *Pathways to Family Wellness*, 2019, 61:18, abgerufen am 27.11.2022. pathwaystofamilywellness.org/PregnancyBirth/transition.html

33 C. Dunham, F. Myers, N. Barnden und A. McDougall, *Mamatoto: a celebration of birth*, Virgo Press, London, 1991.

34 Dunham et al., *Mamatoto*.

35 Dunham et al., *Mamatoto*.

36 S. Kitzinger, *Rediscovering birth*, Little, Brown and Company, London, 2000.

37 H. Ulfsdottir, S. Saltvedt und S. Georgsson, ›Women's experiences of waterbirth compared with conventional uncomplicated births‹, *Midwifery*, 2019, 79, doi: 10.1016/j.midw.2019.102547.

38 B. Bates und A. N. Turner, ›Imagery and symbolism in the birth practices of traditional cultures‹, *Birth*, 1985, 12(1):29-35, doi: 10.1111/j.1523- 536x.1985. tb00927.x.

39 Kitzinger, *Rediscovering birth*.

40 Bates und Turner, ›Imagery and symbolism in the birth practices of traditional cultures‹.

41 Bates und Turner, ›Imagery and symbolism in the birth practices of traditional cultures‹; Kitzinger, *Rediscovering birth*.

42 G. Lahood, ›Rumour of angels and heavenly midwives: anthropology of transpersonal events and childbirth‹, *Women and Birth*, 2007, 20(1):3-10, doi: 10.1016/j._wombi.2006.10.002.

43 Reed, *Midwifery practice during birth*.

44 Anderson, ›Feeling safe enough to let go‹.

45 Kristy, ›To me presence is being in the moment, standing in …‹ [Facebook comment], Reclaiming Childbirth as a Rite of Passage group page, 29 February 2020, abgerufen am 8. Dezember 2020.

46 A. Wilson, *Ritual and conflict: the social relations of childbirth in early modern England*, Routledge, London, 2016.

47 Anna-Maria, ›And while it helped me that my midwife was just …‹ [Facebook comment], Reclaiming Childbirth as a Rite of Passage group page, 29 February 2020, abgerufen am 8. Dezember 2020.

48 Olza et al., ›Birth as a neuro-psycho-social event.‹

49 N. Leap und B. Hunter, *Supporting women for labour and birth: a thoughtful guide*, Routledge, London 2016.

50 Knit for Peace, *The health benefits of knitting*, Knit for Peace website, n.d., abgerufen am 27.11.2022. knitforpeace.org.uk/knit-for-good/the-health-benefits-of-knitting/

51 M. Odent, ›Knitting midwives for drugless childbirth?‹ *Midwifery Today*, 2004, 71:21-22.

52 R. Reed, J. Rowe, M. Barnes, ›Midwifery practice during birth: ritual companionship‹, *Women and Birth*, 2016, 29(3):272, doi: 10.1016/j.wombi.2015.12.003.

53 International Confederation of Midwives, *Philosophy and model of midwifery care*, ICM, 2014, abgerufen am 27.11.2022. internationalmidwives.org/our-work/policy-and-practice/philosophy-and-model-of-midwifery-care.html

54 G. Thomson, C. Feeley, V. Hall Moran, S. Downe und O. Oladapo, ›Women's experiences of pharmacological and non-pharmacological pain relief methods for labour and childbirth: a qualitative systematic review‹, *Reproductive Health*, 2019, 16(1), doi: 10.1186/s12978-019-0735-4.

55 Reed et al., ›Midwifery practice during birth‹.

56 Reed et al., ›Midwifery practice during birth‹, S. 237.

57 M. Money, ›Shamanism as a healing paradigm for complementary therapy‹, *Complementary Therapy Nursing and Midwifery*, 2000, 6(4):207-212, doi: 10.1054/ctnm.2001.0546.

58 P.V. Symonds, *Gender and the cycle of life: calling in the soul in a Hmong village*, University of Washington, Seattle, 2003.

59 Lahood, ›Rumour of angels and heavenly midwives‹.

60 Lahood, ›Rumour of angels and heavenly midwives‹.

61 Lahood, ›Rumour of angels and heavenly midwives‹.

62 Lahood, ›From »bad« ritual to »good« ritual‹; Lahood, ›Rumour of angels and heavenly midwives‹.

63 B. Bates und A. N. Turner, ›Imagery and symbolism in the birth practices of traditional cultures‹, *Birth*, 1985, 12(1):29-35, doi: 10.1111/j.1523- 536x.1985. tb00927.x.

64 Kitzinger, *Rediscovering birth*.

65 A. Doja, ›Social thought and commentary: rethinking the couvade‹, *Anthropological Quarterly*, 2005, 78(4):917-950.

66 Dunham et al., *Mamatoto*.

67 Dunham et al., *Mamatoto*, S. 87.

68 Lahood, ›Rumour of angels and heavenly midwives‹, 7.

69 C. Ridgway, *Childbirth in Medieval and Tudor times by Sarah Bryson*, The Tudor Society website, 2015, abgerufen am 27.11.2022. www.tudorsociety.com/child birth-in-medieval-and-tudor-times-by-sarah-bryson/

70 King Edward Memorial Hospital, *Clinical practice guideline: labour: partogram*, King Edward Memorial Hospital website, 2019, abgerufen am 27.11.2022. www.kemh.health.wa.gov.au/~/media/HSPs/NMHS/Hospitals/WNHS/Documents/Clinical-guidelines/Obs-Gyn-Guidelines/Labour-Partogram.pdf?thn=0

71 Reed et al., ›Midwifery practice during birth‹.

72 M. Maude, J. Lawson and M. Foureur, ›Auscultation – the action of listening‹, *Birthspirit Midwifery Journal*, 2010, 5:9-17.

73 National Institute for Health and Care Excellence, *Intrapartum care for healthy women and babies*, NICE, 2014, abgerufen am 27.11.2022. www.nice.org.uk/guidance/cg190

74 NICE, *Intrapartum care for healthy women and babies*.

75 Maude et al., ›Auscultation – the action of listening‹.

76 T. P. Sartwelle, J. C. Johnston und B. Arda, ›A half century of fetal monitoring and bioethics: silence speaks louder than words‹, *Maternal Health, Neonatology and Perinatology*, 2017, 3:21, doi.org/10.1186/s40748-017-0060-2.

77 Sartwelle et al., ›A half century of fetal monitoring and bioethics: silence speaks louder than words‹.

78 L. Heelan-Fancher, L. Shi, Y. Zhang, Y. Cai, A. Nawai und S. Leveille, ›Impact of continuous electronic fetal monitoring on birth outcomes in low-risk pregnancies‹, *Birth*, 2019, 64(12), doi.org/10.1111/birt.12422.

79 NICE, *Intrapartum care for healthy women and babies.*

80 C. Hindley und A. M. Thomson, ›Intrapartum fetal monitoring and the spectre of litigation: a qualitative study of midwives' views‹, *Clinical Governance: An International Journal*, 2007, 12(4):236.

81 K. Hill, ›An exploration of the views and experiences of midwives using intermittent auscultation of the fetal heart during labor‹, *International Journal of Childbirth*, 2016, 16(2):68-77, doi:10.1891/2156-5287.6.2.68.

82 Anderson, ›Feeling safe enough to let go: the relationship between a woman and her midwife during the second stage of labour‹, S. 138.

83 E. A. Friedman, ›Primigravid labor: a graphicostatistical analysis‹, *Obstetrics and Gynecology*, 1955, 6(6):567-589.

84 E. A. Friedman, *Labour: clinical evaluation and management*, 2nd edn, Appleton Century-Crofts, 1978, 34.

85 R. Pitkin, Primigravid labor: a graphicostatistical analysis. *Obstetrics and Gynecology*, 2003, 101(2):216.

86 J. Zhang, J. Troendle, K. L. Grantz und U. M. Reddy, ›Statistical aspects of modeling the labor curve‹, *American Journal of Obstetetrics and Gynecology*, 2015, 212(6):750.e1-4, doi.org/10.1016/j.ajog.2015.04.014; E. Ferrazzi, S. Milani, F. Cirillo, S. Livio, C. Piola, V. Brusati and A. Paganelli, ›Progression of cervical dilatation in normal human labor is unpredictable‹, *Acta Obstetricia et Gynecologica Scandinavica,* 2015, 94(10):1136-1144; O. T. Oladapo, J. P. Souza, B. Fawole, K. Mugerwa, G. Perdoná, D. Alves et al., ›Progression of the first stage of spontaneous labour: a prospective cohort study in two sub-Saharan African countries‹, *PLOS Medicine*, 2018, 15(1).e1002492, doi: 10.1371/journal.pmed.1002492; T. Lavender, A. Hart und R. M. D. Smyth, ›Effect of partogram use on outcomes for women in spontaneous labour at term‹, *Cochrane Database of Systematic Reviews*, 2018, (8):CD005461, doi: 10.1002/14651858.CD005461.pub5.(www.cochrane.org/de/CD005461/PREG_wirkung-der-verwendung-von-partogrammen-auf-die-gesundheit-von-muttern-bei-zeitgerechten Deutsche Übersetzung).

87 H. Dahlen, S. Downe, M. Duff and G. Gyte, ›Vaginal examination during normal labor: routine examination or routine intervention?‹ *International Journal of Childbirth*, 2013, 3(3):142-152.

88 N. Rattner Gelbart, *The King's midwife: a history and mystery of Madame du Coudray*, University of California Press, 1998, S. 33.

89 Dahlen et al., ›Vaginal examination during normal labor: routine examination or routine intervention?‹

90 E. J. Buchmann and E. Libhader, ›Accuracy of cervical assessment in the active phase of labour‹, *BJOG*, 2007, 114(7):833-837.

91 Zhang et al., ›Statistical aspects of modeling the labor curve‹; Ferrazzi et al., ›Progression of cervical dilatation in normal human labor is unpredictable‹; Oladapo et al., ›Progression of the first stage of spontaneous labour‹.

92 NICE, *Intrapartum care for healthy women and babies*; Queensland Health, *Normal birth*, Queensland Clinical Guidelines, 2017, abgerufen am 27.11.2022. https://www.health.qld.gov.au/qcg/publications

93 D. Machin and M. Scamell, ›The experience of labour: using ethnography to explore the irresistible nature of the bio-medical metaphor during labour‹, *Midwifery*, 1997, 13(2):78-84, doi: 10.1016/s0266-6138(97)90060-7.

94 O. Gluck, Y. Mizrachi, H. G. Herman, J. Bar, M. Kovo and E. Weiner, ›The correlation between the number of vaginal examinations during active labor and febrile morbidity, a retrospective cohort study‹ *BMC Pregnancy and Childbirth*, 2020, 20(246), doi.org/10.1186/s12884-020-02925-9.

95 Buchmann and Libhader, ›Accuracy of cervical assessment in the active phase of labour‹.

96 R. M. D. Smyth, C. Markham and T. Dowswell, ›Amniotomy for shortening spontaneous labour‹, *Cochrane Database of Systematic Reviews*, 2013, (1):CD006167, doi: 10.1002/14651858.CD006167.pub3.

97 T. S. Eri, A. Blystad, E. Gjengedal and G. Blaaka, ›Negotiating credibility: first-time mothers' experiences of contact with the labour ward before hospitalisation‹, *Midwifery*, 2010, 26(6):e25-e30, doi: 10.1016/j.midw.2008.11.005; R. Reed, R. Sharman and C. Inglis, ›Women's descriptions of childbirth trauma relating to care provider actions and interactions‹, *BMC Pregnancy and Childbirth*, 2017, 17(21), doi: 10.1186/s12884-016-1197-0.

98 Ruth, ›Re: Vaginal examinations: a symptom of a cervix-centric birth culture‹ [blog comment], *MidwifeThinking*, 2 May 2015, abgerufen am 27.11.2022. https:// midwifethinking.com/2015/05/02/vaginal-examinations-a-symptom-of-a-cervix-centricbirth-culture/

99 Kit, ›For me, with my 5 births I tend to have …‹ [Facebook comment], Reclaiming Childbirth as a Rite of Passage group page, 6 June 2020, abgrufen am 27.11.2022. 8. Emergence 1. P Armstrong

Acht

Erscheinen

Es stellt sich eine Kraft bei den Frauen ein, wenn sie gebären. Sie bitten nicht darum, sie dringt einfach bei ihnen ein. Baut sich auf wie Wolken am Horizont und zieht durch, bringt ein Kind mit sich.

Sheryl Feldman[1]

Traditionell beinhaltet die Theorie des Übergangsritus drei Phasen: Trennung, Liminalität und Eingliederung. Ich habe meinem Geburtsritus eine weitere Phase, das »Erscheinen«, hinzugefügt, um diese wesentliche Zeit im Geburtsprozess zu würdigen. Während dieser Phase taucht eine Frau aus der Liminalität auf und bringt ihr Kind sowie eine transformierte Version ihres Selbst auf die Welt. Babys haben im Vergleich zum Becken ihrer Mutter einen relativ großen Kopf und müssen durch einen Knochenraum navigieren, der sich für den aufrechten Gang auf zwei Beinen entwickelt hat.[2] Darum ist das Erscheinen ein dynamischer Prozess, der eine Dehnung des weiblichen Beckens und ein Rotieren des Babys erfordert. Um den Prozess zu erleichtern, arbeiten Mutter und Kind instinktiv miteinander verbunden in einem gemeinsamen Geburtstanz. Eine instinktive Kraft entsteht im Innern der Frau, wenn sie ihr Baby herauspresst, und sie wird Zeugin der alten, ihrem Körper innewohnenden Weisheit. Wenn die Frau in der Erscheinensphase Leben durch ihren Körper in die Welt bringt, ist sie am mächtigsten. Die Medizin klassifiziert dieses Geburtsstadium als »zweite Phase« und diagnostiziert sie allein in Hinblick auf den geöffneten Muttermund. Die zweite Phase ist oft begleitet von Handlungsdruck und wiederholten Versuchen, die Macht und Körperweisheit der gebärenden Frau zu kontrollieren. Leider wird diese Geburtsphase oft als Notfall, statt als Erscheinen behandelt.

EVAS GEBURTSGESCHICHTE: 3. TEIL

Im dritten Teil von Evas Geburtsgeschichte erleben wir, wie sie ihr Kind zur Welt bringt und als Mutter aus der Geburt hervorgeht.

***

Es gab eine Ruhepause bei den Kontraktionen, als Evas Gebärmutter sich darauf einstellte, ihr Baby auf die Welt zu bringen. Evas limbisches System (instinktiv) war noch dominant, aber ihr Neokortex war wieder aktiv geworden, und sie nahm das Tageslicht wahr, das in ihre Geburtshütte drang, und das Zwitschern der Vögel draußen. Die Kombination von Instinkt und Rationalität versetzte Eva in die Lage, ihre Tochter, falls notwendig, sofort nach der Geburt schützen zu können. Sie verspürte Durst wegen der Adrenalinschubs, den sie am Ende der Liminalität erlebt hatte, und ihre Schwester bot ihr Wasser an. Ihr Muttermund war jetzt über das Babyköpfchen gezogen, was dem Baby ermöglichte, tiefer in ihre Vagina zu treten, und Evas Wehen kehrten mit anderem Muster und Zweck zurück. Der verdickte Fundusmuskel presste mit jeder mächtigen Wehe auf das Gesäß ihrer Tochter. Darauf trat das Baby tiefer und drückte auf die Nerven in Evas Beckenboden und Rektum, wodurch ein Pressdrang ausgelöst wurde. Zunächst fühlte Eva auf dem Höhepunkt der Kontraktionen den Druck auf ihren Darm; dann fühlte sie, wie ihr Körper leicht zu pressen anfing. Als ihre Tochter noch tiefertrat, wurden die Wehen zunehmend expulsiv, und die Muskeln ihrer Bauchdecke und ihres Zwerchfells schlossen sich der Gebärmutter an und verstärkten den Druck nach unten. Eva merkte, wie sie mit jeder Wehe mehrmals presste, während sie zwischen dem Pressen atmete und zwischen den Kontraktionen zur Ruhe kam. Mit jeder Wehe konnte sie fühlen, wie ihr Baby sich durch ihren Körper bewegte, und sich zwischen den Wehen wand, sobald ihre Gebärmutter sich entspannte. Evas Stimme veränderte sich und wurde kehliger und ächzender, als sie dem Pressdrang ihres Körpers folgte.

Das Babyköpfchen wurde durch den Druck nach unten fest zusammengepresst, was den kindlichen Vagusnerv stimulierte und die Herzfrequenz senkte. Am Ende jeder Wehe, sobald der Druck nachließ, normalisierte sich die Herzfrequenz des Babys wieder. Ohne intakte Fruchtblase und Fruchtwasser für den Druckausgleich pressten die Kontraktionen auch direkt auf die Plazenta, wodurch sie jedes Mal die Zufuhr von sauerstoffreichem Blut zum Baby unterbrachen.

Der von dieser intermittierenden Sauerstoffreduktion verursachte Eustress stimulierte wichtige physiologische Veränderungen, die das Baby auf das extrauterine Leben vorbereiteten. Der Kreislauf von Evas Tochter veränderte sich, und Herz und Gehirn wurden stärker durchblutet, Flüssigkeit entwich aus ihrer Lunge, und der Stoffwechsel wurde mobilisiert. Das Nervensystem des Babys wurde ebenfalls stimuliert, um Wachsamkeit und Energie für den Stillbeginn zu fördern.[3] *Um ihr Baby vor zu starker Hypoxie (Sauerstoffmangel) und einer Notlage zu schützen, kamen Evas Kontraktionen in größerem Abstand, was dem Gebärmuttermuskel mehr Zeit gab zu entspannen und der Plazenta ermöglichte, sich mit sauerstoffhaltigem Blut für das Baby anzureichern. Auch der Blutzufluss zu Evas Haut nahm zu und sorgte dafür, dass ihre Brust sich rötete und warm wurde, so dass sie ihrer Tochter gleich nach der Geburt Geborgenheit geben konnte.*

Eva bewegte sich instinktiv und wechselte ihre Position, um die Reise ihres Babys durch ihr Becken zu erleichtern. Sie blieb aufrecht und nutzte so die Schwerkraft zur Unterstützung der Wehen, die ihr Baby tiefer brachten. Evas Mutter und Schwester gaben ihr Halt, als sie verschiedene Stellungen einnahm, während sie auf die Empfindungen reagierte, die ihre Tochter auf dem Weg durch ihr Becken bei ihr auslöste. Das Baby trat weiter nach unten, dehnte Fasern tief im Becken und sandte Botschaften an Evas Gehirn, den Oxytocinspiegel noch weiter zu erhöhen.[4] *Die Spiegel des Milchhormons Prolaktin und der Beta-Endorphine stiegen ebenfalls an, je näher die Geburt des Kindes rückte.*

Eva hockte sich hin, wodurch ihre Sitzhöcker sich öffneten und dem Babyköpfchen mehr Platz verschafften, so dass es sich tiefer in die Vagina bewegen konnte.[5] *Mit jeder Wehe trat ihre Tochter weiter nach unten und dehnte langsam Evas Beckenmuskeln, dann, als die Gebärmutter sich zwischen den Kontraktionen entspannte, glitt sie ein bisschen zurück. Als das Baby das Weichgewebe in ihrem Becken verschob, wurde Evas Blase hochgedrückt, so dass die Harnröhre sich dehnte und dünner wurde, und ihr Rektum wurde flach gegen ihr Kreuzbein gedrückt, wobei Fäkalien ausgestoßen wurden. Eva spürte, dass ihr Dammgewebe sich dehnte, und begab sich instinktiv in eine kniende Position. Dabei zog sie die Beine enger zusammen, so dass das Gewebe mehr nachgab. Sie veränderte auch ihre Atmung und keuchte bei den Wehen, wodurch die Intensität des Abwärtsdruckes auf ihren Damm nachließ und das Erscheinen des Babyköpfchens sich verlangsamte.*

Während der letzten, wenigen Kontraktionen drückte der Hinterkopf des Babys fest gegen die innere Struktur von Evas Klitoris.[6] *Die Stimulation des neurovaskulären Bündels (Nervenversorgung), das die Klitoris innerviert, löste eine Kontraktion von Evas Musculus levator ani (Heber des Afters) aus, wodurch ihr Becken sich weiter öffnete. Der Druck auf die Klitorisstruktur verursachte auch einen Blutandrang im Bulbus vestibuli (Schwellgewebe, das den Scheideneingang umgibt) und der Crura (Schwellgewebe, das den Beckengürtel auskleidet), und diese Blutpolster boten dem Babyköpfchen Schutz, als es sich zeigte. Eva legte die Hand auf ihre Vulva und übte Druck aus, und reagierte damit auf das Stechen und Brennen ihrer Dammhaut (Perinealhaut), die sich um den vollen Durchmesser des Babyköpfchens dehnte. Eva spürte äußerst stark, wie das Babyköpfchen erschien, und schrie auf. Dabei flutete das Adrenalin durch ihren Körper, und verankerte sie wieder fest in der Welt. Dieselben unwillkürlichen pulsierenden Bewegungen des Beckenbodens, die den Orgasmus begleiten, vollendeten die Geburt des Babyköpfchens.[7] Kurze Druckimpulse der Beckenmuskeln wurden von einem leichten Vorwärtsschub ihres Beckens begleitet, so dass das Kreuzbein (Sakrum) das Köpfchen von Evas Tochter in Richtung Schambein schob. Das Schambein drückte auf den kindlichen Hinterkopf, was Evas Tochter anregte, ihren Nacken zu strecken und ihr Gesicht über Evas Damm zu streichen, während ihr Köpfchen geboren wurde.[8] Mikrobiota von Evas Stuhlmaterial und Vaginalflüssigkeit wurden vom Damm auf Gesicht und Mund ihrer Tochter übertragen, wodurch die Aussaat des kindlichen Mikrobioms begann.[9]*

Nachdem das Babyköpfchen geboren war, setzten die Kontraktionen für einige Minuten aus. Während dieser Zeit drehte Evas Tochter ihre Schultern, so dass sie durch das Becken passte. Flüssigkeit lief ihr aus Nase und Mund, als Evas Vagina ihre Lungen und Atemwege zusammenpresste. Bei der nächsten Wehe drückte Evas Tochter ihre Füße gegen den Fundus und glitt mit einem Schwall Fruchtwasser auf den Boden zwischen Evas Knien.

***

KÖRPERWEISHEIT ERLEBEN

Das Auftauchen aus der Liminalität beginnt mit dem Adrenalinschub, der den Höhepunkt dieser Phase begleitet. Ein weiterer Adrenalinschub, der durch die Empfindung des einschneidenden Babyköpfchens ausgelöst wird, erdet die Frau noch stärker in der Außenwelt, so dass sie auf das Muttersein vorbereitet ist. Normalerweise werden Frauen während der Phase des Erscheinens zunehmend wacher, weil ihr Neokortex aktiviert wird, und möglicherweise öffnen sie die Augen und interagieren mit ihrer Umgebung und den Menschen um sie herum.

> *Als ich zu pressen anfing, war es, als ob ein Vorhang aufgezogen würde. Eine völlig andere Wahrnehmung, plötzlich war ich wach, aufmerksam und hatte ein Zeitbewusstsein.*
>
> anonym[10]

Mit ihrem funktionierenden Neokortex nimmt die Gebärende die Urkraft ihres Körpers bewusst wahr. Frauen beschreiben oft, dass sie spüren, wie ihr Körper »die Kontrolle übernimmt«, wenn die alte zelluläre Weisheit ihr Kind nach unten schiebt.

> *An diesem Punkt hast du keine Kontrolle, die Gesellschaft hat keine Kontrolle, niemand hat Kontrolle, nur dein Körper und das, was dein Körper über Generationen und Tausende von Generationen [entwickelt] hat, aus eigenem Antrieb zu tun.*
>
> Rhiannon[11]

Das tiefertretende Baby übt zunehmend Druck auf die Beckennerven aus, und löst damit einen überwältigenden Drang aus, mit den Wehen mitzupressen. Für einige Frauen kann das Erleben der Presswehen ein Schock sein.

> *Bei meiner ersten Geburt waren diese Presswehen so ein Schock ... die merkwürdigste körperliche Empfindung, nichts, was ich tun konnte, um es willentlich zu kontrollieren – eine komplette Übernahme durch meinen Körper, der mein Baby rausdrückt, und ganz beängstigend, wenn man nicht darauf vorbereitet ist. So überwältigend, du kannst nichts machen, um dich dagegen zu wehren, du musst mitmachen, und das ist alles, woran du denken kannst.*
>
> anonym[12]

Die Oxytocin-, Prolaktin- und Beta-Endorphinspiegel steigen während des Erscheinens signifikant an, um Mutter und Kind auf das Bonding-Verhalten vorzubereiten. Diese Hormone ermöglichen es, im Zusammenspiel mit einem aktiveren Neokortex eine starke Bindung zum Baby aufzubauen. Oft nehmen Frauen überaus bewusst wahr, wie ihr Baby sich durch ihren Körper bewegt, und einige Frauen kommunizieren während des Erscheinens mit ihrem Kind.

> *... mit ihr reden, und mit ihr durch den Geburtskanal gehen. Und das hatte ich selbstverständlich auch mit meinen beiden anderen getan. Ich wusste genau, wo sie waren, obwohl ich damals nicht mit ihnen geredet habe, wie ich es mit ihr tun konnte. So wusste ich, wo sie war, und wie es ihr ging, es war sehr intensiv.*
>
> Belinda[13]

Laute und Stimmgebung ändern sich während der Phase des Erscheinens, und oft werden sie mit den Presswehen ächzend und kehlig. Frauen, die während der Liminalität still sind, können während des Erscheinens zum ersten Mal wieder Laute von sich geben.

> *Mein Mann sagte, dass ich anfing, Laute wie ein Bär von mir zu geben, aber ich dachte, es klang nur, als ob man eine außergewöhnlich schwere Verstopfung hat. Obwohl ich Geräusche von mir gab, als hätte ich den größten Stuhlgang aller Zeiten, hatte ich das Gefühl, mich völlig unter Kontrolle zu haben, und ich konnte wieder klar denken ... Vielleicht erlangen Frauen mehr Klarheit zu diesem Zeitpunkt, weil das Baby kurz davor ist, rauszukommen, und sie müssen sicherstellen, dass es einen guten Landeplatz hat?*
>
> Cassandra[14]

Frauen tendieren auch dazu, zwischen dem Pressen zu atmen, und manchmal während des Pressens, statt dass sie den Atem anhalten. Das Press- und Atemmuster einer Gebärenden hängt von den Bedürfnissen des Babys und ihrem Wehenmuster ab.[15] Wenn die Wehen nur sporadisch kommen, tendieren Frauen dazu, mehrmals während einer Wehe zu pressen, und wenn die Wehen häufiger sind, pressen sie seltener. Ein intuitives Pressmuster sichert dem Baby eine optimale Sauerstoffversorgung durch die Plazenta.

Eine enge Beziehung zu ihrem Körper und ihrem Baby ermöglicht den Frauen auf das, was sie empfinden, zu reagieren und sich zur Unterstützung der physiologischen Vorgänge entsprechend zu bewegen. Frauen bleiben während des Erscheinens selten nur in einer Position; stattdessen wechseln sie instinktiv die Positionen und bewegen ihr Becken. Auf diese Weise arbeiten Mutter und Kind zusammen in einem Geburtstanz, der das Baby durch das Becken auf die Welt bringt.[16] Ich habe Frauen beobachtet, die sich auf sehr ungewöhnliche Weise bewegt haben, die vollständigen Sinn ergab, sobald ihr Baby geboren war. So machte z. B. eine Frau, die ich betreute, bei jeder Presswehe übertriebene Elvis-Presley-ähnliche Beckenbewegungen. Als ihr Baby geboren war, konnten wir sehen, dass der Kleine seinen Arm um den Hals gelegt hatte, wodurch er in ihrem Becken eingeklemmt war. Die Beckenbewegungen seiner Mutter hatten den Arm gelöst, ihn während des Prozesses abgeschürft, das Kind aber wurde sicher geboren.

Die physischen Empfindungen während des Erscheinens sind intensiv, und Frauen beschreiben, dass sie spüren, wie ihr Körper sich öffnet und bricht, sich ausbeult, knackt und splittert.[17] Wenn das Babyköpfchen zum Vorschein kommt und den Damm dehnt, empfinden Frauen ein Brennen oder Stechen, das oft als »Feuerring« *(ring of fire)* bezeichnet wird. Frauen reagieren instinktiv auf das sich zeigende Babyköpfchen mit einem Verhalten, das ihren Damm vor dem Einreißen schützt. Sie bringen ihre Beine enger zusammen, wodurch das Dammgewebe mehr »nachgibt«, und sie halten sich mit dem Pressen zurück, damit die kurzen Druckimpulse ihrer Beckenmuskeln bewirken, dass das Köpfchen langsam zur Welt kommt. Manche Frauen keuchen, brüllen oder schreien, wenn das Köpfchen sich zeigt, und leiten Energie durch ihre Kehle nach oben, statt nach unten in den Damm.

> *Mit meiner ersten VBAC [Vaginalgeburt nach Sectio] schrie ich am Ende des Pressens. Es tat nicht weh, ich hatte nicht »die Kontrolle verloren«, ich hatte keine Angst … mir war einfach nach Schreien zu Mute.*
>
> Lisa[18]

Manche Frauen reagieren auch auf die intensive Dehnung, indem sie ihre Vulva und den Kopf ihres Babys halten. Dieses intuitive Verhalten verlangsamt die Geburt und reduziert die Gefahr eines Dammrisses.[19] Nachdem das Babyköpfchen geboren ist, gibt es normalerweise eine Pause, bis die nächste Wehe kommt. Diese Pause gibt dem Kind die Möglichkeit, die Schultern in die richtige Position für die Geburt zu bringen. Viele Frauen spüren, wie ihr Baby sich windet und gegen ihre Gebärmutter tritt, während sie warten. Mit der nächsten Wehe kommt das Baby mit einem Schwall Fruchtwasser auf die Welt.

> *Es war großartig. Ich fühlte mich als Heldin – »Hallo, ich hab's geschafft!« Nichts davon war einfach, absolut nichts. Aber es ist ein großartiges Gefühl, wenn das Baby in der letzten Minute des Pressens endlich herausgleitet. So ein Gefühl gibt es nur einmal auf der Welt.*
>
> anonym[20]

ÜBERGANGSRITEN FÜR DAS ERSCHEINEN

In der Phase des Erscheinens gewinnen Frauen ihre Verbindung zur Außenwelt zurück. In dieser Zeit beschäftigt das geburtshilfliche Personal sich meistens direkter mit ihnen. Ihre Interaktionen konzentrieren sich darauf, der Frau zu helfen, sich in Positionen zu begeben, die das Kind tiefertreten lassen. Historische Abbildungen der Erscheinensphase zeigen oft, wie die Gebärende von anderen Frauen körperlich unterstützt wird. In einigen Kulturen besteht die Hauptrolle der Hebamme darin, der Frau diese körperliche Unterstützung zu bieten, während sie ihr Baby herauspresst. In Teilen Irlands gibt es eine Bezeichnung für die Hebamme, die »Knie-Frau« bedeutet, und bei den Navahos im Südwesten der Vereinigten Staaten, ist die Geburtsbegleiterin »sie, die hält«.[21] In der gesamten Herstory und weltweit haben Frauen ihre Kinder in aufrechten Positionen geboren, so dass auch mittels der Schwerkraft ihr Becken sich voll öffnen konnte. Frauen verwenden auch eine Vielzahl von Gegenständen, auf die sie sich stützen, während sie ihr Baby herauspressen. Diese Objekte sind abhängig von Umfeld und Kultur des Geburtsortes.[22] Äste, Taue, Handtücher und Hängematten werden verwandt, um sich festzuhalten und während der Geburt daran zu ziehen. Die Frauen der Maya in Yucatan gebären in ihrer Hütte im Beisein von einer Hebamme, Familienmitgliedern und Freunden.[23] Sie benutzen eine Hängematte, um ihre Bewegungen zu unterstützen und halten sich beim Pressen an den Seilen der Hängematte fest. Die Hebammen in Nordthailand befestigen ein Tau an einem Hausbalken, an das die Frauen sich während der Wehen hängen.[24] Wenn man den Körper hängen lässt, müssen Beine und Becken nicht mehr das

Gewicht des Oberkörpers tragen, was die Spannung in den Beckenmuskeln reduziert und die Öffnung der Beckenknochen erleichtert.

Ziegel, Hocker und Stühle wurden im Laufe der Herstory ebenfalls benutzt, um Frauen beim Gebären zu unterstützen. Die Frauen im alten Ägypten brachten ihre Kinder auf die Welt, indem sie sich auf vier paarweise aufgestapelte Ziegel hockten.[25] Die Ziegel waren aus ungebranntem Lehm gefertigt, und so geformt, dass sie einen Frauenkopf oder einen Falken darstellten, die Mesechenet, die Göttin der Geburt repräsentierten. Jeder der vier Ziegel stellte eine der vier Formen Mesechenets dar, nämlich die Göttinnen Tefnut, Nut, Isis und Nephthys. Geburtsziegel wurden auch für Sterberiten verwandt und den Toten zu Unterstützung und Schutz während der metaphorischen Wiedergeburt in das Leben nach dem Tod in die Gräber gelegt. Die alten Ägypter waren die ersten, die über den Gebrauch von Geburtshockern berichteten.[26] Reliefs im Tempel von Kom Ombo zeigen eine ägyptische Königin auf einem Geburtsschemel. Ein weiteres Relief in einem Geburtshaus zeigt die gebärende Königin auf einem Schemel, während zwei Hathor Göttinnen ihr unter die Arme greifen. In Europa entwickelte sich die Bauweise von Geburtsschemeln entsprechend den sich verändernden Lebens- und Bewegungsgewohnheiten der Frauen. Im Mittelalter löste das Sitzen auf Stühlen das Hocken ab, und aus Geburtsschemeln wurden Geburtsstühle.[27]

Moderne Übergangsriten für das Erscheinen fördern und unterstützen die Körperweisheit und die intuitiven Bewegungen der Frauen. In dieser Phase der Geburt ist die Frau empfänglicher für äußere Ablenkungen, da ihr Neokortex reaktiviert ist. Die Aufrechterhaltung eines sicheren und privaten Geburtsraums hilft der Frau, sich auf ihren Körper und ihr Baby zu konzentrieren und nicht auf die Umgebung. Die Geburtsumgebung muss auch die Ausschüttung von Oxytocin fördern und einen unbehinderten Geburtstanz zulassen.

Raum für den Geburtstanz

In den letzten Jahren haben Forscher versucht, die wirksamsten Geburtsstellungen zu ermitteln. Die Studien werden jedoch hauptsächlich in Settings durchgeführt, wo die halb-liegende Position die Norm und eine »alternative« Stellung experimentell ist. Studien vergleichen auch verschiedene Kategorien statischer Geburtsstellungen miteinander – beispielsweise die Rückenlage mit der aufrechten Position. Diese Studien zeigen, dass aufrechte und vorgebeugte Stellungen, wie Hocken oder Knien, einige Vorteile gegenüber den liegenden oder halb-liegenden haben.[28] In einer aufrechten oder vorgebeugten Stellung zieht die Gebärmutter sich stärker zusammen, und das Baby kann sich besser drehen und nach unten bewegen.[29] Diese Stellungen bewirken auch, dass das Kreuzbei frei beweglich ist, wodurch der Platz im Becken sich vergrößert. So wird auch verhindert, dass die Gebärmutter, auf das große Blutgefäß (Aorta) drückt, das Blut zur Plazenta leitet. Das Kind wird darum besser mit sauerstoffreichem Blut versorgt, und die Wahrscheinlichkeit, dass es in eine Notlage gerät, ist geringer, als wenn die Frau sich zurücklehnt.

In Geburtsvorbereitungskursen erhalten Frauen Informationen über effektive Geburtsstellungen, und sie werden ermutigt, die, die sie bevorzugen, in ihren Geburtsplänen anzugeben. Dies ist zwar besser als vorzuschreiben, dass alle Frauen in halb-liegender Position gebären sollen, aber auch problematisch. Wenn Frauen vor den Wehen mit klarem Kopf eine Geburtsstellung wählen, kann das dazu führen, dass sie sie beibehalten, da sie *denken*, sie wäre am besten für diese Phase. Auch wohlmeinende geburtshilfliche Fachkräfte können sich dadurch verlasst fühlen, Frauen in Positionen zu dirigieren, die sie für wirksamer halten. Im Einzelfall kann sich dieser rationale Ansatz jedoch als nicht hilfreich erweisen. Der Geburtstanz ist dynamisch und bedeutet, dass Mutter und Kind zusammenarbeiten, um das Baby durch Beckenknochen und Beckengewebe zu bewegen. Wenn die Mutter sich von ihrem Körper und ihrem Baby leiten lässt, wird sie intuitiv ihre Stellung wechseln, und sich entsprechend der in ihrem Inneren stattfindenden Veränderungen bewegen. Unsere Vorfahrinnen bewegten sich unter der Geburt, statt in einer statischen Haltung zu verharren, und die moderne Wissenschaft unterstützt diese alte Weisheit.[30] Das Beckenvolumen vergrößert sich am meisten während einer Bewegung in eine Position und nicht in einer endgültigen Ruhestellung.[31]

> *Bei meiner Hausgeburt in Aotearoa, war ich in einem zweistöckigen Haus in den Wehen und bin ziemlich oft diese Treppen hochgegangen (die Toilette und mein Schlafzimmer waren oben). Der letzte Treppenabsatz löste ein schnelles Tiefertreten meines Babys aus, und ich erinnere mich, dass ich mich oben an der Tür des altmodischen Holzschranks festhielt und starke Presswehen hatte, während ich immer wieder tief in die Hocke ging. Es war fantastisch.*
>
> Nush[32]

Das geburtshilfliche Personal kann beim Geburtstanz nur eine Partnerin sehen: die Frau. Daher geht es beim Raum für den Geburtstanz darum, eine Umgebung zu schaffen, die die intuitiven Bewegungen der Frau unterstützt. Das lässt sich sehr viel einfacher im eigenen Zuhause oder in einem ähnlichen Umfeld bewerkstelligen, da die Frauen sich mit ihrer Umgebung vertraut fühlen und sich den Raum eher zu eigen machen.[33] Ein Bett im Zentrum des Geburtsraums vermittelt den Frauen die Botschaft, man erwarte von ihnen, dass sie darauf ihr Kind zur Welt bringen. Die meisten Frauen sind auch durch Bilder geprägt, die sie in den Medien von Geburten im Bett gesehen haben, und nehmen daher möglicherweise die kulturell erwartete Stellung ein. Obwohl moderne Geburtsbetten so konstruiert sind, dass sie auf verschiedene Stellungen eingestellt werden können, so erfordert die individuelle Anpassung doch gewisse technische Fertigkeiten oder die Expertise und Bereitwilligkeit des Personals. Das kann die Frauen oder ihre Partner:innen davon abhalten, die nötigen Einstellungen vorzunehmen oder sie zu verlangen.

Einige Geburtshäuser haben die Betten ganz aus den Geburtsräumen entfernt und bieten stattdessen die Option einer Bettcouch, oder sie rollen bei Bedarf ein Bett herein. Für Frauen, die auf einer weichen Oberfläche liegen oder knien möchten, kann eine Matratze auf den Boden gelegt werden. Während des Erscheinens haben Frauen oft das Bedürfnis, sich geerdet zu fühlen, und Bewegungen auf einer Bodenmatratze sind denen auf einem hohen, schmalen Bett vorzuziehen. Immer häufiger werden Räume in Geburtshäusern mit einem Geburtspool als zentralem Element ausgestattet. Der Aufenthalt im Wasser ermöglicht den Frauen mühelose Bewegungen, da ähnlich wie beim Schweben auch Gewicht von ihrem Becken genommen wird. Ein Geburtspool kann Frauen auch ein Gefühl der Privatsphäre und Kontrolle vermitteln.

> *Bei jeder Wehe bewegte ich mich … und auch weg von ihnen, sie [Hebammen] konnten mich nicht erreichen, wenn ich sie nicht brauchte, es war ausgeschlossen, dass sie mich berühren konnten, denn ich war auf der anderen Seite des Pools … Ich war für alle außer Reichweite.*
>
> Marion[34]

Einige Geburtshäuser bieten verschiedene Möglichkeiten an, um zur Bewegung anzuregen, darunter Haltetaue, die von der Decke hängen, und Geburtshocker. Das geburtshilfliche Personal kann ebenfalls Ausrüstung und Fertigkeiten anbieten, die Frauen dabei unterstützen, ihr Baby zu gebären.

> *Ich bin eine mexikanische Hebamme für Hausgeburten. Wenn Mom fühlt, dass sie etwas anderes braucht, oder ich denke oder sehe, dass sie etwas braucht, dann helfe ich mit dem Rebozo. Sie zieht am Rebozo, wenn die Wehe intensiv ist, und ich ziehe ebenfalls auf der anderen Seite.*
>
> Saskia, Hebamme[35]

Frauen müssen sich frei bewegen können, wenn das Babyköpfchen erscheint, denn instinktive Bewegungen fördern die Dehnung und minimieren Verletzungen am Damm. Wenn das Babyköpfchen sich zeigt, erhöht das Hocken durch den zusätzlichen Druck auf den Damm das Risiko eines Risses.[36] Frauen, die jedoch intuitiv in einer hockenden Position pressen, werden sich gewöhnlich beim Erscheinen des Babyköpfchens mit den Händen am Boden auf ihren Knien vorwärts bewegen, während sie ihre Beine enger zusammenbringen. Einige Frauen setzen nur ein Knie auf den Boden und lassen das zweite angehockt, um die Spannung im Dammbereich effektiv zu verringern. Das geburtshilfliche Personal muss auch vermeiden, sich um die Frau zu scharen, sobald das Babyköpfchen sich zeigt. Wenn die Frau spürt, dass jemand anderes ihr Baby auffangen wird, kann sie eine Position einnehmen, die es derjenigen Person leichter macht, an ihrer Stelle das Baby aufzufangen. Frauen bleiben z. B. oft auf Händen und Knien, wenn sie wissen, dass jemand hinter ihnen wartet, um das Baby aufzufangen. Dagegen tendieren Frauen, wenn sie ungehindert sind, dazu, sich wieder in eine aufrechtere Knie- oder Hockstellung mit freien Händen zu begeben, um ihr Baby in Empfang zu nehmen. Nachdem das Babyköpfchen geboren ist, gibt es normalerweise eine Pause vor der nächsten Wehe. Während dieser Zeit machen Mutter und Kind die nötigen Bewegungen, damit die Schultern geboren werden können.

Dem Instinkt vertrauen

Der beste Weg für das Geburtsteam, um das instinktive Gebären zu unterstützen, ist sich raushalten, ohne etwas zu sagen oder zu tun. Während des Erscheinens ist der Neokortex der Frau jedoch aktiv, was dazu führen kann, dass sie über das, was gerade geschieht, nachdenkt und sich Sorgen macht. Selbstzweifel sind unter Erstgebärenden oder Frauen, die Schwierigkeiten bei einer früheren Geburt erlebten, ziemlich häufig. Darum geht es bei den Übergangsriten für das Erscheinen auch darum, dass man die Frau beruhigt und ihren Instinkt bestätigt. Nicky Leap benutzt den Begriff »Midwifery Mutterings« [Hebammengemurmel], mit dem sie auf die sanften, repetitiven Worte der Beruhigung und Ermunterung hinweist, die die Gebärfähigkeit der Frau betonen.[37] Sätze wie »Du machst das richtig gut«, »Du bist erstaunlich« oder »Du gebärst dein Baby wunderbar« lenken die Kraft der Frauen auf sich selbst zurück und wirken bestärkend. Mit diesen Worten bejaht man, was gerade passiert, statt Anweisungen zu geben, was passieren sollte.

> *Ich meine sie [die Hebamme] hat mir viel Mut gemacht, indem sie sagte »Das machst du gut« … aber nicht die ganze Zeit geredet hat. Zwischen den Wehen war es sehr still und dann, wenn die Wehe fast vorbei war, sagte sie diese ermutigenden Dinge …*
>
> Anna[38]

Das Wesentliche an diesen Worten ist die Botschaft, dass die Frau es selbst schafft, und sie wird aufgefordert, ihrer Körperweisheit zu vertrauen.

> *Als ich sagte, dass ich pressen wollte, sagte sie [Hebamme] »Schön, mach einfach das, was dein Körper dir sagt«.*
>
> Danielle[39]

Manchmal benutzt das geburtshilfliche Fachpersonal Spiegel, um der Frau das Köpfchen ihres Babys zu zeigen, wenn es sichtbar wird. Das kann beruhigend sein, besonders für Frauen, die sich Sorgen um den Geburtsfortschritt machen.

> *Und dann zu sehen, wie das kleine Köpfchen herauskommt, ich konnte nur »ah, das ist fantastisch« sagen. Ich hatte gedacht, dass es mir einen richtigen Schrecken einjagen würde. Aber es war schön, es im Spiegel zu sehen und den Fortschritt zu sehen, das war cool. Ich beobachtete einfach, wie es weiterging, und die Hebamme sagte »möchtest du gucken« und ich sagte dann »ok« und wippte etwas zurück, und dann zeigte sie es mir … »Sieh mal, wie weit du schon*

bist« und ich irgendwie »oh, wow« und sie so etwas wie »du hast es bald geschafft«.

Florence[40]

Obwohl ein Spiegel manchmal hilfreich sein kann, ist er doch ein Eingriff, dessen Auswirkungen auf den Instinkt man ernst nehmen sollte. Wenn man die Aufmerksamkeit der Frau auf die Betrachtung ihres Körpers von außen lenkt, kann es sie von den Vorgängen im Innern ihres Körpers ablenken. Es kann sie auch ermutigen, in einer Stellung zu bleiben, die ihr und ihrem Geburtsteam das Zusehen erlaubt. Einige geburtshilfliche Fachkräfte ermuntern die Frau ebenfalls, das Köpfchen ihres Babys zu berühren, wenn es sich zeigt oder nachdem es geboren ist. Das ist jedoch eher eine Anweisung als eine Bestätigung und kann die Frau ebenfalls ablenken.

Manchmal ist es gerade die Ermutigung, die sie brauchen, doch häufiger führt es sie weg von ihrer intensiven Innensicht. Es kann sie irgendwie verunsichern. Das Babyköpfchen zu berühren, kann eine Frau richtig durcheinanderbringen – sie ist da, um das Baby rauszubringen, und das ist eine große Sache.

anonym, Hebamme[41]

Ohne dass sie dazu angeleitet werden, berühren viele Frauen instinktiv das Köpfchen ihres Kindes, und wenn es erscheint, geleiten sie es vor sich auf den Boden. In allen menschlichen Kulturen ist es jedoch gebräuchlich, dass jemand anderes als die Mutter dem Kind physische Hilfe leistet, wenn es geboren wird. So ist es auch bei den Geburten der Bonobos üblich, unseren engsten nichtmenschlichen Verwandten. Kurz bevor ein Bonobo-Baby geboren wird, gestikulieren die anwesenden Weibchen und zeigen der Mutter, was sie tun muss, um ihr Baby aufzufangen.[42] Oft helfen Bonobo-Weibchen der Mutter, indem sie den Kopf des austretenden Babys sanft halten, was eine Schutzgeste sein kann, denn Bonobos gebären in Bäumen. Viele Frauen erwarten ebenfalls, dass jemand anders ihrem Baby hilft, wenn es geboren wird. Über dieses Thema sollte vor der Geburt gesprochen werden, damit Wünsche respektiert werden können. Jeder, der das Baby berührt, sollte sehr sanft sein, und idealerweise ist die erste Person die Mutter oder ein anderes Familienmitglied und nicht die geburtshilfliche Fachkraft.

Ich kniete auf allen Vieren und konnte durchs Fenster die Sonne über den Bergen aufgehen sehen. Ein Gefühl von Elektrizität, eine Kraft, durchflutete meinen Körper, und brachte mich fast unwillentlich in eine aufrechte Knieposition. Kein Denkprozess, nur Instinkt. Ich wusste, es war Zeit. Ohne viel Anstrengung kam sein Köpfchen hervor. Ich war allein im Wohnzimmer nahe am Feuer. Ich schrie, »Sein Köpfchen ist da!«, so dass sein Papa und meine Tochter uns sehen konnten, sie kamen hereingerannt, und es war, als ob die Zeit stehen blieb, wir waren in einer anderen Welt – die einzigen Menschen auf der Welt. Ich brauchte nicht zu pressen, mein Sohn schoß kraftvoll aus meinem Körper in die Hände seines Vaters, in meine Arme und auf meine Brust. Ich lachte und weinte gleichzeitig, er war da, und es war so tiefgründig und doch so einfach. Niemand hatte mich unterbrochen; keine behandschuhten Hände oder Fremde berührten die wunderschöne Haut meines Babys. Er wurde in Sanftheit und Frieden geboren, nur die, die ihn am meisten liebten, waren dabei und hielten ihn.

Aimee[43]

SCHUTZSRITEN FÜR DAS ERSCHEINEN

Während der Phase des Erscheinens werden Schutzriten mit höherer Intensität durchgeführt, da die Interaktionen zwischen der Frau und ihrem geburtshilflichen Team zunehmen. In der Antike dienten Schutzriten in der Zeit, in der das Köpfchen sich zeigte, hauptsächlich dem körperlichen Wohlbefinden der Frau. Soranus of Ephesus, ein griechischer Arzt im Altertum, dokumentierte, wie Hebammen im zweiten Jahrhundert praktizierten:

> *… und man muss zuerst durch eine Berührung mit warmen Händen den Schmerz lindern, und hinterher warme Stoffstücke mit warmem, süßem Olivenöl tränken und sie über den Leib legen, so wie auch über die Schamlippen und diese für einige Zeit mit dem warmen Öl getränkt halten, und man muss auch mit warmem Öl gefüllte Blasen daneben stellen.*[44]

Soranus beschrieb ebenfalls den Gebrauch eines Leinenkissens, um den Damm zu stützen, sobald der Kopf des Kindes erscheint.[45] Diese Praktiken blieben weltweit üblich, wobei es kulturelle Unterschiede in der Art des verwendeten Öls oder der Kompresse gab. In Malaysia tröpfelten Hebammen z. B. Kokosnussöl über den Damm, sobald das Köpfchen erschien, während Hebammen im viktorianischen England empfohlen wurde, die »Genitalien der Frau mit pflegendem Öl, Schweinefett und frischer Butter zu massieren«.[46]

Schutzriten entwickelten sich als Antwort auf die Medikalisierung der Geburt und die technologische Entwicklung, die ein Kind aus dem Körper seiner Mutter retten konnte. Die Metapher vom Körper als Maschine führte zur Konzeptualisierung des weiblichen Körpers als »individuelle mechanische Pumpe, die in der Lage ist, einen Fötus auszustoßen, aber am besten mit den Werkzeugen eines Fachmanns bedient wird«.[47] Die Schutzriten wurden um Praktiken erweitert, die bezweckten, das Kind vor dem Körper der Frau zu schützen, ebenso wie den Körper der Frau (Damm und Beckenboden) vor dem Kind. Ein prominenter amerikanischer Arzt und Geburtshelfer bezeichnete 1918 das Babyköpfchen als »Rammbock, mit dem man einen Widerstand leistenden Durchlass zertrümmert. Warum nicht die Tore öffnen und wieder schließen, wenn die Prozession durch ist«.[48] Er sprach sich dafür aus, dass Ärzte oder Ärztinnen für Geburtshilfe zur »Rettung des Damms« bei jeder Erstgebärenden »den Damm einschneiden und wiederaufbauen« sollten. Die Beschreibung des Babyköpfchens als Rammbock fand sich durch das ganze 20. Jahrhundert im Lehrbuch *William's Obstetrics*, und ich habe in den letzten Jahren selbst gehört, wie ärztliche Geburtshelfer:innen diese Metapher benutzten.[49]

Geburtshilfliches Personal und dessen Fachkenntnisse erlangten eine zentrale Stellung in der Erscheinensphase der Geburt. Hebammenpraktiken, die bezweckten, den Damm behutsam zu behandeln und die Dehnung zu optimieren, wurden durch die chirurgischen Rituale der ärztlichen Geburtshelfer:innen ersetzt.[50] Im frühen 20. Jahrhundert gehörten zu den Entbindungstischen Handfesseln, Schulterbügel und Lithotomie-Bügel, um die Frau zu immobilisieren und es den ärztlichen Geburtshelfer:innen zu erleichtern, das Baby zu entbinden. Frauen wurden auch durch starke Sedierung in einen »Dämmerschlaf« versetzt.[51] Durch die Immobilisierung der Frau erhöhte sich die Wahrscheinlichkeit, dass ihr Kind stecken blieb, was umso mehr den Glauben verstärkte, dass die Geburt von außen gesteuert werden musste. Außerdem wurden Anstrengungen unternommen, das geburtshilfliche Personal vor dem natürlichen Dreck und der Kontamination durch den weiblichen Körper zu schützen.

Während der frühen Wehen erhielt die Frau ein Klistier und eine Schamrasur, und wenn die Geburt voranschritt, wurde ihr Körper mit sterilen Tüchern bedeckt, so dass nur ihre Vulva frei lag. Ihr Damm wurde gereinigt, und die ärztlichen Geburtshelfer:innen, die Schutzkleidung und Handschuhe trugen, benutzten sterile Tupfer, um ihr Rektum zu bedecken und die Hände vor »Verschmutzung« zu schützen.[52] Diese Rituale verwandelten den Damm (Perineum) in ein Operationsfeld, auf dem die ärztlichen Geburtshelfer:innen mit ihrem Instrumentarium die Entbindung des Babys »sicher« durchführen konnten.[53] Der Dammschnitt (Episiotomie) wurde zur Routine und man benutzte »prophylaktisch« Geburtszangen, um das Baby zu holen.[54] Diese Herangehensweise war in den 1920er Jahren bei Entbindungen im Westen etabliert und wurde bis in die 1980er Jahre fortgeführt.[55]

Moderne Schutzriten lassen immer noch das historische Vermächtnis der Medikalisierung erkennen, bei der das geburtshilfliche Fachpersonal und seine Eingriffe als lebenswichtig für die Sicherheit von Mutter und Kind angesehen werden. Über das Fachpersonal sagt man, dass sie den Geburtsprozess »durchführen« und das Baby »entbinden«. In modernen Lehrbüchern wird die Geburt als »Mechanismus« beschrieben, und sie beinhalten Diagramme, die Torsi in Rückenlage zeigen, aus denen Hände die Babys herauszerren.[56] Die Darstellungen basieren auf Prozeduren, wie sie ärztliche Geburtshelfer zu Anfang des 20. Jahrhunderts durchführten, um die Babys angeschnallter Frauen zu entbinden. Die Hebammen und die Ärzte und Ärztinnen in der Ausbildung üben diese Handgriffe dann an Modellen von liegenden Torsi, wodurch ihr Glaube an die Notwendigkeit ihrer Handlungen bestärkt wird und ihre Wahrnehmung von der eigenen Unentbehrlichkeit während des Geburtsvorgangs sich entwickelt. Letztendlich führen die Studierenden diese erlernten Rituale an lebenden Frauen aus, im Glauben, dass sie Mutter und Kind schützen. Wenn geburtshilfliche Fachkräfte keine Möglichkeit haben, andere Arten der Geburt mitzuerleben, werden sie den Kreislauf fortsetzen, und das praktizieren, was sie gelernt und gesehen haben. Kulturelle Normen haben einen stärkeren Einfluss als Forschungsevidenz oder physiologisches Wissen. Die modernen Schutzriten werden getragen von dem Bestreben, durch die Kontrolle der Frauenkörper die Gefahren zu minimieren. Die Schutzriten, die während der Liminalität begannen – Herzschläge zählen und den Geburtsfortschritt aufzeichnen – nehmen zu. Die geburtshilflichen Fachkräfte rücken ins Zentrum der Aufmerksamkeit, dirigieren den weiblichen Körper und führen Rituale durch, die bezwecken, den

Damm vor dem instinktiven Geburtsverhalten und dem Babyköpfchen zu schützen. Diese Schutzriten zeigen ein Misstrauen gegenüber Frauen und bestärken die Bedeutung und die Macht der Fachkräfte.

Den Körper lenken

Heute wird von Frauen erwartet, dass sie aktiv an der Geburt ihres Kindes mitwirken, statt angeschnallt und sediert zu sein. Zurück bleibt jedoch das Misstrauen an der Fähigkeit der Frau zu gebären, und Fachkräfte versuchen oft, den Körper der Frau zu dirigieren, um ihn effektiver zu machen. Im Lehrbuch *Physiology in Childbearing with Anatomy and Related Biosciences* wird die »zweite Phase« der Geburt folgendermaßen definiert: »Sie beginnt, wenn der Muttermund vollständig geöffnet ist und endet, wenn der Fötus aus dem Geburtskanal ausgetrieben ist«.[57] Die WHO erläutert, warum diese auf den Muttermund konzentrierte Beschreibung nicht hilfreich ist:

> *Die auf Studien basierende Darstellung vom Einsetzen der zweiten Phase ist wissenschaftlich ungenau, und der Beginn der zweiten Geburtsphase ist in der klinischen Praxis oft nicht genau bekannt. Eine Frau kann den Pressdrang schon vor der vollständigen Öffnung spüren, oder trotz einer diagnostizierten vollständigen Öffnung keinen Drang spüren. Wenn bei einer vaginalen Untersuchung die vollständige Dilatation festgestellt wird, bleibt ungewiss, wie lange dieser Status des Muttermundes schon besteht.*[58]

Sobald die Diagnose der »zweiten Phase« vorliegt, richtet man sich nach zeitlichen Vorgaben, die sich an der Sorge um das Wohl des Kindes und den weiblichen Beckenboden orientieren. Die Fristen variieren innerhalb der Institutionen und beruhen in der Regel eher auf kulturellen Normen als auf evidenzbasierten Leitlinien. Die WHO erklärt jedoch, dass »die Dauer der zweiten Phase von Frau zu Frau verschieden ist« und empfiehlt, den Geburtsfortschritt und das Wohlbefinden zu überwachen, anstatt restriktive Zeitrahmen anzuwenden.[59] Die Dauer der zweiten Phase allein ist kein Risikofaktor für Schäden am Beckenboden oder Komplikationen beim Baby.[60] Vielmehr erhöhen die vom geburtshilflichen Personal während der physiologischen Geburt durchgeführten Eingriffe das Risiko für Frauen und Babys.

Gelenktes Pressen ist nach wie vor eine kulturelle Norm, obwohl in evidenzbasierten Leitlinien empfohlen wird, dass das Personal die Frau nicht »coachen«, sondern sie stattdessen ermutigen sollte, »ihren eigenen körperlichen Instinkten« zu folgen.[61] Die willkürlichen Zeitvorgaben für diese Geburtsphase, können das Personal ebenfalls dazu zwingen, das Pressen zu lenken.

> *Als Hebamme ermutige ich Frauen so oft wie möglich zum selbstbestimmten Pressen, aber Probleme tauchen bei den Klinikregeln und Leitlinien auf, die die Zeit für die zweite Phase begrenzen. Ich führe nie vaginale Untersuchungen durch, um die vollständige Öffnung zu diagnostizieren, und gebe nicht immer die genaue Zeit für das Einsetzen des unwillkürlichen Pressens an. Wenn jedoch ein Arzt oder eine Ärztin hereinkommt und ein paar Wehen »ohne Fortschritt« sieht, dann ist es sehr wahrscheinlich, dass er oder sie übernimmt und mit den Anweisungen fürs Pressen beginnt. Alles Pressen, das länger als eine Stunde dauert, bedarf der kontinuierlichen fötalen Überwachung. In einer Krankenhaussituation ist es sehr schwierig, einer Frau zu »erlauben«, ihrem Instinkt zu folgen.*
>
> Jane, Hebamme[62]

Das Pressen auf Anweisung beinhaltet, die Frau aufzufordern, tief einzuatmen, wenn die Wehe beginnt, den Atem anzuhalten, mit aller Kraft für 8 bis 10 Sekunden (ins Gesäß) zu pressen, dann schnell die Luft auszuatmen, noch einmal tief einzuatmen und diesen Ablauf zu wiederholen, bis die Wehe zu Ende ist. Diese Art des Pressens verringert die Sauerstoffzufuhr des Babys und erhöht das Risiko für Beckenboden- oder Dammschäden.[63] Es entmachtet auch die Frauen und lenkt sie davon ab, ihrem Instinkt zu folgen und auf die Bedürfnisse ihres Babys zu einzugehen. Das Ritual der Anweisung zum Pressen ist tief verwurzelt und wird in Krankenhäusern immer noch als wichtiges Fachkönnen für Hebammen betrachtet.

> *Als Hebamme in der Ausbildung empfinde ich das als ein wirklich schwieriges Thema, wenn es immer nur um das gelenkte Pressen geht, und mir gesagt wird, dass ich nicht »mitmache« oder »kein Selbstvertrauen« habe, wenn ich die Frau beim Pressen nicht lenke und das Baby mit Beifallsrufen »anfeuere« … Es ist eine harte Wahl zwischen dem evidenzbasierten Glauben an den weiblichen Körper*

und dem folgsamen Ausführen der vorgeschriebenen Press-Kultur, um Praktika zu bestehen.

Anna, Hebamme in der Ausbildung[64]

Im Gegensatz zum gelenkten Pressen raten einige Befürworter der natürlichen Geburt den Frauen, nicht zu pressen und stattdessen Atemtechniken zu nutzen, um den physiologischen Drang zu unterdrücken. In M. F. Mongans Buch *HypnoBirthing: the Mongon Method* wird beispielsweise erklärt, dass der überwältigende Pressdrang durch gesellschaftliche »Konditionierung« hervorgerufen wird, und dass es »deine Geburt total verändern kann, wenn du dich diesem Impuls hingibst, da dadurch die Sauerstoffzufuhr zu deinem Baby eingeschränkt wird«.[65] Das instinktive, spontane Pressen ist jedoch nicht mit den Risiken des angeleiteten Pressens behaftet.[66] Für Frauen ist es manchmal auch nicht möglich, dem überwältigenden Pressdrang ihres Körpers zu widerstehen, was zu einem Gefühl des Versagens führt. Obwohl die Anweisungen zum Atmen sich vom angeleiteten Pressen unterscheiden, ist die Botschaft dieselbe: dass man den Instinkten der Frauen nicht trauen sollte und dass man sie kontrollieren muss.

In einer Kultur, in der Frauen dazu erzogen werden, sich ruhig und beherrscht zu verhalten, kann es für das geburtshilfliche Personal eine Herausforderung sein, die unkontrollierten, urtümlichen Geburtslaute zu hören. Von Hebammen wird oft erwartet, dass sie die Frauen ruhig halten, indem sie ihnen auftragen zu pressen oder zu atmen, statt Lärm zu machen.

Einige Male habe ich mich um Frauen gekümmert, die das Bedürfnis hatten, sich lautstark zu äußern, besonders beim Pressen, und ich merke, dass viele erfahrene Hebammen, dies als Problem empfinden. Also, ich kümmere mich um eine Frau, die wirklich gut vorankommt, und als Nächstes sehe ich, dass eine andere Hebamme (oder manchmal auch ein Arzt oder eine Ärztin) ins Zimmer kommt, die sie zu einem Valsalva- Manöver (Atem anhalten) ermutigt, oder sie fragt, ob sie ein Schmerzmittel möchte, je nach Situation.

Tija, Hebamme[67]

Einige geburtshilfliche Fachkräfte lenken die Stimmgebung der Frauen, indem sie ihnen vorschreiben, welche Art von Lauten sie machen sollen. Besonders die schrillen Laute, die die Frauen unkontrolliert klingen lassen, werden nicht gutgeheißen. Stattdessen werden Frauen angewiesen, eine niedrigere Frequenz zu wählen.

> *Ich bin ein Schreihals. Ich habe bei allen meinen vier Geburten geschrien. Während meiner letzten Geburt forderte meine Doula mich auf, leiser zu schreien. Es funktionierte während der ganzen Geburt, bis ich aus der Wanne sprang und auf alle Viere ging, als ihr Köpfchen sich zeigte. Ich stieß einen schrillen Laut aus (abwechselnd mit »oh und Sch…« und einige andere einschlägige Wörter) bei jeder Wehe, als ihr Köpfchen sich zeigte. Das hat mir geholfen. Es war keine Angst, es half mir bloß, da durchzukommen. Später sagte mir meine Doula, dass sie nie wieder jemandem sagen würde, wie sie zu klingen hätte. Sie sagte, sie habe eine wichtige Lektion gelernt.*
>
> Rebecca[68]

Den Damm erhalten

Die meisten Frauen werden sich während der Geburt einen Riss oder eine Abschürfung der Dammhaut oder ihrer Scheidenwand zuziehen.[69] Ein schwerwiegender Dammriss, der sich bis zum Schließmuskel erstreckt, ist seltener und tritt nur in 0.5 % bis 2 % der nicht-instrumentellen Vaginalgeburten auf.[70] Die Häufigkeit schwerwiegender Risse ist zwar je nach Geburtsumgebung unterschiedlich, doch als eine Begleiterscheinung bei Eingriffen, die Risse hervorrufen, nimmt sie zu.[71] In den letzten Jahren gab es staatlich unterstützte Initiativen, um die Zahl der höhergradigen Traumata am Damm in Krankenhäusern zu senken. Aus überwiegend ärztlichem Fachpersonal zusammengesetzte Gremien entwickelten ein Maßnahmenbündel für den Dammbereich, das eine Reihe von Schritten umfasst, die in vielen Krankenhäusern bereits zur kulturellen Norm gehören.[72] Die Maßnahmen sehen vor, dass geburtshilfliche Fachkräfte eine warme Kompresse auf den Damm legen, dass sie versuchen, die Geburt durch verbale Anweisungen und Druck auf Babyköpfchen und Damm zu verlangsamen, dass sie einen mediolateralen Dammschnitt (Episiotomie) durchführen, wenn dies »indiziert« ist, und dass sie nach der Geburt eine rektale Untersuchung vornehmen.

Diese Maßnahmenbündel für den Damm wurden in Krankenhäusern in Europa und Australien eingeführt, wobei Zustimmung und Outcomes von staatlichen Organisationen nachverfolgt werden. Obwohl sie als

Schutz gedacht waren, legitimieren die Pakete einen medikalisierten und generalisierten Zugang zur Geburtspraxis. Sie gehen nicht auf Faktoren ein, die bekanntermaßen das Risiko höhergradiger Dammrisse steigern, wie z. B. die Geburtseinleitung, die halb-liegende Stellung, das gelenkte Pressen, die Lithotomieposition (Steinschnittlage) und die instrumentelle Geburt. Dieser Zugang offenbart eine Geburtskultur, die versucht, die durch Interventionen verursachten Probleme zu lösen, indem sie noch mehr Interventionen implementiert.

Zwei Hauptfaktoren senken die Gefahr eines Dammrisses: erstens die langsame Geburt des Kindes durch die Vagina, die dem Gewebe Zeit gibt, sich aufzudehnen, und zweitens, die Fähigkeit des Dammgewebes, sich zu dehnen und »nachzugeben«. Das instinktive Gebärverhalten der Frauen trägt beiden Faktoren Rechnung. Die physiologische, instinktive Geburt ist jedoch in den meisten Krankenhäusern unüblich. Maßnahmen für den Schutz des Damms wurden für den Einsatz in breiten Bevölkerungsgruppen entwickelt, in denen Frauen Eingriffen ausgesetzt sind, die das Risiko eines schwerwiegenden Dammrisses erhöhen. Bei unphysiologischen Geburten, wie z. B. solchen mit Einleitung und Periduralanästhesie, könnten diese Maßnahmen hilfreich sein. Wenn man sie jedoch bei einer physiologischen Geburt anwendet, bei der die empfohlenen Eingriffe das instinktive Verhalten der Frauen beeinträchtigen, können sie Schäden verursachen.

Maßnahmen für den Damm erfordern, dass das Geburtsteam, ihn während der Geburt sichtbar macht.[73] Obwohl in den Anweisungenempfohlen wird, die Geburtsposition der Frau nicht einzuschränken, fordert man die Frauen in der Praxis oft zu einer semi-liegenden Stellung auf, damit der Damm gut sichtbar ist. Diese Stellung erhöht das Risiko eines Dammrisses.

> *Die Hebamme erlaubte mir nicht, auf der Seite zu bleiben, kurz bevor ich gebären sollte, weil sie nicht richtig sehen konnte. Darum hielt [sie] mein Bein runter, so dass ich mich nicht aus meiner Rückenlage wegdrehen konnte … Ich durfte nicht in einer bequemen Stellung sein.*
>
> anonym[74]

Zusätzlich wird ein Scheinwerfer auf den Damm der Frau gerichtet, wie auf eine Bühne, und jedermann beobachtet die Vagina und wie sich das Schauspiel der Geburt vollzieht. Das Beobachten des Damms bannt nicht die Gefahr eines Risses und kann stattdessen das Gefühl der Privatsphäre und die physiologischen Abläufe bei der Frau stören. Unsere Vorfahren verstanden das; Soranus von Ephesus (98–138 n. Chr.) warnte, dass der Damm einer Frau privat sei, und eine Hebamme solle sich davor »hüten, unentwegt die Genitalien der gebärenden Frau zu fixieren, damit ihr Körper sich nicht aus Scham zusammenzöge«.[75]

Die Anwendung einer warmen Kompresse, sobald sich das Köpfchen zeigt, ist Teil des australischen Maßnahmenpaketes für den Dammschutz. Zwar senken warme Kompressen nicht das Risiko eines normalen Risses, aber sie senken doch das Risiko eines schweren Risses.[76] Einige Frauen empfinden die Wärme einer Kompresse als wohltuend, andere als störend. Das Dehnen des Dammgewebes gehört nicht zu den Empfehlungen des Paketes, wird jedoch von einigen geburtshilflichen Fachkräften ausgeführt. Diese Intervention wird zwar als »Massage« bezeichnet, beinhaltet aber ein kräftiges Dehnen des Dammgewebes durch eine Fachkraft. Einige Forschungsergebnisse weisen darauf hin, dass eine Massage das Risiko schwerwiegender Risse senken kann.[77] Diese Studien wurden jedoch nicht mit Frauen durchgeführt, die physiologische Geburten hatten, und sie berücksichtigten auch nicht die Erfahrungen von Frauen, deren Damm manuell gedehnt wurde. Europäische Hebammen im 18. Jahrhundert, die viele physiologische Geburten miterlebten, warnten vor »vaginaler Einmischung«, und erklärten, dass das Aufdehnen der weiblichen Genitalien Verletzungen und Schwellungen verursache, die die Geburt schmerzhafter machten.[78] Für einige Frauen kann die Erfahrung einer Dehnung des Dammes körperlich und emotional traumatisierend sein.

> *Die Schwester bestand darauf, ihre Hände in mich hineinzustecken, um mir bei jedem Pressen mit dem Dehnen zu helfen. Ich bat sie aufzuhören. Ich konnte fühlen, wo mein Baby war und wo ihre Hände waren, und sie tat mir so viel mehr weh als das Baby, das sich nach unten bewegte.*
>
> anonym[79]

Im australischen Maßnahmenbündel werden Empfehlungen gegeben, wie das geburtshilfliche Personal die Geburt des Babyköpfchens verlangsamen soll.[80] Der erste Schritt besteht darin, die Frau anzuleiten, mit dem Pressen aufzuhören und stattdessen zu hecheln. Zweitens wird mit einer Hand der Damm »gestützt« und mit der anderen Hand Gegendruck auf das Babyköpfchen ausgeübt. Diese Vorgehensweise widerspricht der Forschung, die zeigt, dass eine manuelle Technik den Damm nicht schützt, und das Risiko eines Risses für Frauen, die schon einmal geboren haben, erhöht.[81] Außerdem wurde bisher nicht untersucht, was Frauen über die Behandlung ihres Dammes durch das Personal unter der Geburt denken.

> *Was die manuelle Unterstützung für den Damm angeht – meine Vermutung ist, dass dies generell mehr Schaden als Gutes bringt. Für mich selbst war es jedenfalls sehr störend und unangenehm, wenn jemand die Hände auf mir hatte oder auch nur zwischen meinen Beinen saß und beobachtete. Dadurch habe ich mich verkrampft, und ich verlor meinen Fokus und die Verbindung zu dem, was mein Körper gerade machte. Entspannung gibt es nur, wenn meine eigenen Hände dabei sind oder die eines vertrauten Geliebten, nicht die einer Klinikärztin, egal wie süß und nett sie ist.*
>
> Linda[82]

Sobald das Babyköpfchen geboren ist, tendieren einige geburtshilfliche Fachkräfte dazu, zu intervenieren, um das Kind zu entbinden, statt auf seine Geburt zu warten. Diese Praxis wird oft in Lehrbüchern dargestellt; so enthält beispielsweise *Physiology in Childbearing with Anatomy and Related Biosciences* Diagramme und Instruktionen für das geburtshilfliche Personal.[83] Das erste Diagramm zeigt Hände auf einem Babyköpfchen (das aus einem weiblichen Torso herausragt) mit der Anweisung »ein sanfter Zug nach unten wird angewandt, um die vordere Schulter zu entbinden«. Das nächste Diagramm zeigt Hände, die nach oben ziehen mit der Anweisung »die hintere Schulter wird entbunden und dann der Rumpf durch Lateralflexion«. Diese Praxis wurde ursprünglich von ärztlichen Geburtshelfer:innen eingeführt, die Babys von immobilisierten Frauen in Rückenlage entbanden. Die Auswirkungen dieser Praxis auf Mutter und Kind wurden bisher nicht untersucht, und diese Praxis kann das Risiko eines Risses erhöhen, da die Schultern des Babys in den Damm gezogen werden. Wieder einmal ignorierte man historische Warnungen von Hebammen mit langjähriger Erfahrung in der physiologischen Geburt. Die Hebamme Jane Sharp schrieb z. B. im 17. Jahrhundert, dass »das gewaltsame Herausziehen des Kindes« den »Intimbereich« der Mutter erheblich schädigen könne.[84]

Zurzeit gibt es ein Wiederaufleben der Praxis, den Damm bei der Geburt einzuschneiden. Routinemäßige Dammschnitte (Episiotomien) wurden ursprünglich im frühen 20. Jahrhundert von ärztlichen Geburtshelfer:innen eingeführt und entwickelten sich dann bei Krankenhausgeburten zur gebräuchlichen Hebammenpraxis. Susan, die in den 1970ern Jahren in England ihre Hebammenausbildung machte, wurde z. B. »beigebracht, jede zu schneiden«, um Dammrisse zu verhindern.[85] Als ich jedoch in den 1990er Jahren meine Ausbildung erhielt, hatten Leitlinien und Praxis sich aufgrund neuer Forschungsergebnisse verändert, und mir wurde beigebracht, einen Dammschnitt nur durchzuführen, wenn es zu einer fötalen Notlage kommt, während das Babyköpfchen durchtritt. Innerhalb von 20 Jahren war der Dammschnitt von einer routinemäßigen Praxis zu einem Notfall-Eingriff geworden. Heutzutage warnen klinische Leitlinien vor »routinemäßigem« oder »großzügigem« Gebrauch des Dammschnitts und empfehlen stattdessen einen »restriktiven« Ansatz.[86] Trotz dieser Leitlinien steigt die Häufigkeit von Dammschnitten aufgrund von zwei Hauptfaktoren an: die verstärkte Überwachung der fötalen Herzfrequenz und das Wiederaufleben des Glaubens, dass Dammschnitte höhergradige Risse verhindern.

In den Leitlinien wird empfohlen, die Überwachung der fötalen Herzfrequenz zu verstärken, sobald die Frauen zu pressen beginnen, und dem geburtshilflichen Personal wird angeraten, die Herzfrequenz alle 5 Minuten für mindestens eine Minute abzuhorchen.[87] Wenn das Baby tiefer ins Becken tritt, wird es schwierig, seinen Herzschlag mit einem Doppler ausfindig zu machen, was dazu führen kann, dass das Personal hart mit dem Doppler drücken oder die Frau bitten muss, sich in eine Position zu bewegen, die das Abhorchen erleichtert. Einige Fachkräfte schließen Frauen zu diesem Zeitpunkt an einen CTG-Monitor an, um Abhorchen und Aufzeichnen des Herzschlags zu erleichtern. Eine Verlangsamung der kindlichen Herzfrequenz ist zum Ende der Geburt normal, da der Kopf des Babys zusammengedrückt wird, was den Vagusnerv stimuliert, der die Herzfrequenz senkt.[88] Nach einer Wehe verringert sich der Druck und die Herzfrequenz normalisiert sich. Während das Köpfchen geboren wird, bleibt die Herzfrequenz normalerweise aufgrund des andauernden Drucks auf den Damm auch zwischen den Wehen niedrig. Dies ist eine normale physiologische Reaktion auf eine Kopfkompression und kein Zeichen einer fötalen Notlage, es sei denn, die Herzfrequenz war zu einem früheren Zeitpunkt während der Wehen anormal.[89] Die leichte Hypoxie, die beim Durchtritt des Köpfchens entsteht, hilft dem Kind beim Übergang zur Atmung unmittelbar nach der Geburt (siehe Kapitel 9). Jedoch wird diese Situation vom geburtshilflichen Personal oft als Notfall behandelt, was zu Interventionen zur Rettung des Babys führt, wie z. B. einem

Dammschnitt oder einer Instrumenten-Geburt. Sogar in Fällen einer tatsächlichen fötalen Notlage, warnt die WHO, dass die »Rolle des Dammschnitts« noch nicht geklärt ist.[90]

Ich hatte einen Dammschnitt, als ich mein erstes Baby bekam. Ich fand es vollkommen in Ordnung, den Eingriff zu haben, und willigte ein, vielleicht weil wir so kurz davor waren, sie zu treffen, ihr Herzschlag hatte sich etwas verlangsamt, und mir wurde es präsentiert als »Wir machen nur einen kleinen Schnitt bei Ihnen«. Die Sprache ist so mächtig. Zu der Zeit halfen mir diese Worte, mich damit okay zu fühlen, und ich hatte keine Angst davor. Im Nachhinein betrachtet, könnte es sein, dass diese Art von Sätzen, viele Frauen zur Einwilligung bringt, die sich sonst vielleicht dagegen entscheiden würden.
Kerry Louise[91]

Der Glaube, dass ein Dammschnitt schwerwiegende Risse verhindert, hat ein Comeback erfahren. Doch die Forschung zeigt nicht, dass eine geringere Zahl von Dammschnitten zu vermehrten Fällen mit ernsthaften Rissen führt.[92] Tatsächlich verursacht ein Dammschnitt ein Trauma im Dammgewebe, da tief in Muskeln und Haut geschnitten wird. Obwohl dieser Schnitt für geburtshilfliche Fachkräfte leichter zu vernähen sein kann, ist er während des Heilungsprozesses normalerweise schmerzhafter für die Frau als ein spontaner Riss und heilt nicht so leicht.[93] Es gibt zwei Arten von Dammschnitten: die mediane und die mediolaterale. Die mediane Version beinhaltet eine Schnittführung von der Vagina hinunter zum Anus. Ein medianer Dammschnitt trägt zum Risiko eines schweren Traumas im Dammgewebe bei, denn der Schnitt kann bis ins Rektum reichen.[94] Ein mediolateraler Dammschnitt wird in einem 60-Grad-Winkel geschnitten und durchtrennt mehr Nerven und Strukturen im Dammgewebe als der mediane.[95] Klitorale Nerven und Strukturen werden durchtrennt, und diese Art von Dammschnitt wird mit »einer verminderten sexuellen Funktion wie geringerer sexueller Lust, Erregung und Orgasmus innerhalb von fünf Jahren nach der Geburt« in Verbindung gebracht.[96] Es ist bekannt, dass die in den Maßnahmen für den Damm empfohlene manuelle Vorgehensweise die Wahrscheinlichkeit eines Dammschnitts um bis zu 40 % erhöht.[97] Wenn eine Fachkraft sieht und fühlt, wie sich der Damm dehnt, kann sie einem Riss zuvorkommen und schneller eingreifen. Zusammen mit den Empfehlungen im Maßnahmenbündel wurden auch neue »Epi-Scheren« für den Gebrauch bei mediolateralen Dammschnitten »bei entsprechender Indikation« eingeführt.

In meinem Krankenhaus stieg die Häufigkeit von postpartalen Blutungen rapide an, als wir die neuen Epi-Scheren bekamen, Sie schnitten wie heiße Messer durch Butter und Frauen wurde dadurch der Hintern angeschnitten. Sie sind scharf und schrecklich mit einer flexiblen Führung, die dafür sorgt, dass im korrekten Winkel geschnitten wird. Außerdem hindert die Anleitung die Ärzte daran, klinisches Urteilsvermögen einzusetzen, so dass in die Schamlippen geschnitten wurde, weil die Ärzte nicht auf die Anatomie der Frau achten, sondern der Anleitung folgen.

anonyme Hebamme[98]

Dammschnitte schützen weder die Frau noch ihr Dammgewebe und diese Praxis mitsamt den zugrunde liegenden Vorstellungen muss hinterfragt werden.

Die Erscheinensphase des Geburtsritus verlangt von der Frau, aus der Liminalität zurückzukehren und ihr Baby sowie die neue Version ihres Selbst auf die Welt zu bringen. Ihr Neokortex arbeitet, und sie interagiert mit ihrer Umgebung, um ihr Baby durch ihr Becken auf die Welt zu bringen. Sie ist in der Lage, die mächtige Weisheit ihres Körpers zu erleben, wenn er die Arbeit übernimmt, ihr Baby herauszupressen. Geburtshilfliche Fachkräfte können der Frau bei ihrem Geburtstanz beistehen, indem sie ihr physische Unterstützung geben und ihre Körperweisheit akzeptieren. Die modernen Schutzriten sind jedoch nach wie vor Ausdruck einer Herstory, in der ärztliche Geburtshelfer:innen die Babys von in Rückenlage angeschnallten Frauen zur Welt brachten. Man traut den Frauen nach wie vor nicht zu, ihre Babys sicher zu gebären, und die Fachkräfte stehen weiterhin im Mittelpunkt, um die Geburt zu leiten und die Gefahren zu bewältigen. Sie dirigieren die Körper der Frauen und diktieren, wann und wie sie pressen sollen und welche Geräusche und Verhaltensweisen angemessen sind. Eingriffe werden durchgeführt, um den Damm vor Schäden zu bewahren, von denen man glaubt, dass sie vom Baby und dem instinktiven weiblichen Verhalten verursacht werden. Statt zu schützen, verursachen diese Interventionen jedoch Schäden. Schutzriten müssen neugestaltet werden, um die Physiologie und den Instinkt zu fördern und zu unterstützen, denn dadurch wird die Gefahr von Schäden für Mutter und Kind verringert.

Endnoten

1 P. Armstrong und S. Feldman, *A wise birth: bringing together the best of natural childbirth and modern medicine*, Pinter & Martin, 2007, Kindle location 167.

2 W. Trevathan, ›Primate pelvic anatomy and implications for birth‹, *Philosophical Transactions of the Royal Society of London, Series B, Biological Sciences*, 2015, 370(1663), doi: 10.1098/rstb.2014.0065.

3 S. J. Buckley, *Hormonal physiology of childbearing: evidence and implications for women, babies, and maternity care*, Childbirth Connection Programs, National Partnership for Women & Families, 2015.

4 Buckley, *Hormonal physiology of childbearing.*

5 A. Hemmerich, T. Bandrowska und G.A. Dumas, ›The effects of squatting while pregnant on pelvic dimensions: a computational simulation to understand childbirth‹, *Journal of Biomechanics*, 2019, 87:64-74, doi:10.1016/j.jbiomech. 2019.02.017.

6 M. Jowitt, ›The clitoris in labour‹, *Midwifery Today*, 2008, 127:24-25.

7 Jowitt, ›The clitoris in labour‹.

8 Jowitt, ›The clitoris in labour‹.

9 R. Dietert und J. Dietert, ›The completed self: an immunological view of the human-microbiome superorganism and risk of chronic diseases‹, *Entropy*, 2012, 14(11):2036-2065.

10 I. Olza, P. Leahy-Warren, Y. Benjamin, M. Kazmierczak, S. I. Karlsdottir, A. Spyridou, E. Crespo-Mirasol, L. Takács, P.J. Hall, M. Murphy, S. S. Jonsdottir, S. Down und M. J. Nieuwenhuijze, ›Women's psychological experiences of physiological childbirth: a meta-synthesis‹, *BMJ Open*, 2018, 8(10):e020347, doi: 10.1136/bmjopen-2017-020347.

11 T. Anderson, ›Feeling safe enough to let go: the relationship between a woman and her midwife during the second stage of labour‹, in M. Kirkham (ed), *The mother-midwife relationship*, 2nd edn, Palgrave Macmillan, London, 2010, S. 120.

12 N. Leap und B. Hunter, *Supporting women for labour and birth: a thoughtful guide*, Routledge, London, 2016, S. 149.

13 R. Reed, *Midwifery practice during birth: rites of passage and rites of protection* [unpublished PhD thesis], University of the Sunshine Coast, 2013, S. 99, abgerufen am 27.11.2022. research.usc.edu.au/esploro/outputs/doctoral/Midwifery-practice-during-birth-rites-of/99448729602621

14 Cassandra, ›Re: Judging birth‹ [blog comment], *MidwifeThinking*, 10 April 2011, abgerufen am 27.11.2022. midwifethinking.com/2011/04/09/judging-birth/

15 R. Reed, ›Supporting women's instinctive pushing behaviour during birth‹, *The Practising Midwife*, 2015, 18:13-15.

16 S. Kitzinger, *Rediscovering birth*, Little, Brown and Company, London, 2000.

17 Anderson, ›Feeling safe enough to let go‹.

18 Lisa, ›Re: Judging birth‹ [blog comment], *MidwifeThinking*, 28 Juli 2011, abgerufen am 27.11.2022. midwifethinking.com/2011/04/09/judging-birth

19 Reed, ›Supporting women's instinctive pushing behaviour during birth‹.

20 L. C. Callister, S. Semenic und J. C.Foster , ›Cultural and spiritual meanings of childbirth. Orthodox Jewish and Mormon women‹, *Journal of Holistic Nursing*, 1999, 17:286, doi: 10.1177/089801019901700305.

21 C. Dunham, F. Myers, N. Barnden und A. McDougall, *Mamatoto: a celebration of birth*, Virgo Press, London, 1991, S. 73.

22 B. Jordan, ›The hut and the hospital: information, power, and symbolism in the artifacts of birth‹, *Birth*, 1987, 14(1):36-40, doi.org/10.1111/j.1523-536X.1987.tb01446.x.

23 Jordan, ›The hut and the hospital‹.

24 Kitzinger, *Rediscovering birth*.

25 A. M. Roth und C. H. Roehrig, ›Magical bricks and the bricks of birth‹, *The Journal of Egyptian Archaeology*, 2002, 88:121-139, doi: 10.2307/3822340.

26 A. Alaily, ›The history of the parturition chair‹, in J. Studd (ed), *The yearbook of The Royal College of Obstetricians and Gynaecologists 1996, RCOG Press*, 1996:23-32.

27 E. Fee, T. M. Brown und R. L. Beatty, ›Early modern childbirth‹, *American Journal of Public Health*, 2003, 93(3):432, doi: 10.2105/ajph.93.3.432.

28 J. K Gupta, A. Sood, G. J. Hofmeyr und J. P. Vogel, ›Position in the second stage of labour for women without epidural anaesthesia‹, *Cochrane Database of Systematic Reviews*, 2017, (5):CD002006, doi: 10.1002/14651858.CD002006.pub4.

29 M. Berta, H. Lindgren, K. Christensson, S. Mekonnen und M. Adefris, ›Effect of maternal birth positions on duration of second stage of labor: systematic review and meta-analysis‹, *BMC Pregnancy and Childbirth*, 2019, 19(466), doi.org/10.1186/s12884-019-2620-0.

30 Kitzinger, *Rediscovering birth*.

31 Hemmerich et al., ›The effects of squatting while pregnant on pelvic dimensions‹.

32 Nush, ›When I birthed at home in Aotearoa, I laboured in a …‹ [Facebook comment], Reclaiming Childbirth as a Rite of Passage group page, 20 Juni 2020, abgerufen am 11. Dezember 2020.

33 T. Mondy, J. Fenwick, N. Leap und M. Foureur, ›How domesticity dictates behaviour in the birth space: lessons for designing birth environments in insti-

tutions wanting to promote a positive experience of birth‹, *Midwifery*, 2016, 43:37-47, doi: 10.1016/j.midw.2016.10.009.

34 R.M. Maude und M.J. Foureur, ›It's beyond water: stories of women's experience of using water for labour and birth‹, *Women and Birth*, 2007, 20(1):22.

35 Saskia, ›I am a Mexican homebirth midwife. When mom feels like …‹ [Facebook comment], Reclaiming Childbirth as a Rite of Passage group page, 12 April 2020, abgerufen am 11. Dezember 2020.

36 K. Gottvall, P. Allebeck und C. Ekéus, ›Risk factors for anal sphincter tears: the importance of maternal position at birth‹, *BJOG*, 2007, 114(10):1266-1272, doi:10.1111/j.1471-0528.2007.01482.x.

37 N. Leap, ›The less we do the more we give‹, in M. Kirkham (ed), *The mother-midwife relationship*, 2nd edn, Palgrave Macmillan, London, 2010.

38 Reed, *Midwifery practice during birth*, S. 119.

39 Reed, *Midwifery practice during birth*, S. 122.

40 Reed, *Midwifery practice during birth*, S. 122.

41 Leap und Hunter, *Supporting women for labour and birth*, S. 151.

42 E. Demuru, P. F. Ferrari und E. Palagi, ›Is birth attendance a uniquely human feature? New evidence suggests that Bonobo females protect and support the parturient‹, *Evolution and Human Behaviour*, 2018, 39(5):502-510, doi.org/10.1016/j.evolhumbehav.2018.05.003.

43 Persönliche Kommunikation mit der Autorin, 22. Juni 2020 (mit Erlaubnis geteilt).

44 O. Temkin, *Soranus' gynecology*, The Johns Hopkins Press, Baltimore, 1956, S. 72.

45 Temkin, *Soranus' gynecology*.

46 Dunham et al., *Mamatoto*; Kitzinger, *Rediscovering birth*, S. 210.

47 E. Martin, *The woman in the body: a cultural analysis of reproduction*, Open University, Milton Keynes, 1987, S. 58.

48 R. H. Pomeroy, ›Shall we cut and reconstruct the perineum for every primipara?: with five illustrations‹, *The American Journal of Obstetrics and Disease of Women and Children*, 1918, 78(2):4.

49 H. G. Dahlen, C. S. E. Homer, N. Leap und S. K. Tracy, ›From social to surgical: historical perspectives on perineal care during labour and birth‹, *Women and Birth*, 2011, 24(3):105-111, doi: 10.1016/j.wombi.2010.09.002.

50 Dahlen et al., ›From social to surgical‹.

51 D. Caton, ›In the present state of our knowledge: early use of opioids in obstetrics‹, *Anesthesiology*, 1995, 82:779-784.

52 J. King, *American Eclectic Obstetrics*, Moore, Wilstach, Keys, 1855, S. 258.

53 Dahlen et al., ›From social to surgical‹.

54 J. B. DeLee, ›The prophylactic forceps operation‹, *American Journal of Obstetrics and Gynecology*, 1920, 1(1):34-44.

55 Dahlen H. G., Homer C .S. E., Leap N. und S. K. Tracy, ›From social to surgical: historical perspectives on perineal care during labour and birth‹, *Women and Birth*, 2011, 24(3):105-111, doi: 10.1016/j.wombi.2010.09.002.

56 L. Howie und J. Rankin, ›The second stage of labour‹, in J. Rankin (ed), *Physiology in childbearing with anatomy and related biosciences*, 4th edn, Elsevier, London, 2017.

57 Howie und Rankin, ›The second stage of labour‹, S. 411.

58 World Health Organization, *Intrapartum care for a positive childbirth experience*, WHO, 2018, S. 120, abgerufen am 27.11.2022. https://www.who.int/publications/i/item/9789241550215

59 WHO, *Intrapartum care for healthy women and babies*, S. 5.

60 C .E. Aiken, A. R. Aiken und A. Prentice, ›Influence of the duration of the second stage of labor on the likelihood of obstetric anal sphincter injury‹, *Birth*, 2015, 42(1):86-93, doi: 10.1111/birt.12137; ML Kopas, ›A review of evidence-based practices for management of the second stage of labor‹ *Journal of Midwifery and Women's Health*, 2014, 59(3):264-276, doi: 10.1111/jmwh.12199.

61 Queensland Health, *Normal birth*, Queensland Clinical Guidelines, 2017, S. 26, abgerufen am 27.11.2022. www.health.qld.gov.au/qcg/publications; WHO, *Intrapartum care for healthy women and babies*, S. 144.

62 Jane, ›Re: Supporting women's instinctive pushing behaviour during birth‹ [blog comment], *MidwifeThinking*, 9 September 2015, abgerufen am 27.11.2022. midwifethinking.com/2015/09/09/supporting-womens-instinctivepushing-behaviour-during-birth/

63 Reed, ›Supporting women's instinctive pushing behaviour during birth‹.

64 Anna, ›Re: Supporting women's instinctive pushing behaviour during birth‹ [blog comment], *MidwifeThinking*, 9 September 2015, abgerufen am 27.11.2022. midwifethinking.com/2015/09/09/supporting-womens-instinctive pushing-behaviour-during-birth/

65 M. F Mongan, *HypnoBirthing: the* Mongan *method*, 4th edn, Health Communications Inc., Florida, 2015, S. 159.

66 Reed, ›Supporting women's instinctive pushing behaviour during birth‹.

67 Tija, ›Re: Judging birth‹ [blog comment], *MidwifeThinking*, 14 April 2011, abgerufen am 27.11.2022. midwifethinking.com/2011/04/09/judging-birth/

68 Rebecca, ›Re: Judging birth‹ [blog comment], *MidwifeThinking*, 21 April 2011, abgerufen am 27.11.2022. midwifethinking.com/2011/04/09/judging-birth/

69 V. Aasheim, A. Nilsen, L. Reinar und M. Lukasse, ›Perineal techniques during the second stage of labour for reducing perineal trauma‹, *Cochrane Database of Systematic Reviews*, 2017, (6):CD006672, doi:10.1002/14651858.CD006672.pub3.

70 Aasheim et al., ›Perineal techniques during the second stage of labour for reducing perineal trauma‹.

71 A. N .Wilson und C. S. E. Homer, ›Third-and fourth-degree tears: a review of the current evidence for prevention and management‹, *ANZJOG*, 2020, 60(2):175-182, doi: 10.1111/ajo.13127.

72 Women's Health Care Australasia, *WHA CEC perineal protection bundle*, WHA, n.d., abgerufen am 27.11.2022. women.wcha.asn.au/collaborate/breakthrough-collaboratives/perineal-tears/wha-cec-perineal-protection-bundle-how-to-guide/; Royal College of Obstetricians & Gynaecologists, *The OASI care bundle project*, n.d., abgerufen am 27.11.2022. www.rcog.org.uk/en/guidelines-research-services/audit-quality-improvement/oasi-care-bundle/

73 WHA, *The how to guide: WHA CEC perineal protection bundle,* 2019, abgerufen am 27.11.2022. women.wcha.asn.au/collaborate/breakthrough-collaboratives/perineal-tears/wha-cec-perineal-protection-bundle-how-to-guide/

74 R. Reed, R. Sharman und C. Inglis, ›Women's descriptions of childbirth trauma relating to care provider actions and interactions‹ [unpublished qualitative research data], 2016.

75 Temkin, *Soranus' gynecology*, S. 75.

76 Aasheim et al., ›Perineal techniques during the second stage of labour for reducing perineal trauma‹.

77 Aasheim et al., ›Perineal techniques during the second stage of labour for reducing perineal trauma‹.

78 N. Rattner Gelbart, *The King's midwife: a history and mystery of Madame du Coudray*, University of California Press, London, CA, 1998, S. 74.

79 Reed et al., ›Women's descriptions of childbirth trauma relating to care provider actions and interactions‹ [unpublished qualitative research data].

80 WHA, *The how to guide.*

81 Aasheim et al., ›Perineal techniques during the second stage of labour for reducing perineal trauma‹; N. Lee, M. Firmin, Y. Gao und S. Kildea, ›Perineal injury associated with hands on/hands poised and directed/undirected pushing: a retrospective cross-sectional study of non-operative vaginal births, 2011-2016‹, *International Journal of Nursing Studies*, 2018, 83:11-17, doi:10.1016/j.ijnurstu.2018.04.002.

82 Linda, ›Re: Pushing: leave it to the experts‹ [blog comment], *MidwifeThinking*, 16 April 2014, abgerufen am 27.11.2022. midwifethinking.com/2014/04/ 16/pushing-leave-it-to-the-experts/

83 Howie und Rankin, ›The second stage of labour‹.

84 E. Hobby, *The midwives book, or the whole art of midwifery discovered by Jane Sharp*, Oxford University Press, Oxford, 1999, S. 150.

85 Persönliche Kommunikation mit der Autorin, 7. Juli 2020 (mit Erlaubnis geteilt).

86 WHO, *Intrapartum care for a positive childbirth experience*, S. 5.

87 NICE, *Intrapartum care for healthy women and babies*; Queensland Health, *Normal birth*.

88 A.M. Vintzileos und J. C. Smulian, ›Decelerations, tachycardia, and decreased variability: have we overlooked the significance of longitudinal fetal heart rate changes for detecting intrapartum fetal hypoxia?‹, *American Journal of Obstetrics and Gynecology*, 2016, 215(3):261-264, doi: 10.1016/j.ajog.2016.05.046.

89 C. Loghis, E. Salamalekis, N. Panayotopoulos, N. Vitoratos und P. A. Zourlas, ›The effect of early second stage bradycardia on newborn status‹, *European Journal of Obstetrics Gynecology and Reproductive Biology*, 1997, 72(2):142-152, doi.org/10.1016/S0301-2115(96)02683-8; E. Sheiner, A. Hadar, M. Hallak, M. Katz, M. Mazor and I. Shoham-Vardi, ›Clinical signi$cance of fetal heart rate tracings during the second stage of labor‹, *Obstetrics and Gynecology*, 2001, 97(5):747-752, doi: 10.1016/s0029-7844(01)01188-7.

90 WHO, *Intrapartum care for a positive childbirth experience*.

91 Kerry Louise, ›I had an episiotomy when I had my first baby …‹ [Facebook comment], Reclaiming Childbirth as a Rite of Passage group page, 2 Juli 2020, abgerufen am 11. Dezember 2020.

92 H Jiang, X Qian, G Carroli und P Garner, ›Selective versus routine use of episiotomy for vaginal birth‹, *Cochrane Database of Systematic Reviews*, 2017, (2):CD000081, doi: 10.1002/14651858.CD000081.pub3.

93 Jiang et al., ›Selective versus routine use of episiotomy for vaginal birth‹.

94 J. R. Lappen und D. R. Gossett, ›Changes in episiotomy practice: evidence-based medicine in action‹, *Expert Review of Obstetrics & Gynecology*, 2010, 5(3):301-309.

95 H. E. O'Connell, K. V. Sanjeevan und J. M. Hutson, ›Anatomy of the clitoris‹, *Journal of Urology*, 2005, 174(4):1189-1195.

96 B. Dogan, I. Gün, Ö. Özdamar, A. Yilmaz und M. Muhçu, ›Long-term impacts of vaginal birth with mediolateral episiotomy on sexual and pelvic dysfunction and perineal pain‹, *The Journal of Maternal-Fetal & Neonatal Medicine*, 2017, 30(4):457-460, doi: 10.1080/14767058.2016.1174998.

97 Aasheim et al., ›Perineal techniques during the second stage of labour for reducing perineal trauma‹; Lee et al., ›Perineal injury associated with hands on/hands poised and directed/undirected pushing‹; M. J. Borrman, D. Davis, A. Porteous und B. Lim, ›The effects of a severe perineal trauma prevention program in an Australian tertiary hospital: an observational study‹, *Women and Birth*, 2020, 33(4):e371-e376, doi: 10.1016/j.wombi.2019.07.301.

98 Persönliche Kommunikation mit der Autorin, 12. Juli 2020 (mit Erlaubnis geteilt).

Neun

Eingliederung

Verderben, Auflösung und Zersetzung werden von Prozessen des Wachstums, der Transformation und der Neuformulierung alter Elemente zu neuen Mustern begleitet.
Victor Turner[1]

Die letzte Phase des Geburtsritus wird als Integration oder Eingliederung bezeichnet. Der Integrationsprozess der Geburtserfahrung ist kontinuierlich, und Frauen können ein Leben lang damit beschäftigt sein, die Lehren aus dieser Erfahrung zu verarbeiten. Das wird besonders spürbar, wenn Frauen andere Übergangsriten durchlaufen, wie z. B. weitere Geburten, die Menopause oder den Sterbeprozess. Dieses Kapitel konzentriert sich auf den Beginn der Eingliederungsphase, die ersten Momente und Stunden nach der Geburt, während Mutter und Kind zurückgezogen im Geburtsraum bleiben. Während dieser Zeit begünstigt die Mutter-Kind-Verzauberung den physiologischen Abschluss des Geburtsprozesses. Die Plazenta wird geboren, und Mutter und Baby stellen sich körperlich und emotional auf das Leben als zwei separate, aber voneinander abhängige Menschen ein. Aus medizinischer Sicht umfasst diese Zeit die Geburt der Plazenta, die als die »dritte Phase« der Geburt bezeichnet wird, und die ersten beiden Stunden nach der Geburt, die als »vierte Phase« der Geburt bezeichnet wird. Im Vergleich zu den traditionellen Kulturen, in denen Frauen viele Tage abgeschirmt von der Gemeinschaft verbrachten, während sie und ihr Baby eine emotionale und körperliche Verbindung zueinander aufbauten, ist die Eingliederungsphase in den westlichen Kulturen extrem kurz. Nachdem Mutter und Kind zueinandergefunden haben, beginnt der Prozess der Eingliederung in die weitere Familie und Gemeinschaft. Im schnelllebigen modernen Kontext verläuft diese Phase überstürzt, und von Frauen wird erwartet, dass sie nach der Geburt schnell in die Gesellschaft zurückkehren.

EVAS GEBURTSGESCHICHTE: 4. TEIL

Im letzten Teil von Evas Geschichte lernt sie ihr neugeborenes Baby kennen und gebärt ihre Plazenta. Mutter und Kind beginnen ihre Stillbeziehung und bauen eine emotionale und körperliche Verbindung zueinander auf.

***

Eva war anfangs von der körperlichen Intensität des Gebärens überwältigt und brauchte etwas Zeit, um sich zu sammeln, bevor sie das Kind betrachtete, das zwischen ihren Knien lag. Evas Tochter wurde bei ihrem Eintritt in die äußere Welt weiterhin von der Plazenta mit Sauerstoff aus Evas Körper versorgt. Als sie aus der Vagina ihrer Mutter ausgetreten war, bewirkte die plötzliche Druckentlastung, dass ihre Brustmuskeln Luft in ihre Lungen sogen. Auf Grund des reduzierten Sauerstoffes in den Minuten vor der Geburt war im Blutkreislauf von Evas Tochter auch Kohlendioxid aufgestaut worden.[2] *Die Kombination eines hohen Kohlendioxidspiegels im Blut mit den sensorischen Reizen einer kühleren Umgebung bewirkten, dass sie zu atmen begann. Als sie Luft einatmete, stieg ihr Sauerstoffspiegel und bewirkte Veränderungen in ihrem Blutkreislauf, die wiederum dafür sorgten, dass die Plazenta ihre Tätigkeit einstellte und ihre Lunge zu arbeiten begann. Die Blutgefäße in der Lunge öffneten sich, während die beiden Arterien in der Nabelschnur sich verengten, und das Blut des Kindes daran hinderten, zurück zur Plazenta zu fließen. Währenddessen blieb die Nabelvene offen, so dass sauerstoffreiches Blut weiterhin von der Plazenta zum Kind floss. So konnte das gesamte kindliche Blut aus Evas Plazenta in den Körper ihrer Tochter übergehen.*

Eva sah, wie ihre Tochter, die nicht mehr länger in ihrem Körper geborgen war, sich an den Raum und an die Luft um sie herum anpasste. Eva berührte und beruhigte ihr Baby sanft, erforschte den kleinen Körper und sprach beruhigende Worte. Langsam wickelte sie die pulsierende Nabelschnur von Hals und Körper des Babys ab. Als Reaktion auf die körperliche Stimulierung spreizte das Baby in einem Schreckreflex die Arme und schrie. Eva nahm ihre Tochter sanft auf den Arm und hielt sie an ihre Brust, um sie zu trösten. Evas Mutter und Schwester halfen ihr, sich mit ihrem Baby auf der Brust in eine bequeme Position zurückzulehnen. Eva roch am Köpfchen ihrer Tochter und instinktiv vom Babygeruch angezogen, küsste sie sie. Evas Berührung, ihr Geruch und ihre Stimme ließen ihre Tochter sich sicher fühlen, so dass ihr Adrenalinspiegel sank und ihr Nervensystem sich beruhigen konnte. Das regulierte auch ihre Herzfrequenz und ihre Atmung. Die Temperatur von Evas Brust war höher als gewöhnlich, und ihre Körperwärme übertrug sich auf den Körper ihrer Tochter, und garantierte, dass sie warm blieb.

Sowohl Eva als auch ihr Kind hatten hohe Beta-Endorphin- und Oxytocin-Spiegel, beides Hormone, die für das Mutter-Kind-Bonding wichtig sind.[3] *Eva hatte auch einen hohen Prolaktin-Spiegel, ein Hormon, das ein fürsorgliches Verhalten fördert und die Brustmilchproduktion reguliert. Der Adrenalinschub, den Eva während des Durchtretens des Köpfchens erlebte, war über die Plazenta auf das Baby übergegangen. Der kindliche Neokortex war aktiviert, und Evas Tochter hatte die Augen weit geöffnet, um die neue Welt aufzunehmen.*[4] *Mutter und Kind blickten sich in die Augen, während die Kombination der nachgeburtlichen Hormone ein Gefühl von Euphorie, Liebe und Verbundenheit erzeugte. Die Plazenta transportierte jetzt nicht länger das Blut des Babys in den Babykörper, und die Nabelschnur war leer und weiß. Der Blutkreislauf von Evas Tochter war nicht mehr mit der Plazenta verbunden; stattdessen war ihr ganzes Blut in ihrem Körper.*[5] *Das erhöhte Blutvolumen durchströmte Evas Tochter und leitete Sauerstoff zu den wichtigsten Organen, insbesondere zur Lunge. Während der Bluttransfusion von der Plazenta zum Kind waren auch Stammzellen übertragen worden und zirkulierten im Körper des Kindes, um etwaige Gewebeschäden zu reparieren. Die Nabelschnur, die sich jetzt außerhalb von Evas Körper befand, hatte sich abgekühlt. Als Reaktion auf die Temperaturveränderung dehnte sich das gallertartige Gewebe, das die Blutgefäße der Nabelschnur umgab, dauerhaft aus und verschloss so die Vene und die Arterien.*

Durch die Interaktion des Babys mit Evas Brüsten wurde die Stillbeziehung hergestellt und die Milchversorgung des Babys für die kommenden Monate vorbereitet. Prolaktin, das in der ersten Stunde nach der Geburt ausgeschüttet wurde, aktivierte die Milch produzierenden Zellen in Evas Brüsten und löste ihre Fähigkeit aus, langfristig Muttermilch zu produzieren.[6] *Das Baby konnte Evas Brustwarzen sehen, da sie während der Schwangerschaft größer und dunkler geworden waren. Am Ende der Schwangerschaft erhöhte die Sauerstoffversorgung des kindlichen olfaktorischen (Geruchs-) Kortex die Empfänglichkeit des Babys für den Geruch des Kolostrums.*[7] *Evas Kolostrum roch und schmeckte ähnlich wie das Fruchtwasser, was*

Evas Tochter half, ihre Nahrungsquelle zu erkennen.[8] *Die Hände des Kindes begannen instinktive Hand-zu-Brustwarze-zu-Mund-Bewegungen, die Evas Körper zur weiteren Ausschüttung von Oxytocin und Prolaktin anregten. Allmählich wurde das Baby aktiver, bewegte das Köpfchen hin und her und schob sich an Evas Brustwarzen, angezogen von der dunklen Farbe der Areola (Brustwarzenhof) und dem vertrauten Geruch. Evas Tochter positionierte sich mit dem Mund nah an Evas Brustwarze und begann die Brust zu lecken und zu massieren. Mehrere Male erfasste sie die Brustwarze und ließ wieder los und lernte durch die Wiederholung, sich anzusaugen. Der Eustress des Erscheinens hatte den Spiegel der Katecholamine, die das Gedächtnis und das Lernen fördern, bei Evas Tochter erhöht. Schließlich erfasste sie die Brustwarze, saugte kräftig und schluckte das Kolostrum, das wie das Fruchtwasser schmeckte, das sie in der Gebärmutter geschluckt hatte. Sie lernte mithilfe ihrer Sinne, ihres Instinkts und ihrer Physiologie sich an die Brust ihrer Mutter anzusaugen. Oxytocin aktivierte auch das mit dem Dopamin verbundene Belohnungssystem in den Gehirnen von Eva und ihrem Baby, wodurch ihre Stillbeziehung bestärkt wurde.*

Das instinktive Verhalten von Mutter und Kind nach der Geburt, begünstigte auch die Geburt der Plazenta.[9] *Als das Baby nach der Brust suchte, stießen ihre Füße gegen Evas Bauch und stimulierten den Fundus, so dass er sich zusammenzog. Durch die starken von der Oxytocin-Ausschüttung (durch die Mutter-Kind-Interaktion) bewirkten Kontraktionen, löste sich die Plazenta von der Wand der Gebärmutter. Blut trat aus den gerissenen Blutgefäßen aus, die zuvor die Plazenta mit der Gebärmutter verbunden hatten, und Eva spürte, wie ein warmer Blutschwall ihren Körper verließ. Weitere Kontraktionen pressten diese Blutgefäße zusammen und drückten die Plazenta in Evas Scheide. Eva spürte ein Völlegefühl in ihrer Scheide und den Drang zu pressen. Ihre Mutter und ihre Schwester halfen ihr, sich in die Hocke zu begeben, und Eva hielt ihr Baby an die Brust, als die Plazenta in eine bereitgestellte Schüssel glitt. Danach lehnte Eva sich zurück, um auszuruhen und ihr Baby kennenzulernen, während ihre Mutter und Schwester einige nahrhafte Speisen zubereiteten.*

***

VERZAUBERUNG

Ein Kind auf die Welt zu bringen, ist ein intensives Erlebnis, und nachdem das Baby geboren ist, gibt es gewöhnlich eine Pause, in der die Mutter sich sammelt. Dies ist der Moment für die Frauen, um »von der Geburtsarbeit auszuatmen«, bevor sie die Gegenwart ihres Babys und ihre neue Identität als Mutter einatmen.[10] Der Adrenalinschub, der die Geburt des Köpfchens begleitet, zirkuliert noch immer in ihrem Körper, und manche Frauen sehen fassungslos aus und haben die Augen weit aufgerissen.

> *Hinterher sah ich auf den Fotos, dass ich im Grunde auf ca. zehn Fotos fassungslos mit Glupschaugen dasaß. Ich habe einen Ausdruck auf meinem Gesicht, wie »oh«, also, immer noch etwas im Schock. Als ob ich nicht richtig weiß, was los ist. Und davon gibt es ungefähr zehn Fotos, und dann ganz plötzlich eins, auf dem ich endlich lächele. Da mach ich wie »Yeah!«*
>
> Claire[11]

Nachdem die Frau sich gesammelt hat, tritt sie mit ihrem Baby in den Verzauberungsprozess der Eingliederung ein. Menschliche Babys sind für ihr Überleben ganz von anderen Menschen abhängig, besonders von ihrer Mutter. Darum stellen die evolutionäre Physiologie und der Instinkt sicher, dass die Grundlagen der Mutter-Kind-Verbundenheit in den ersten Stunden nach der Geburt fest verankert werden. Ein genetischer Bauplan von Verhaltensweisen wird aktiviert und umgesetzt, gesteuert durch eine Kombination von Hormonen, die allen Säugetieren und ihren Jungen gemeinsam ist. Für Sicherheit, Nahrung und Wohlbehagen bleibt ein Baby noch viele Monate nach der Geburt auf den Körper seiner Mutter angewiesen. Diese kontinuierliche, auf Gegenseitigkeit beruhende Mutter-Kind-Beziehung wird in vielen Kulturen gewürdigt. Beispielsweise bedeutet das Wort *mamatoto* auf Suaheli »Mutterbaby« und verweist auf das Konzept, dass Mutter und Kind nicht zwei separate Menschen sind, sondern ein miteinander verbundenes Paar.[12] In der westlichen peripartalen Betreuung und Fachliteratur wird manchmal der Begriff »Mutter-Kind-Dyade« benutzt und bezieht sich auf die Einheit von Mutter und Kind.

Viele Frauen beschreiben den Verzauberungsprozess als ein euphorisches Verliebtsein. Beta-Endorphine, Oxytocin, Prolaktin, das Ende der

Schmerzen und das »Herunterkommen« vom Adrenalin-Hoch fallen zusammen mit den Gefühlen, die der erste Anblick des Babys hervorruft.

Als meine Hebamme mein Baby unter mir herausholte, atmete ich tatsächlich mit einem tief befriedigten Gefühl über das Ende einer Geburt aus, die eine Ewigkeit gedauert zu haben schien. Aber die nächsten Momente sind die Bilder, die sich für immer in mein Gedächtnis eingebrannt haben. Als ich meine Tochter unter mir sah, als ich ihre kräftigen Ärmchen und Beinchen berührte, ihr rotes Haar wahrnahm, ihre ersten Atemzüge beobachtete, ihre Nabelschnur mit der Lebenskraft, die wir so lange geteilt hatten, pulsieren sah, und schließlich – als ich das Gefühl hatte, sie wirklich gesehen zu haben – sie hochnahm, war das Erlebnis nichts weniger als euphorisch.

Mary[13]

Für einige Frauen ist der Verzauberungsprozess weniger intensiv und beginnt mit einer physiologischen Verbindung und dem instinktiven Bedürfnis zu beschützen. Die Entwicklung der emotionalen Beziehung kann manchmal länger dauern.

Die Plazenta ist noch mit der Gebärmutter verbunden, wenn Mutter und Baby sich zum ersten Mal begegnen. Diese Verbindung sorgt dafür, dass die beiden sich körperlich nahe sind und aufeinander konzentrieren, da die Geburt der Plazenta auf das Oxytocin angewiesen ist, das durch die Interaktion zwischen Mutter und Kind freigesetzt wird. Frauen beschreiben, dass sie in dieser Zeit nichts von dem mitbekommen, was um sie herum geschieht, weil sie so auf ihr Baby fokussiert sind.[14] Wenn die Plazenta sich ablöst, nehmen sie möglicherweise wahr, wie die Gebärmutter sich zusammenzieht und sie spüren den Pressdrang, wenn die Plazenta sich durch ihre Vagina bewegt.

Die eigentliche Geburt der Plazenta war ziemlich merkwürdig, weil sie so weich war. Es fühlte sich an, als würden meine Eingeweide herauskommen, aber nicht auf schmerzhafte Weise. So ungefähr muss es sich anfühlen, einen Tintenfisch oder so etwas zu gebären. Aber nein, ganz bestimmt nicht unangenehm, eher so ein seltsames Gefühl. Vielleicht so etwas wie an einem Tampon ziehen.

Nicole[15]

Die Geburt der Plazenta signalisiert das Ende des Geburtsprozesses und kann ein Gefühl der Erleichterung mit sich bringen, körperlich als auch emotional. Ein Gefühl der Euphorie und Ermächtigung sind generelle Merkmale der physiologischen Geburt, verstärkt durch hohe Spiegel von Beta-Endorphinen, Adrenalin und Oxytocin. Frauen beschreiben, dass sie sich unmittelbar nach der Geburt stark, tapfer, siegreich und mächtig fühlen.[16]

> *Also war ich tapfer, ich war stark! … Mir ging es wie »Ja, ich habe es geschafft! Ja, ich kann das!« Ich war so glücklich. Ehrlich gesagt, hatte ich seit meiner eigenen Geburt noch niemals diese Art von Freude gehabt. Ich weiß nicht, woher diese Freude kam. Ich weiß nicht, wie ich diese grenzenlose Freude, die mich erfüllte, beschreiben soll … ich kann es nicht erklären. Ich bin sehr zufrieden, sehr zufrieden, dass ich es auf natürliche Weise gemacht habe. Ich bin so stolz, von mir selbst erfüllt, ich bin sehr stolz, dass ich ihn natürlich bekommen habe. Selbst jetzt bin ich noch stolz.*
>
> Favour[17]

Es ist genetisch in uns verankert, dass der Eintritt in die Mutterschaft von dem Gefühl der Stärke, Kompetenz und Freude begleitet wird, und instinktive Mutter-Kind-Interaktionen verstärken zusätzlich das Selbstvertrauen einer Frau und ihre Fähigkeit, Mutter zu sein. Der Prozess der Eingliederung setzt sich in der postnatalen Phase fort, wenn die neue Mutter ihr Geburtserlebnis weiter in ihr Selbstwertgefühl integriert.

> *Ein Baby zu haben, veränderte mein Selbstwertgefühl. Ich weiß nicht, wie ich es in Worte fassen soll. Einfach zu wissen, dass mein Körper dazu fähig ist, einem anderen Menschen das Leben zu geben, verändert die Art und Weise, wie ich mich sehe.*
>
> Kimberly[18]

Die Eingliederung von Mutter und Kind nach der Geburt in ihre Gemeinschaft geschieht in Phasen, beginnend mit den Menschen im Geburtsraum. Nachdem die Plazenta geboren ist, und das Baby seine erste Mahlzeit beendet hat, werden oft Partner:innen der Frau oder andere bei der Geburt anwesende Familienmitglieder in den Vorgang des Kennenlernens einbezogen. Wenn Menschen das Baby halten und mit ihm interagieren, schütten sie Oxytocin aus und beginnen ihren eigenen Verzauberungsprozess mit dem neuen Familienmitglied. Bindungshormone gibt es nicht nur bei Frauen, auch Väter erleben eine physiologische Bindung zu ihrem Neugeborenen. Zum Ende der Schwangerschaft ihrer Partnerin fallen die Testosteron-Spiegel bei Männern um ungefähr 30 % und bleiben für 3 Wochen nach der Geburt niedrig.[19] Die Fürsorgehormone Prolaktin und Östrogen steigen auch bei den männlichen Partnern vor der Geburt signifikant an und bleiben für Monate danach erhöht. Menschliche Babys sind besonders verletzlich und haben sich evolutionär so entwickelt, dass sie den Kreis der Menschen, die sie in den ersten Jahren nähren und beschützen werden, verzaubern. Einige Familien gönnen sich einen Babymoon. Sie nehmen sich Zeit, um das neue Baby in die Familie aufzunehmen, bevor sie es der äußeren Welt vorstellen.

ÜBERGANGSRITEN FÜR DIE EINGLIEDERUNG

Auf historischer und globaler Ebene konzentrieren Eingliederungsriten sich darauf, Mutter und Kind in der Gemeinschaft willkommen zu heißen, sie einzugliedern und ihre Erholung und Bindung zu fördern. In vielen Kulturen gilt die Zeit unmittelbar nach der Geburt als eine Periode, in der das Schicksal des Babys von Besuchern aus dem spirituellen Bereich bestimmt wird. Im alten Ägypten z. B. wohnten die Sieben Hathoren der Geburt bei, um über das Los des Kindes zu entscheiden.[20] Im europäischen Volksglauben waren die Drei Schwestern bei der Geburt anwesend, um das Schicksal des Kindes zu spinnen, und Klatschweiber und Hebammen stellten Essensgaben bereit, um ein gutes Schicksal zu sichern.[21] Rituale, die die Stärke der Mutter und die sichere Geburt des Kindes feiern, sind weit verbreitet. Wenn z. B. eine Galla-Frau (Äthiopien) ein Kind auf die Welt bringt, singen die anwesenden Frauen improvisierte Lieder über ihre Tapferkeit und vergleichen ihre Leistung mit der eines mutigen und siegreichen Jägers.[22] Die Frauen besingen auch ihr Glück und danken Maram, der Göttin der Geburt, für die sichere Ankunft des Kindes.

Die Abnabelung ist ein bedeutender Moment, und die Art und Weise, wie sie durchgeführt wird, spiegelt soziale und kulturelle Werte wider. In Kulturen mit starken und stabilen sozialen Beziehungen und Rollen bedeutet der Akt die Anerkennung des Babys als neues Mitglied der Gemeinschaft.[23] Aus historischer Perspektive gehörte das Durchtrennen und Abbinden der Nabelschnur zur Aufgabe der Hebamme, und fand nach der Geburt der Plazenta statt. Die Plazenta selbst wird in vielen

Kulturen mit großem Respekt behandelt, und überall auf der Welt haben Menschen Rituale erschaffen, um das Organ zu ehren, das ein Kind am Leben und eng mit seiner Mutter verbunden hält.

Die Beziehung der Plazenta zum Kind wurde unterschiedlich gesehen. Man bezeichnete die Plazenta als Geschwister des Babys, als Mutter, Weggefährtin, Beschützerin oder »Doppelgängerin«.[24] Vorstellungen darüber, was oder wer die Plazenta ist, beeinflussen auch die mit ihr verknüpften Rituale. Auf Timor glaubte man traditionell, dass die Plazenta der Weggefährte des Babys wäre, und nach der Geburt hob man sie in einem zugedeckten Topf auf, »fütterte« sie drei Tage lang, und begrub sie dann in aller Stille.[25] Die Beerdigung der Plazenta ist in der Herstory in vielen Kulturen üblich, auch wenn diese Praxis auf unterschiedlichen Glaubensvorstellungen beruht. In ihrem Buch *Under the Quandong Tree* schildert Minmia Smith die Mythen der Wiradjuri (australische Ureinwohner) über die Bedeutung des Plazentabegräbnisses.[26] Sie erklärt, dass die Plazenta einen einzigartigen *Miwi* (Geist/Seele)-Abdruck mit Anweisungen für die Lebensreise des Kindes enthält.

> *Wenn also ein Kind geboren und die Plazenta begraben ist, geht dieser Miwi-Abdruck in Nungeena-tya [Mutter Erde/Natur] ein. Die Plazenta ist extrem reichhaltig, so dass sie Nungeena-tya ernährt. Die ERDE braucht Nahrung, so wie auch wir Nahrung brauchen. Es ist ein wechselseitiges Ding. Es ehrt auch die ERDE, wenn wir ihr die Verantwortung für die Reise unseres Kindes übergeben. Der Miwi-Abdruck liegt dort für zwölf oder vierzehn Jahre, bis das Kind Samen vergießt (Menstruationsblut oder Sperma). Wenn die Samen auf die Erde treffen, werden sie sofort erkannt, fast so als würde man Daten in eine digitale Datenbank eingeben. Nungeena-tya begibt sich dann dort hin, wo auch immer der Miwi-Abdruck vergraben war und verschließt ihn. Dann arbeitet sie daran, den (oder die) »wanai« [junge(r) Erwachsene(r)] zu erden und auf ihrer Reise durch das physische Leben zu führen.*[27]

Viele Kulturen haben klar definierte Zeiten, in denen Mutter und Kind sich absondern, bevor sie neu in die Gesellschaft integriert werden. Obwohl die Dauer der Isolation variiert, beträgt sie gewöhnlich ca. einen Monat. In den Traditionen der Chinesen und der Hmong ist beispielsweise eine 30-tägige Absonderung von Mutter und Kind nach der Geburt vorgeschrieben.[28] Im mittelalterlichen Europa hatten Frauen ein traditionelles Wochenbett (Lying-in), das ungefähr einen Monat dauerte und in drei verschiedene Phasen unterteilt war.[29] Die erste Phase hieß »dunkle Unterkunft« (dark lodging), wo Mutter und Kind gemeinsam im Bett in einem abgedunkelten Raum blieben, der Wochenbettzimmer (lying-in chamber) genannt wurde. Die nächste Phase hieß »Aufrechtsitzen« (up sitting) oder »Aufstehen« (up rising), wo man der Mutter aus dem Bett half und ihre Bettwäsche wechselte. Sie war dann imstande sich im Wochenbettzimmer zu bewegen, ruhte sich aber weiterhin aus und erholte sich. In der letzten Phase bewegte sich die Frau frei im Haus, blieb aber drinnen. Die Länge der einzelnen Phasen innerhalb des Wochenbetts war unterschiedlich und hing vom körperlichen Zustand der jeweiligen Frau ab. Während dieser Zeit kamen die Klatschweiber zu Besuch und halfen im Haushalt und feierten das Aufrechtsitzen, indem sie den Caudle (warmes Getränk normalerweise mit Alkohol) tranken. Das allgemeine Trinken und die Heiterkeit, die mit dieser Phase des Wochenbetts einhergingen, standen unter Beobachtung der Kirche, die über das Verhalten der Klatschweiber besorgt war.[30] Überreste der Wochenbettphase sind im heutigen Großbritannien immer noch zu finden. Ein 10-tägiges Wochenbett wurde im *Midwives Act* von 1902 gesetzmäßig verankert, und in den modernen peripartalen Diensten sind Hebammen bis zum zehnten Tag für die nachgeburtliche Betreuung zuständig.[31]

Ein klar definierter Zeitraum der Absonderung nach der Geburt erfüllt verschiedene Zwecke. Er erlaubt der frischgebackenen Mutter, sich auszuruhen und von der Geburt zu erholen, während sie ernährt und gepflegt wird. Während dieser Zeit sind Massagen für Mutter und Kind üblich, zusätzlich zu Praktiken wie Bauchbinden, Kräuterbäder und verschiedene andere Methoden der Wärmeanwendung auf Gebärmutter und Damm.[32] In allen Bräuchen nach der Geburt weltweit, lässt sich der Glaube wiederfinden, dass die Gebärmutter nach der Geburtsarbeit gehalten, gestützt und gewärmt werden muss.[33] Die Zeit der Abgeschiedenheit gestattet dem Baby, sich in das Leben außerhalb der Gebärmutter einzugliedern, bevor es in die größere Gemeinschaft eintritt. Viele Kulturen betrachten das neue Kind als Grenzgänger zwischen Geisterreich und physischer Welt, weshalb die Kinderseele Zeit braucht, um sich im Körper zurechtzufinden. Für die Babys werden Willkommensrituale durchgeführt, die ihnen Botschaften über ihren kulturellen und spirituellen Platz in der Welt übermitteln. Traditionell ist der Raum der Absonderung eine ausschließliche Frauendomäne, zu der nur enge männliche Familienmitglieder Zutritt haben. Auf diese Weise erfüllt die Tradition der Absonderung den umfassenderen Zweck, gegenseitige weibliche Beziehungen und Hilfs-Netzwerke zu erhalten.

Der nächste Schritt in der Eingliederungsphase besteht darin, das Baby in die Gemeinschaft einzuführen. Einführungsrituale beginnen oft damit, dass das Baby einem Gott, der Erde oder den Elementen vorgestellt wird.[34] Willkommenszeremonien, bei denen das Neugeborene mit Wasser geweiht wird, sind in vielen Gegenden der Welt üblich.[35] In vielen Traditionen wird auch die Mutter wieder in die Gemeinschaft eingeführt, da sie ein neuer Mensch mit einem veränderten Status geworden ist.[36] Sie kann ihre äußere Erscheinung ändern, um ihr neues Selbst und ihren neuen Status zu signalisieren, indem sie sich den Kopf rasiert, den Körper bemalt oder besondere Kleidung trägt.[37] In Europa endete das Wochenbett mit dem kirchlichen Muttersegen, bei dem die Mutter ihr Haus verließ, um den Gottesdienst zu besuchen, gereinigt zu werden und in die Gesellschaft zurückzukehren.[38] Die Wiedereingliederung in die Gesellschaft wird oft von einer Zusammenkunft der Gemeinschaft begleitet, um zu feiern, dass Mutter und Kind die erste Zeit nach der Geburt überlebt haben und zurückgekehrt sind.[39]

Durch die heute übliche nachgeburtliche Betreuung und gängige kulturelle Anforderungen sind modernen Übergangsriten oft Grenzen gesetzt. Von westlichen Frauen wird erwartet, dass sie sich nach der Geburt ihres Babys relativ schnell wieder eingliedern. Ohne eine gesellschaftlich festgelegte Absonderungszeit empfangen sie in den ersten Tagen oft viel Besuch. Die Eingliederungsriten des geburtshilflichen Personals sollten idealerweise darin bestehen, in der ersten Zeit nach der Geburt ein optimales Umfeld für die Verzauberung zu schaffen. Später können Hebammen und Doulas die Mütter dabei unterstützen, ihre Geburtserfahrung in ihr Selbstverständnis zu integrieren, indem sie ihren Geburtsgeschichten Aufmerksamkeit schenken.

Ein Refugium schaffen

Die unmittelbaren Momente nach der Geburt, wenn Mutter und Kind sich zum ersten Mal von Angesicht zu Angesicht sehen, sind heilig und können nicht zurückgeholt werden. Es ist die Hauptaufgabe des Personals, eine Umgebung zu schaffen, in der Mutter und Kind ungestört zueinander finden können. Das beinhaltet, sich soweit wie möglich fernzuhalten, was für Geburtsteam und Familienmitglieder schwierig sein kann, da die Erleichterung und Freude über die Geburt des Kindes in der Regel groß sind. Das Feiern kann jedoch warten; das wichtige physiologische Bonding und die Interaktionen zwischen Mutter und Kind können es nicht.

> *Ich positioniere mich nicht, um das Baby aufzufangen, und versuche mich im Hintergrund zu halten, außer ich werde gebraucht. Oft sind es die Feinheiten, die Frau oder Partner:innen mehr Möglichkeiten bieten, auf völlig instinktive Weise zu agieren, sich hinunter zu beugen, ihr Baby zu berühren und hochzunehmen. Es geht darum, bei ihr zu sein, als Zeugin, anzubieten, was gebraucht wird, aber einfühlsam, denke ich. Und es gibt keine Eile, es gibt generell genug Zeit, um das Tempo zu drosseln, mit der Frau im Einklang zu sein, durchzuatmen, eine Pause zu machen. Sie wird ihr Baby ansehen, es begreifen. Und dann, umstandslos, wird die Frau instinktiv ihr Baby tätscheln, erst den Rumpf, dann die Gliedmaßen. Sie wird auf das Baby blicken, auf ihre Partner:innen und dann rundherum zu den anderen Menschen, die sie unterstützt haben. Es ist die reine Magie!*
>
> -Eleanor, Hebamme[40]

Hilfe könnte nötig sein, wenn das Baby im Wasser geboren wird, denn es kann nicht unter Wasser bleiben, während die Mutter eine Pause macht, um sich zu sammeln. Darum ist es nötig, manche Frauen behutsam daran zu erinnern, oder ihnen behilflich zu sein, ihr Baby aus dem Wasser zu holen.

Sobald die Mutter ihr Baby an sich genommen hat, muss das geburtshilfliche Personal um sie herum arbeiten, um sicherzustellen, dass sie sich wohlfühlt, warm bleibt und nicht abgelenkt wird. Sheila Kitzinger bezeichnet dies als »Islanding«, eine Insel oder ein Refugium für Mutter und Baby schaffen, wo die beiden sich ganz aufeinander konzentrieren und ineinander verlieben können.[41] In dem Zeitfenster nach der Geburt, in dem das komplexe Zusammenspiel von Instinkt und Physiologie dem Baby hilft, das Trinken an der Brust zu erlernen, ist »Islanding« sehr hilfreich. »Islanding« begünstigt auch die Ausschüttung von Oxytocin, das für die Geburt der Plazenta notwendig ist. Die für die Geburt des Babys geschaffene Umgebung, muss auch für die Geburt der Plazenta erhalten bleiben. Sobald die Plazenta sich von der Gebärmutter gelöst hat und in die Vagina der Frau gewandert ist, braucht sie möglicherweise, wie das Baby bei der Geburt, Bewegung und Schwerkraft, um geboren zu werden. Das Geburtsteam kann der Frau beim Hinknien oder Hocken helfen und eine Schüssel oder einen Eimer ihrer Wahl bereithalten, um die Plazenta aufzufangen. Danach kann zu einem für die Mutter passenden Zeitpunkt die Nabelschnur durchtrennt werden (oder auch nicht). Wenn man abwartet, bis die Frau danach fragt, respektiert man, dass sie diejenige ist, die entscheidet, wenn es um die Versorgung ihres Babys geht.

Die Art und Weise der Abnabelung spiegelt gesellschaftliche und kulturelle Werte wider. In früheren Zeiten nabelte die Hebamme als Vertreterin der Gemeinschaft das Baby ab. In der modernen westlichen Kultur stehen die Bedürfnisse und Rechte des Einzelnen im Mittelpunkt und nicht die der Gemeinschaft als Ganzes. In diesem Kontext »gehört« das Baby zunächst der Familie und nicht dem Stamm oder der Gemeinschaft. In Krankenhäusern und bei Hausgeburten ist es üblich, dass Familienmitglieder die Nabelschnur des Babys durchtrennen. Die letzten Jahre brachten ein Wiederaufleben alternativer Methoden, um Babys von ihrer Plazenta zu trennen. Beispielsweise wählen manche Eltern eine handgefertigte Nabelschnurklemme anstelle der standardmäßigen Plastikklemme. Andere Eltern ziehen es vor, mit einer Kerze die Nabelschnur durchzubrennen, und die Blutgefäße zu versiegeln.

Eine Lotusgeburt ist eine relativ neue rituelle Praxis, die das einzelne Baby und seine Rechte in den Mittelpunkt stellt. Mit Lotusgeburt bezeichnet man eine Vorgangsweise, bei der die Nabelschnur nicht durchtrennt wird. Stattdessen bleibt die Plazenta mit dem Baby verbunden, bis die Nabelschnur einige Tage nach der Geburt von allein vom Nabel abfällt. Dieses Ritual kam in den 1970er Jahren auf, als Claire Lotus Day hinterfragte, ob ein Durchtrennen der Nabelschnur notwendig sei. Sie fand einen ärztlichen Geburtshelfer, der einwilligte, sie zu unterstützen.[42] Claire gebar ihr Kind in einem kalifornischen Krankenhaus und nahm es mit nach Haus, während es noch mit der Plazenta verbunden war. Diese Praxis wurde dann in den Vereinigten Staaten und Australien als spirituelles Ritual eingeführt, das die Verbindung zwischen dem Baby und seiner Plazenta würdigte. Die Lotusgeburt wird ebenfalls als eine Möglichkeit angesehen, das Recht des Kindes auf eine Kontrolle seiner Trennung von der Plazenta zu respektieren.

> *Ich hatte einfach das Gefühl, dass es ihre Entscheidung wäre, ihre Plazenta loszulassen, denn es ist nicht meine; es ist ihre, und ich möchte lieber, sie hat die Wahl, statt dass man sie durchtrennt.*
>
> Brook[43]

Nach der Geburt der Plazenta ist es Aufgabe der Hebamme, sie auf Vollständigkeit zu untersuchen, so dass keine Teile fehlen und sich eventuell noch in der Frau befinden. Diese Betätigung bietet eine Gelegenheit, die Mutter und andere Familienmitglieder beim Erforschen und Ehren der Plazenta einzubeziehen.

> *So legte sie sie vor uns hin, sie breitete eine Unterlage auf dem Fußboden aus, und dazu die chirurgischen … was immer sie waren … und sie zeigte sie mir, und sie zeigte mir die innere Seite und erklärte, wonach sie Ausschau hielt, um sicher zu sein, dass sie intakt war, und sie zeigte mir, dass alles intakt war. Und dann führte sie mir vor … sie zog die Fruchtblase auf der Außenseite hoch und zeigte mir, wie das Baby dort drinnen gehalten wird, wenn es da drinnen ist. Sie zeigte mir die Nabelschnur und die drei Gefäße da drinnen, wie das Baby seine Nährstoffe erhält und all so was.*
>
> Jessica[44]

Im Krankenhaus unterstützt das geburtshilfliche Personal die Frauen bei ihren ersten Schritten, wenn sie ihr Refugium, den Geburtsraum, verlassen und sich wieder in die Gemeinschaft eingliedern. Obwohl die Eingliederung im modernen Kontext beschleunigt wird, lassen einige Rituale die traditionellen Eingliederungsriten anklingen, die während der langen Absonderung der Frauen durchgeführt wurden. Zu den Eingliederungsriten gehört z. B. immer noch das Pflegen und Nähren der Mutter, bevor sie den Geburtsraum verlässt. Den Frauen wird beim Waschen und Anlegen sauberer Kleidung geholfen, so dass ihre Körper wieder vom Blut und Schweiß der Geburt befreit sind. Es ist auch üblich, der Mutter eine Stärkung anzubieten, um ihre Energievorräte aufzufüllen. Als ich z. B. als Krankenhaushebamme im Nordosten Englands arbeitete, war es Tradition, der Mutter Tee und Toast anzubieten, bevor sie auf die Wochenbettstation verlegt wurde. Eine aktuelle britische Studie ergab, dass der Tee nach der Geburt in den Beschreibungen der Frauen über einfühlsame Hebammenbetreuung häufig vorkam.[45]

> *Ich erinnere mich, ich werde mich immer an den Tee und Toast und das Bad erinnern … [den Tränen nah]. Es ist, als ob man diese gewaltige Reise durchgemacht hat und jetzt ein paar Minuten haben*

kann und nur entspannt ist und alles ist vorbei und alles ist OK … fast so gemütlich wie zu Hause.

Faith[46]

Moderne Klinikbräuche können ebenfalls hilfreich sein, indem sie die Stufen für die Wiedereingliederung klar festlegen. So ist beispielsweise das Refugium des Geburtszimmers nach der Geburt in der Regel ausschließlich der Frau, ihrer engen Familie und ihrer Geburtsbegleitung vorbehalten. Sobald die Mutter auf die Wochenbettstation verlegt wird, setzt man mit eingeschränkten Besuchszeiten Grenzen für Besucherkontakte. Leider kommen Mutter und Baby kaum zur Ruhe, da zwischen den Besuchszeiten oft klinische Untersuchungen durchgeführt werden. Innerhalb von Tagen wird die Frau nach Hause und in ihre Gemeinschaft entlassen, wo die Eingliederung weitergeht. Bei Hausgeburten bereiten geburtshilfliche Fachkräfte oft nahrhaftes Essen für die neue Mutter zu, bringen Ordnung ins Geburtschaos und stecken die schmutzige Wäsche in die Waschmaschine, bevor sie gehen. In diesem Kontext ist die anfängliche Wiedereingliederung in die Gemeinschaft stärker mutterzentriert, da die Frau nach einer Hausgeburt ihr Refugium, den Geburtsraum, nicht verlassen muss. Manchmal kann es jedoch für Frauen schwierig sein, ihre Wiedereingliederung mit den Wünschen von Familie und Freunden zu vereinbaren, die das neue Baby besuchen möchten.

Außerhalb des frühen Refugiums nach der Geburt sind Hebammen in der modernen peripartalen Gesundheitsversorgung nur begrenzt an den Eingliederungsriten der Frauen beteiligt. Die nachgeburtliche Versorgung leidet seit vielen Jahren unter einem Finanzierungsdefizit und mangelndem Respekt und wird oft als das Aschenputtel der peripartalen Dienste bezeichnet.[47] Sophie Messager weist drauf hin, dass damit eine Geburtskultur erkennbar wird, die sich auf das Austragen und Gebären eines gesunden Kindes konzentriert und nicht auf die Unterstützung von Frauen, die Mütter werden.

In der Welt des Geburtsgeschehes wird die Betreuung der Wöchnerin stiefmütterlich behandelt. Unsere Gesellschaft konzentriert sich vollkommen auf das Baby und vernachlässigt darüber die Bedürfnisse der jungen Mutter. Ganz deutlich zeigt sich das an der Tatsache, dass junge Eltern vor allem Babysachen und Spielzeug geschenkt bekommen.[48]

Generell fehlt es an gemeinschaftlichen Eingliederungsriten und von Frauen wird erwartet, dass sie schnell in die »Normalität« zurückkehren: körperlich, emotional und gesellschaftlich. Es gibt jedoch ein wachsendes Bewusstsein für den Verlust an Eingliederungsriten in der modernen Geburtskultur sowie auch für die unzureichende Betreuung neuer Mütter und ihrer Babys. Dies hat zur Entstehung von neuen Dienstleistungen, wie z. B. von Doulas, für die nachgeburtliche Betreuung geführt, und anderen, die speziell darauf ausgerichtet sind, neuen Müttern die fehlende Frau-zu-Frau-Unterstützung zu bieten. Darum können Frauen, die über die nötigen Mittel verfügen, für Dienste bezahlen, die früher kostenlos von der kollektiven Frauenkultur geleistet wurden. Frauen schaffen auch neue Rituale nach der Geburt, um ihre emotionale und spirituelle Rückkehr in die Gemeinschaft zu kennzeichnen. So werden zum Beispiel im Westen Zeremonien nach der Geburt immer beliebter. Die während dieser Feierlichkeiten durchgeführten Rituale lehnen sich an traditionelle Praktiken an, die weltweit üblich sind. Pflegepraktiken, wie die Unterleibsmassage nach der Geburt und das Binden des Beckens, erhöhen die Oxytocin-Ausschüttung, fördern die Rückbildung der Gebärmutter und unterstützen, dass die Beckenknochen in ihre vorgeburtliche Position zurückkehren.[49] Die moderne Zeremonie »Closing the Bones« (Schließen der Knochen) umfasst zusätzliche Rituale, wie z. B. »Trommeln« und »Ganzkörper-Bindungen«, um das spirituelle Ende von Schwangerschaft und Geburt zu kennzeichnen.

In der modernen Geburtskultur leben auch die nachgeburtlichen Rituale für die Plazenta wieder auf. Vielleicht fühlen Frauen, dass sie diesen Teil des Übergangsritus kontrollieren können. So wird beispielsweise die Beerdigung der Plazenta immer häufiger praktiziert, wobei der Grund dafür oft moderne ökologische Anliegen sind und der Wunsch, die Plazenta zu ehren.

> *Es ist ein Ritual. Und es bedeutet, der Erde etwas zurückzugeben, also, an dem ich beteiligt bin, also, dass ich dem Geburtsvorgang Respekt zollen möchte, wenn mein Baby und ich irgendwie etwas sagen und etwas markieren, und es ist wohl so eine Sache, die eng verknüpft ist mit diesem fürsorglichen und nährenden Element der Plazenta. Sie ist ein Leben spendendes Teil, wenn man das also der Erde zurückgibt, fühlt es sich in irgendeiner Weise symbolisch an. Es fühlt sich für mich besser an.*
>
> Amali[50]

Anders als unsere Ahninnen, können moderne Frauen die Beerdigung der Plazenta verschieben, indem sie sie einfrieren. Als Hausgeburtshebamme in Australien stellte ich fest, dass es für Frauen alltäglich war, ihre Plazenta in einem Eiscremebehälter für einige Jahre im Gefrierschrank aufzubewahren, bevor sie sie beerdigten. Dieses sehr moderne Ritual zeigt eine Gesellschaft mit Technologien, die es den Frauen ermöglichen, das Timing für die Plazenta-Zeremonie zu steuern. In den letzten Jahren gab es eine Debatte, ob es eine Entwicklung dahin gibt, dass der Mensch seine Plazenta verzehrt.[51] Unter Säugetieren ist es üblich, die Plazenta zu fressen (Plazentophagie), doch in der menschlichen Kultur ist ihr Verzehr selten.[52] Einige moderne Frauen entscheiden sich jedoch dafür, ihre Plazenta auf unterschiedliche Weise zu verzehren, z. B. in Form von Smoothies oder gefrorenen Kügelchen. Die verbreitetste Art der Plazentophagie, die Plazenta-Verkapselung, lässt deutlich unsere moderne Kultur erkennen. Bei der Verkapselung wird die Plazenta getrocknet und zu Puder vermahlen, das in Kapseln abgefüllt wird. Man glaubt, dass diese Kapseln Heilwirkungen haben, die die weibliche Gesundheit und Vitalität in der Zeit nach der Geburt verbessern. Obwohl zurzeit keine Forschungsergebnisse vorliegen, die diese Behauptungen untermauern, berichten einige Frauen, dass sie aus dem Verzehr ihrer Plazenta-Kapseln gesundheitlichen Nutzen ziehen, wie z. B. die vermehrte Produktion von Muttermilch und eine verbesserte Energie.[53]

Der Geburtsgeschichte Aufmerksamkeit schenken

Für Frauen ist es wichtig, ihre Geburtsgeschichte zu erzählen. So können sie die Lektionen aus ihrem Geburtsritus in ihr Selbstwertgefühl integrieren. Der Mensch ist ein Geschichtenerzähler, und unsere Geschichten veranschaulichen, wer wir sind, und verleihen unserem Leben Identität, Zweck und Sinn.[54] Das Geschichtenerzählen ist das Hauptmittel, mit dem wir unseren Erfahrungen Sinn geben.[55] In der Zeit nach der Geburt wird die Geburtsgeschichte oft erzählt und wiedererzählt, und die Erfahrungen und Lektionen, die sie mit sich brachte, werden neu betrachtet. Frauen zerpflücken und beackern ihre Erfahrungen, mit den Personen, die sie miterlebt haben, – ihre Partner:innen, ihre Familie und das geburtshilfliche Team. Eine wesentliche, jedoch unterschätzte Rolle der geburtshilflichen Fachkräfte besteht darin, der Geburtsgeschichte der Frau Aufmerksamkeit zu schenken und diesen Prozess zu unterstützen. Die Fachkraft kann Fragen beantworten, die der Frau helfen, ihre Geburtsgeschichte zu konkretisieren. Man muss jedoch einen Unterschied machen zwischen den Erfahrungen der Fachkräfte bei der Geburt und denen der Frau. Es ist die Geschichte der Frau, und es ist wichtig, sie nicht zu bearbeiten oder umzuinterpretieren.

Der Geburtsgeschichte zuzuhören, gibt Fachkräften auch die Möglichkeit, der Frau Fragen zu stellen, die ihre Fähigkeiten und Kraft bestärken. Dazu gehört, sie zu fragen, was sie über sich selbst gelernt hat, wo und wie sie ihre Kraft und Handlungskompetenz erfahren hat, und welche Botschaften und Themen in der Geschichte stecken. Die Geburtsgeschichte kann in der Zeit nach der Geburt mehrmals wieder aufgegriffen werden, wenn die Frau ihre Erfahrungen verarbeitet.

> *Als freiberuflich arbeitende Hebamme habe ich das Privileg, Frauen im Durchschnitt dreizehnmal ohne Zeitbeschränkung nach der Geburt zu sehen. Das ergibt eine Menge Zeit, um über die Geburt zu reden, zu erforschen, was passierte, und Raum für die Verarbeitung zu geben. Ich finde, dass die Geburtsgeschichte sich für die Menschen im Laufe der Zeit subtil verändert. Ich versuche, ein offenes Ohr zu haben, ohne das, was sie als ihre Geschichte verstanden haben, zu verzerren, aber ich stelle klar, wenn Vorgänge verschwommen oder unklar sind.*
>
> Deborah, Hebamme[56]

Der Geburtsgeschichte einer Frau zuzuhören, ist auch für den Lernprozess des geburtshilflichen Personals von wesentlicher Bedeutung. Das Personal muss den Frauen volle Aufmerksamkeit schenken, damit sie deren Erfahrungen in ihr eigenes Verständnis von der Geburt und von sich selbst als Praktikern einordnen können. Ich habe in meiner Praxis mehr durch diesen als durch irgendeinen anderen Prozess dazugelernt und meine Tätigkeit dementsprechend weiterentwickelt. Als geburtshilfliche Fachkräfte sind wir uns oft nicht bewusst, wie unsere Worte und Handlungen aufgenommen werden, und welche Angewohnheiten wir entwickelt haben. Den Wahrnehmungen der Frauen zu unserer Praxis zuzuhören, bietet die Chance als Fachkraft zu lernen und zu wachsen. Es kann jedoch für Frauen schwierig sein, ihre Eindrücke von den Praktiken des geburtshilflichen Personals offen und ehrlich zu anzusprechen. Frauen sind dazu sozialisiert, nett zu sein, Beziehungen wertzuschätzen und die Gefühle anderer Menschen über ihre eigenen zu stellen. Darum ist es wichtig, Frauen aktiv zu ermutigen, sowohl negatives als auch positives Feedback zu geben, indem man dessen Wert erklärt und aus Interesse reagiert, nicht um des eigenen Egos willen.

Die individuellen Geburtsgeschichten der Frauen tragen zu einer kollektiven Geburtskultur bei. Wie schon im Kapitel »Vorbereitung« (Kapitel 5) dieses Buches angesprochen, sind die Geburtsgeschichten anderer Frauen eine wichtige Wissensquelle für Schwangere. Wenn Frauen ihre Geschichten von ermächtigenden Geburten miteinander austauschen, gibt es die Chance, dadurch die Geburtskultur zu verändern. Die Geburtsgeschichte wird auch bedeutungsvoll für das Kind sein, indem sie sein eigenes Selbstverständnis und seinen Platz in der Familie prägt. Darum sind Geburtsgeschichten unglaublich wichtig und müssen sorgsam behandelt werden – sie spiegeln nicht nur persönliche und kulturelle Vorstellungen wider, sondern bestärken sie auch.

SCHUTZRITEN FÜR DIE EINGLIEDERUNG

In der ersten Zeit nach der Geburt befindet sich die neue Mutter in einem Grenzzustand, in dem ihr Körper »offen« und sie verletzlich ist. Nachgeburtsblutungen (Postpartale Hämorraghie oder PPH) und Infektionen sind immer noch Hauptursachen für die Müttersterblichkeit weltweit.[57] In vielen Kulturen gelten Frauen in der ersten Zeit nach der Geburt auch als gefährlich für andere, besonders für Männer, denn Wochenfluss wird wie Menstruationsblut als unrein und beschmutzend betrachtet.[58] Darum dienen nachgeburtliche Riten oft nicht nur als Übergangsriten, sondern auch als Schutzriten für Frauen und Gemeinschaft. Die Absonderungsperiode, die in vielen Kulturen vorgeschrieben ist, schützt z. B. Männer vor dem Kontakt mit der blutenden Mutter. Die traditionelle Unterleibsmassage tut der Mutter nicht nur gut, sondern hilft auch dabei, das »beschmutzende« Blut aus der Gebärmutter zu befördern. Nach hinduistischem Volksglauben ist das Blut, das das Baby in der Schwangerschaft nährt, eine Verkörperung der Göttin Bemata.[59] Nachdem das Baby geboren ist, steigt Bemata herunter, um das verlorene Baby zu suchen. Das vormals »gute« Blut wird »schlecht«, und wenn das schlechte Blut in der Gebärmutter der Frau bleibt, kann es ihren Tod verursachen. Durch Unterleibsmassage wird das schlechte Blut aus der Gebärmutter entfernt und der Körper der Frau dazu angeregt, sich zu schließen.

Das neugeborene Baby ist ebenfalls sehr verletzlich, wenn es in die extrauterine Umgebung eintritt. Viele Traditionen gehen davon aus, dass der Grenzzustand des Kindes zwischen der Geisterwelt und der physischen Welt es verletzlich macht. Der Hopi Stamm (Arizona) hält z. B. das Gesicht eines Neugeborenen für 20 Tage nach der Geburt mit einem dünnen Tuch bedeckt, um zu verhindern, dass sein Geist durch den Mund entweicht.[60] Die Plazenta spielt in traditionellen Schutzriten ebenfalls eine Rolle, in einigen Fällen als Beschützerin, in anderen als Gefahr. Im isländischen Volksglauben galt die Plazenta als schützende Instanz und wurde mit *fylgia* bezeichnet, was Schutzengel bedeutet.[61] Als Schutzengel des Kindes muss die Plazenta sorgsam behandelt und begraben werden. Wenn sie unter offenem Himmel bleibt, können Dämonen in sie eindringen und dem Baby schaden. Die Roma in Transsilvanien glaubten, dass die Plazenta gefährlich wäre und verbrannt werden müsste, sonst könnten böse Feen sie in einen Vampir verwandeln, der das Baby angreifen würde.[62] In einigen Kulturen glaubte man, dass die Plazenta eher eine Bedrohung für die Mutter als für das Baby wäre. Ein traditionelles norwegisches Ritual bestand darin, dass die Mutter in die Plazenta stach, um sie zu »töten«; ansonsten könnte ein Monster ihr später das Leben nehmen.[63]

Die Medikalisierung der Geburt verlagerte den Fokus der Schutzriten von äußeren und spirituellen Gefahren auf die Mutter als Gefahrenherd. Darum hatte man es eilig, Mutter und Kind nach der Geburt physisch zu trennen. Der erste Beleg des Durchtrennens der Nabelschnur vor der Geburt der Plazenta stammt aus dem siebzehnten Jahrhundert.[64] Jedoch verstand man bis ins zwanzigste Jahrhundert, wie wichtig die Versorgung durch die Plazenta für das Baby ist. Erasmus Darwin schrieb z. B. 1796:

> *Eine andere Sache, die für das Kind sehr schädlich ist, ist das zu frühe Abbinden und Durchtrennen der Nabelschnur; das sollte immer unterbleiben, bis das Kind nicht nur wiederholt geatmet hat, sondern auch bis alles Pulsieren in der Nabelschnur aufhört. Denn sonst ist das Kind viel schwächer, als es sein müsste; weil ein Teil des Blutes in der Plazenta zurückbleibt, das eigentlich im Kind hätte sein sollen.*[65]

Ein Experiment, das Pierre Budin 1875 ausführte, ergab, dass die Abnabelung unmittelbar nach der Geburt dazu führte, dass 93cm^3 des Babybluts in der Plazenta verblieben.[66] Die vorzeitige Abnabelung war Mitte des zwanzigsten Jahrhunderts jedoch zum Routinevorgang geworden.

Es ist unklar, was der Grund für diese Praxis war. Ein Grund könnte in der Entdeckung gelegen haben, dass das Blut aus der Nabelschnur für Bluttransfusionen genutzt werden kann.[67] Ein anderer könnten Bemühungen gewesen sein, die Isoimmunisierung von Frauen mit der Blutgruppe Rh D zu verhindern.[68] Man glaubte (fälschlicherweise), ein frühzeitiges Abklemmen würde das Risiko senken, dass das Blut des Babys die Plazentaschranke überwand. Virginia Apgar, die für die Einführung des Apgar-Scores verantwortlich war, trug ebenfalls zum Trend des frühen Abnabelns bei. Ihre Empfehlung war, dass der frühe Apgar-Wert eine Minute nach der Geburt »nach dem Abklemmen oder Abbinden der Nabelschnur« ermittelt werden sollte.[69] Virginia warnte auch davor, dass eine intakte Nabelschnur das »sterile Feld« kontaminierte, was die Überzeugung widerspiegelt, dass das Baby von seiner unreinen Mutter getrennt werden muss.

Mitte des zwanzigsten Jahrhunderts war »aktives Management« der Plazenta fest etabliert.[70] Aktives Management beinhaltete traditionell drei Komponenten: die medikamentöse Injektion, damit die Gebärmutter sich zusammenzog, sofortiges Abnabeln und das Herausziehen der Plazenta an der Nabelschnur (controlled cord traction). Ziel war es, die »dritte Phase« der Geburt schneller und effizienter zu machen und dadurch das Risiko von Nachgeburtsblutungen zu senken. Während der Einführung des routinemäßigen aktiven Managements gebaren Frauen angeschnallt und sediert, und ihre Babys wurden von ärztlichen Geburtshelfer:innen entbunden, die chirurgische Instrumente benutzten. In diesem Kontext senkte aktives Management der Plazenta das Risiko von Nachgeburtsblutungen und tut es immer noch, da die weiblichen Hormone durcheinandergebracht werden.[71]

Die Entwicklung der medizinischen Schutzriten lässt eine Inanspruchnahme des Babys durch die Medizin und nicht durch die Mutter erkennbar werden. Zu Beginn des zwanzigsten Jahrhunderts wurden Säuglinge im industrialisierten Westen gewöhnlich in einen Säuglingssaal gebracht, wo man sie säuberte und ihr Gewicht und andere Messungen dokumentierte.[72] Dann wurden sie angezogen, gewickelt und in ein Bettchen gelegt, aus dem sie nur zum Stillen und zum Wechseln der Windeln hochgenommen wurden. Zu festgesetzten Stillzeiten rollten die Hebammen einen Wagen voller Babys aus dem Säuglingssaal, die sie bei ihren jeweiligen Müttern ablieferten. Für das Stillen gab es einen festen Zeitrahmen, der auch vorgeschrieb, wie lange ein Baby an jeder Brust sein durfte.[73] Frauen blieben oft viele Tage im Krankenhaus, bevor sie mit ihrem Kind nach Hause zurückkehrten. Die medizinische Mitwirkung an der Erfahrung des Kinderkriegens konzentrierte sich auf die physischen Aspekte der Geburt und die erste Zeit nach der Geburt. Längerfristige Aspekte, wie die psychische Gesundheit der Mutter, erfolgreiches Stillen oder die Mutter-Kind-Beziehung, waren ohne Belang.

In der heutigen peripartalen Gesundheitsversorgung wird die Betreuung durch Hebammen oft schon nach ein paar Tagen eingeschränkt. Gewöhnlich verlassen die Frauen innerhalb von 48 Stunden das Krankenhaus und erhalten dann nur wenige Hausbesuche von einer Hebamme. Darum sind moderne Schutzriten der Eingliederung am intensivsten unmittelbar nach der Geburt, wenn das Baby zu atmen beginnt, und während der Geburt der Plazenta. In den letzten Jahren haben sich die Praktiken als Reaktion auf die Forschungsevidenz verändert. Sie vermitteln jedoch weiterhin ein Gefühl der Dringlichkeit, indem sie durch diese potenziell gefährliche Zeit hindurcheilen, statt abzuwarten und der Physiologie ihren Lauf zu lassen. Wie bei anderen modernen medizinischen Schutzriten lautet die unterschwellige Botschaft, dass das geburtshilfliche Personal durch routinemäßig angewandtes Expertenwissen Mutter und Kind während der unmittelbar auf die Geburt folgenden Stunden absichern kann.

Überstürzte Übergänge

Im letzten Jahrzehnt wurden die Vorteile des Haut-zu-Haut-Kontakts für Mutter und Kind eingehend erforscht. Die Forschung zeigt, dass Hautkontakt nach der Geburt das Risiko von Nachgeburtsblutungen verringert, das Wohlbefinden des Kindes steigert (z. B. die Herzfrequenz und Atmung reguliert) und den längerfristigen Erfolg des Stillens begünstigt.[74] Die WHO empfiehlt den »sofortigen« Haut-zu-Haut-Kontakt, und in den Arztberichten findet sich oft ein Kästchen zum Ankreuzen für die geburtshilfliche Fachkraft, um zu dokumentieren, dass dieser stattgefunden hat.[75] Leider hat das zur gutgemeinten Praxis geführt, Babys sofort nach der Geburt auf die Brust ihrer Mütter zu legen. Dadurch findet jedoch die Mutter-Kind-Begegnung überstürzt statt, und man gibt der Mutter keine Zeit, um sich zu sammeln oder zu bestimmen, wann und wie sie ihr Baby bei sich haben möchte. Die Fachkraft trocknet dann das Baby energisch ab, begutachtet es und stört die Mutter, wenn sie ihr Neugeborenes selbst ansehen möchte.

Auch die Rituale des Abnabelns haben sich aufgrund von Forschungsergebnissen verändert, und die Bedeutung der plazentalen Transfusion für das Baby wurde wiederentdeckt. Praktiken des Abnabelns haben sich vollständig gewandelt, und jetzt ist es sogar im Krankenhaus üblich, dass man abwartet, bis die Nabelschnur auspulsiert hat, bevor man sie abklemmt und durchtrennt. Diese Praxis wird immer häufiger »optimales« Abnabeln genannt, statt »verzögertes« Abnabeln.

Der Haut-zu-Haut-Kontakt und die optimale Abnabelung können jedoch eingestellt werden, wenn das Kind nicht sofort zu atmen beginnt. Das kommt insbesondere in Kliniksettings vor, in denen Reanimationsgeräte für Neugeborene an der Wand hängen. Viele Babys brauchen Zeit, um die notwendigen physiologischen Anpassungen zu vollziehen, um mit dem Atmen beginnen zu können, und solange sie mit einer funktionierenden Plazenta verbunden bleiben, erhalten sie weiterhin Sauerstoff, und es besteht keine Eile. Das geburtshilfliche Personal kann Hautfarbe und Tonus des Babys beobachten und kontrollieren, ob die Nabelschnur immer noch Blut transportiert. Leider wird einem langsamen Übergang oft mit Sorge begegnet, und das Baby schnell von der Plazenta getrennt und der Mutter weggenommen, um »reanimiert« zu werden. Dieses Tun führt zum Verlust der Unterstützung durch die Plazenta und reduziert das Gesamtvolumen des kindlichen Blutes und der zirkulierenden roten Blutkörperchen.[76] Diese Praxis erhöht das Risiko, dass das Kind wiederbelebt werden muss und reduziert gleichzeitig seine Fähigkeit auf die Reanimation zu reagieren und sich zu erholen. Obwohl die WHO empfiehlt, dass Babys mit Nabelschnur und Plazenta verbunden bleiben, um eine notwendige Reanimation zu unterstützen, ist das nicht die Norm, und ein erheblicher Anteil der Neugeborenen wird vorzeitig abgenabelt.[77] Eine Studie, die in einem australischen Krankenhaus durchgeführt wurde, fand z. B. heraus, dass bei 29 % der Babys die Nabelschnur aus »Sorge um ihr Wohlergehen« früh durchtrennt wurde.[78] Hautkontakt und optimales Abnabeln werden weiterhin den Babys vorenthalten, die diese Schutzriten am meisten bräuchten. Es wird auch nicht berücksichtigt, in wie weit dieser Eingriff die Mutter-Kind-Verzauberung und den Eingliederungsprozess beeinflusst.

Ich finde, es ist fantastisch, dass mehr Menschen sich über die Auswirkungen des vorzeitigen Abnabelns bewusst werden. Mein Baby hat bei seiner Geburt nicht mit dem Atmen begonnen, worauf die Hebamme meinen Mann drängte, die Nabelschnur zu durchtrennen, und dann das Kind abrupt entfernte, bevor ich ihn überhaupt gesehen hatte. Das ultimative Ergebnis war, dass ich die ersten paar Wochen mit meinem neuen Baby mich fühlte, als würde ich auf ihn aufpassen, bis seine richtige Mama käme.

Jacque[79]

Nach der Geburt werden Mutter und Kind oft schnell aus dem Refugium des Geburtsraums verlegt. Viele Kliniken verfügen über eine separate Wochenbettstation mit anderem Budget und anderer Ressourcenzuteilung. Von den geburtshilflichen Fachkräften wird erwartet, dass sie Mütter und Kinder (wie auch die Pflegekosten) innerhalb weniger Stunden nach der Geburt auf die Wochenbettstation verlegen. Bevor die Verlegung jedoch stattfindet, ist es notwendig, die beträchtliche Dokumentation zu vervollständigen und die Daten in die Computersysteme einzugeben. Für die Dokumentation müssen die numerischen Ergebnisse verschiedener, klinischer Beurteilungen von Mutter und Baby eingegeben werden. Es ist ebenfalls erforderlich, Kästchen anzukreuzen, um zu bestätigen, dass bestimmte Aufgaben erledigt wurden. Die engen Zeitrahmen führen dazu, dass geburtshilfliche Fachkräfte hetzen, um alles fristgerecht auszuführen und die vom System benötigten Daten zu erfassen. Innerhalb der ersten Stunden nach der Geburt werden Babys ihren Müttern weggenommen, sie werden gewogen, und man verabreicht ihnen Medikamente, wie z. B. Vitamin K.

Die Geburt der Plazenta beschleunigen

In Krankenhäusern gebären nur sehr wenige Frauen die Plazenta ohne medizinischen Eingriff. Allerdings wird die Rate der physiologischen Plazentageburten nicht publiziert, denn sogar nach einer physiologischen Geburt ist es Standardpraxis, die Geburt der Plazenta »aktiv« zu steuern. Die routinemäßige Anwendung des »aktiven Managements« wird von der WHO für alle Frauen in jedem Setting empfohlen.[80] Diese Empfehlung wurde ausgesprochen, weil Nachgeburtsblutungen (PPH – Postpartum haemorrhage) weltweit eine der häufigsten Ursachen für die Müttersterblichkeit bleibt und das aktive Management das Risiko von PPH senkt. Die Untersuchungen, die belegen, dass ein aktives Management das Risiko von PPH senkt, wurden jedoch in Kliniksettings durchgeführt, und zwar bei Frauen mit Risikofaktoren und bei Frauen, die während der Geburt medizinische Eingriffe erhielten.[81] Aktives Management senkt nicht das Risiko für PPH von Frauen ohne Risikofaktoren, die eine physiologische Geburt haben. Es gibt im Gegenteil immer mehr Belege dafür, dass ein aktives Management das Risiko einer PPH für diese Gruppe von Frauen erhöht.[82] Aktives Management beschleunigt die Geburt der Plazenta und verkürzt die Zeit, in der das geburtshilfliche Personal Fürsorge leisten muss. Außerdem ermöglicht es eine schnellere Verlegung von Mutter und Kind auf die Wochenbettstation. Das aktive Management ist ein weiterer Schutzritus, der in erster Linie das geburtshilfliche Personal und die Einrichtung schützt und nicht die Mutter.

Die Alternative zum aktiven Management wird als »abwartendes Management« der Plazenta bezeichnet. Bei diesem Ansatz wird die physiologische Geburt der Plazenta abgewartet, ohne einzugreifen. Abwartendes Management setzt die Erkenntnis voraus, dass ein Eingreifen in die Verzauberungsphase und eine Störung der Physiologie, das Risiko von PPH erhöhen. Die Hauptursache für PPH sind unwirksame Kontraktionen der Gebärmutter nach der Geburt. Darum kann alles, was in den Oxytocinspiegel einer Frau eingreift, zu einer PPH führen. In diesem Zusammenhang dienen die oben beschriebenen Übergangsriten auch als Schutzriten während des abwartenden Managements. Dem abwartenden Management sind jedoch zeitliche Grenzen gesetzt. So heißt es in klinischen Leitlinien, dass die Plazenta innerhalb einer Stunde nach der Geburt des Babys geboren sein sollte.[83] Die Studien, mit denen man diese Empfehlungen untermauerte, wurden in Krankenhäusern an Frauen mit medizinischen Eingriffen und aktivem Management der Plazenta durchgeführt.[84] Es gibt keine Forschung zu richtigen Zeitpunkten für physiologische Geburten und abwartendes Management. Erfahrungsgemäß werden ohne aktives Management die meisten Plazenten innerhalb einer Stunde nach dem Baby geboren, doch bei vielen dauert es länger.

Geburtshilfliche Fachkräfte, die in Settings arbeiten, in denen eine physiologische Geburt der Plazenta unüblich ist, sind möglicherweise nicht in der Lage, so eine Geburt angemessen zu unterstützen. Da abwartendes Management so selten ist, können andere Mitarbeitende Druck auf eine Fachkraft ausüben und eigene Ängste auf die Situation übertragen.

Und die Hebamme ging rein und raus. Und dann, nach einer Stunde ungefähr, sagte sie … »oh, die Ärztin wird ein bisschen nervös, weil die Plazenta noch nicht gekommen ist.« … Ich hatte den Eindruck, dass sie die Ärztin etwas auf Abstand hielt. Also, sie war bereit weiter-

zumachen und ein paar Dinge auszuprobieren, weil sie wusste, dass ich das Physiologische wollte … Ich hatte den Eindruck, dass sie das Ganze auch in die Länge zog, so lange wie wir gewartet haben.

Lisa[85]

Bei dem Versuch, die Geburt der Plazenta zu beschleunigen, schlagen einige geburtshilfliche Fachkräfte vor, auf aktives Management umzustellen oder auch Eingriffe durchzuführen, die das Risiko von Nachgeburtsblutungen erhöhen, wie z. B. an der Nabelschnur ziehen.[86] In einigen Fällen durchschneiden Fachkräfte die Nabelschnur und trennen Mutter und Kind, um ihre Interventionen leichter durchführen zu können.

Ich fühlte nicht wirklich wieder Wehen für die Plazenta. Und das war, als die Hebamme, und ich hatte eine Hebamme in der Ausbildung … und sie kamen zurück und fingen an, also, irgendwie auf den oberen Teil meiner Gebärmutter zu drücken. Meine Motivation ließ ganz schnell nach, und ich fing an, richtig ängstlich zu werden. Ich wollte das Baby weg von mir haben, als ob ich mich auf die Entbindung der Plazenta konzentrieren müsste. Und dann nahm man das Baby von mir weg, mein Mann hielt sie, und dann ging es richtig zur Sache.

Sally[87]

Aus medizinischer Sicht ist die Plazenta »klinischer Abfall« und wird vom Personal auch so behandelt. Das Standardverfahren für die Behandlung einer Plazenta besteht darin, sie in eine Edelstahlschüssel zu legen, sie zu untersuchen, die Ergebnisse zu dokumentieren und sie dann in einen Plastikbeutel zu geben. In den Geburtsstationen der Krankenhäuser gibt es Kühlschränke, in denen Plazenten aufbewahrt werden, bis man sie mit anderem klinischen Abfall verbrennt. In vielen Fällen wird Frauen nicht die Möglichkeit gegeben, ihre Plazenta zu sehen oder zu entscheiden, was mit ihr passiert.

Ich weiß nicht einmal, was sie mit ihr gemacht haben. Um ehrlich zu sein, habe ich sie dieses Mal gar nicht angeguckt … Keiner der Ärzte hat mich gefragt, ob ich meine Plazenta sehen wollte. Ich denke, es ist wichtig, das anzubieten. Denn wenn es dir nicht angeboten wird, dann denkst du als Frau gar nicht daran.

Diana[88]

Die Eingliederungsphase fördert das Bonding und die physiologische Anpassung, die für eine starke Mutter-Kind-Beziehung wichtig sind. Wenn Mutter und Baby sich verlieben, helfen sie einander, in getrennten Körpern ins Leben zu gehen. Die geburtshilflichen Fachkräfte können ein Refugium schaffen, um den Verzauberungsprozess und die davon abhängende Geburt der Plazenta zu unterstützen. Zur Eingliederung gehört, dass die Mutter die Geburtserfahrung durch das Erzählen und Wiedererzählen ihrer Geburtsgeschichte in ihr Selbstwertgefühl integriert. Leider spiegeln die modernen Schutzriten die Auffassung wider, dass Effizienz und Technologie Sicherheit schaffen. Vorgeschriebene Zeitrahmen führen dazu, dass Mutter und Kind den Übergang überstürzt vollziehen und dass die Geburt der Plazenta beschleunigt wird. Diese Eingriffe verbreiten Hektik und stören die Mutter-Kind-Beziehung und die physiologischen Vorgänge. Geduld statt Aktionismus hilft und schützt Frauen und Kinder während der Eingliederungsphase.

Endnoten

1 V. Turner, ›Betwixt and between: the liminal period in rites of passage,‹ in L. C. Mahdi, S. Foster und M. Little (eds), *Betwixt and between: patterns of masculine and feminine initiation*, Open Court Publishing Company, Illinois, 1987, S. 9.

2 B. W. Graves und H. M. Mumford, ›Newborn transition‹, *Journal of Midwifery & Women's Health*, 2013, 58(6):662-670, doi.org/10.1111/jmwh.12097.

3 S. J. Buckley, *Hormonal physiology of childbearing: evidence and implications for women, babies, and maternity care*, Childbirth Connection Programs, National Partnership for Women & Families, 2015.

4 Buckley, *Hormonal physiology of childbearing.*

5 J. S. Mercer, D. A. Erickson-Owens, J. Collins, M. O. Barcelos, A. B. Parker und J. F. Padbury, ›Effects of delayed cord clamping on residual placental blood volume, hemoglobin and bilirubin levels in term infants: a randomized controlled trial.‹ *Journal of Perinatology*, 2017, 37(3):260-264, doi: 10.1038/jp.2016.222.

6 Buckley, *Hormonal physiology of childbearing.*

7 A.-M. Widström, K. Brimdyr, K. Svensson, K. Cadwell und E. Nissen, ›Skin-to-skin contact the first hour after birth, underlying implications and clinical practice‹, *Acta Paediatrica*, 2019, 108(7):1192-1204, doi: 10.1111/apa.14754.

8 Widström et al., ›Skin-to-skin contact the first hour after birth‹.

9 Buckley, *Hormonal physiology of childbearing.*

10 M. E. Malloy, ›Waiting to inhale: how to unhurry the moment of birth‹, *Journal of Perinatal Education*, 2011, 20(1):8-13, doi: 10.1891/1058-1243.20.1.8.

11 R. Reed, M. Barnes und J. Rowe, ›Women's experience of birth: childbirth as a rite of passage‹, *International Journal of Childbirth*, 2016, 6(1), doi: 10.1891/2156-5287.6.1.46.

12 C. Dunham, F. Myers, N. Barnden und A. McDougall, *Mamatoto: a celebration of birth*, Virgo Press, London, 1991.

13 Malloy, ›Waiting to inhale‹, 12.

14 R. Reed, L. Gabriel und L. Kearney, ›Birthing the placenta: women's decisions and experiences‹, *BMC Pregnancy and Childbirth*, 2019, 19(1), doi: 10.1186/s12884-019-2288-5.

15 Reed et al., ›Birthing the placenta‹.

16 I. Olza, P. Leahy-Warren, Y. Benjamin, M. Kazmierczak, S. I. Karlsdottir, A. Spyridou, E. Crespo-Mirasol, L. Takács, P. J. Hall, M. Murphy, S. S. Jonsdottir, S. Down und M. J. Nieuwenhuijze, ›Women's psychological experiences of physiological childbirth: a meta-synthesis‹, *BMJ Open*, 2018, 8(10):e020347, doi: 10.1136/bmjopen-2017-020347.

17 N. Leap, J. Sandall, S. Buckland, U. Huber, ›Journey to confidence: women's experiences of pain in labour and relational continuity of care‹, *Journal of Midwifery and Women's Health*, 2010, 55(3):239, doi: 10.1016/j.jmwh.2010.02.001.

18 L. C. Callister, ›Making meaning: women's birth narratives‹ *JOGNN*, 2004, 33(4):512, doi: 10.1177/0884217504266898.

19 A. E. Storey, C. J. Walsh, R. L. Quinton und K. E. Wynne-Edwards, ›Hormonal correlates of paternal responsiveness in new and expectant fathers‹, *Evolution and Human Behavior*, 2000, 21(2):79-95, doi: 10.1016/s1090-5138(99)00042-2.

20 J. J. Mark, *Hathor*, Ancient History Encyclopedia, 2009, abgerufen am 27.11.2022. www.ancient.eu/Hathor/

21 M. Dashu, *Witches and pagans: women in European folk religion, 700-1100*, Velda Press, Richmond, 2016.

22 S. Kitzinger, *Rediscovering birth*, Little, Brown and Company, London, 2000.

23 A. M. Roth und C. H. Roehrig, ›Magical bricks and the bricks of birth‹, *The Journal of Egyptian Archaeology*, 2002, 88:121-139, doi: 10.2307/3822340.

24 E. C. Long, ›The placenta in lore and legend‹, *Bulletin of the Medical Library Association*, 1963, 51(2):233-241.

25 Long, ›The placenta in lore and legend‹.

26 Minmia, *Under the quandong tree*, Quandong Dreaming Publishing, Mogo NSW, 2007.

27 Minmia, *Under the quandong tree*, S. 71.

28 B. L. Pillsbury, ›»Doing the month«: confinement and convalescence of Chinese women after childbirth‹, *Social Science & Medicine*, 1978, 12:11-22; P Liamputtong, ›Nyob Nruab Hlis: thirty days confinement in Hmong culture‹, in H. Selin und P.K. Stone (eds), *Childbirth across cultures: ideas and practices of pregnancy, childbirth and the postpartum*, Springer, New York, 2009.

29 A. Wilson, *Ritual and conflict: the social relations of childbirth in early modern England*, Routledge, London, 2016.

30 Wilson, *Ritual and conflict.*

31 Kitzinger, *Rediscovering birth.*

32 Kitzinger, *Rediscovering birth.*

33 Kitzinger, *Rediscovering birth.*

34 Dunham et al., *Mamatoto.*

35 Dunham et al., *Mamatoto.*

36 Dunham et al., *Mamatoto.*

37 Dunham et al., *Mamatoto.*

38 Wilson, *Ritual and conflict.*

39 Dunham et al., *Mamatoto.*

40 Eleanor, ›I try to stay in the periphery unless ›needed‹, quite …‹ [Facebook comment], Reclaiming Childbirth as a Rite of Passage group page, 20 Juni 2020, abgerufen am 11. Dezember 2020

41 Kitzinger, *Rediscovering birth*, S. 230.

42 L. A. Zinsser, ›Lotus birth, a holistic approach on physiological cord clamping‹, *Women and Birth*, 2018, 31(2):e73-e76, doi: 10.1016/j.wombi.2017.08.127.

43 E. Burns, ›More than clinical waste? Placenta rituals among Australian home-birthing women‹, *Journal of Perinatal Education*, 2014, 23(1):45, doi:10.1891/1058-1243.23.1.41.

44 Reed et al., ›Birthing the placenta‹.

45 D. Menage, E. Bailey, S. Lees und J. Coad, ›Women's lived experience of compassionate midwifery: human and professional‹, *Midwifery*, 2020, 85, doi: org/10.1016/j.midw.2020.102662.

46 Menage et al., ›Women's lived experience of compassionate midwifery‹.

47 K. Barker, ›Cinderella of the services – »the pantomime of postnatal care«‹, *British Journal of Midwifery*, 2013, 21(12), abgerufen am 27.11.2022. doi.org/10.12968/bjom.2013.21.12.842.

48 S. Messager, *Was im Wochenbett wichtig ist*, Magas Verlag, Bonn, 2022, S. 13.

49 Messager, *Was im Wochenbett wichtig ist.*

50 Burns, ›More than clinical waste?‹.

51 S.M. Young und D.C. Benyshek, ›In search of human placentophagy: a cross-cultural survey of human placenta consumption, disposal practices, and cultural beliefs‹, *Ecology of Food and Nutrition*, 2010, 49(6):467-484, doi:10.1080/03670244.2010.524106.

52 Young und Benyshek, ›In search of human placentophagy‹.

53 Reed et al., ›Birthing the placenta‹.

54 W. C. Roof, ›Religion and narrative‹, *Review of Religious Research*, 1993, 34(4):298.

55 M. Carolan, ›Women's stories of birth: a suitable form of research evidence?‹, *Women and Birth*, 2006, 19(3):65-71, doi: 10.1016/j.wombi.2006.06.003.

56 Deborah, ›As a private practise midwife I have the luxury of …‹ [Facebook comment], Reclaiming Childbirth as a Rite of Passage group page, 1 August 2020, abgerufen am 11. Dezember 2020.

57 World Health Organization, *Maternal Mortality*, WHO, 2019, abgerufen am 27.11.2022. www.who.int/news-room/fact-sheets/detail/maternal-mortality

58 Kitzinger, *Rediscovering birth.*

59 Kitzinger, *Rediscovering birth.*

60 Kitzinger, *Rediscovering birth.*

61 Long, ›The placenta in lore and legend‹.

62 Long, ›The placenta in lore and legend‹.

63 Long, ›The placenta in lore and legend‹.

64 P. Gebrehiwot, J. Dawson, C.O. Kamlin, B. Manley, L. Owen und P. Davis, ›A history of umbilical cord clamping: how times have changed‹, *Journal of Paediatrics and Child Health*, 2017, 53(2):34.

65 E. Darwin, *Zoonomia or the laws of organic life, Volume II*, J Johnson, London, 1796, S. 189.

66 Downey und Bewley, ›Umbilical cord clamping and neonatal transition‹.

67 Downey und Bewley, ›Umbilical cord clamping and neonatal transition‹.

68 Downey und Bewley, ›Umbilical cord clamping and neonatal transition‹.

69 Downey und Bewley, ›Umbilical cord clamping and neonatal transition‹.

70 L. Kearney, R. Reed, M. Kynn, J. Young und L. Davenport, ›Third stage of labour management practices: a secondary analysis of a prospective cohort study of Australian women and their associated outcomes‹, *Midwifery*, 2019, 75:110-116, doi: 10.1016/j.midw.2019.05.001.

71 C. M. Begley, G. M. L. Gyte, D. Devane, W. McGuire, A. Weeks und L. M. Biesty, ›Active versus expectant management for women in the third stage of labour‹, *Cochrane Database of Systematic Review*, 2019, (2):CD007412, doi:10.1002/14651858.CD007412.pub5.

72 Kitzinger, *Rediscovering birth.*

73 Kitzinger, *Rediscovering birth.*

74 A. Saxton, K. Fahy, M. Rolfe, V. Skinner und C. Hastie, ›Does skin-to-skin contact and breast feeding at birth affect the rate of primary postpartum haemorrhage: results of a cohort study‹, *Midwifery*, 2015, 31(11):1110-1117, doi:10.1016/j.midw.2015.07.008; Widström et al., ›Skin-to-skin contact the first hour after birth‹.

75 World Health Organization, *Intrapartum care for a positive childbirth experience*, WHO, 2018, abgerufen am 27.11.2022. www.health.qld.gov.au/qcg/publications

76 Mercer et al., ›Effects of delayed cord clamping on residual placental blood volume‹.

77 World Health Organization, *Delayed clamping of the umbilical cord to reduce infant anaemia*, WHO, 2014, abgerufen am 27.11.2022. apps.who.int/iris/handle/10665/120074

78 Kearney et al., ›Third stage of labour management practices‹.

79 Jacque, ›Re: The placenta: essential resuscitation equipment‹ [blog comment], *MidwifeThinking*, 27. November 2010, abgerufen am 27.11.2022. midwifethinking.com/2016/04/13/the-placenta-essential-resuscitationequipment/

80 WHO, *Intrapartum care for a positive childbirth experience.*

81 Begley et al., ›Active versus expectant management for women in the third stage of labour‹.

82 K. Fahy, C. Hastie, A. Bisits, C. Marsh, L. Smith und A. Saxton, ›Holistic physiological care compared with active management of the third stage of labour for women at low risk of postpartum haemorrhage: a cohort study,‹ *Women and Birth*, 2010, 23(4):146-152, doi: 10.1016/j.wombi.2010.02.003; E. N. Erickson, C. S. Lee, C. Grose und C. Emeis, ›Physiologic childbirth and active management of the third stage of labor: a latent class model of risk for postpartum hemorrhage‹, *Birth*, 2019, 46(1), doi: 10.1111/birt.12384; D. Davis, S. Baddock, S. Pairman, M. Hunter, C. Benn, DCur, J. Anderson, L. Dixon und P. Herbison, ›Risk of severe postpartum hemorrhage in low-risk childbearing women in New Zealand: exploring the effect of place of birth and comparing third stage management of labor‹, *Birth*, 2012, 39(2):98-105, doi: 10.1111/j.1523-536X.2012.00531.x.

83 Reed et al., ›Birthing the placenta‹.

84 A. I. Frolova, M. J. Stout, M. G. Tuuli, J. D. López, G. A. Macones und A. G. Cahill, ›Duration of the third stage of labor and risk of postpartum hemorrhage‹, *Obstetrics & Gynecology*, 2016, 127(5):951-956, doi: 10.1097/AOG.0000000000001399.

85 Reed et al., ›Birthing the placenta‹.

86 Reed et al., ›Birthing the placenta‹.

87 Reed et al., ›Birthing the placenta‹.

88 Reed et al., ›Birthing the placenta‹.

Zehn

Medizinische Geburtsriten

Um zu gebären, sei es zu Hause in einem Geburtspool mit Kerzen und Familie oder in einem Operationssaal mit Maschinen und einem Team von Neonatologen, muss eine Frau an den Ort zwischen dieser Welt und der nächsten gehen, zu dieser dünnen Membran zwischen hier und dort. An den Ort, woher das Leben kommt, das Geheimnis, um hinüberzugreifen und das Kind, das ihres ist, zu gebären.
Jana Studelska[1]

In den vorangegangenen Kapiteln haben wir eine Reise durch die Physiologie und die Riten einer natürlichen, unkomplizierten Geburt unternommen. Obwohl die meisten Frauen ohne Interventionen gebären möchten, ist die medizinische Geburt in der westlichen peripartalen Gesundheitsversorgung jedoch die Norm.[2] Diesen Faden im Gewebe dieses Buches unberücksichtigt zu lassen, würde die Bedeutung der medizinischen Riten in der modernen Geburtserfahrung vernachlässigen.

In diesem Kapitel bezeichnet der Begriff »medizinische Geburt« jede Geburt, die aus irgendeinem Grund medizinische Eingriffe erfordert. Frauen, bei denen während der Geburt medizinische Eingriffe erfolgen, machen eher negative und entmündigende Erfahrungen.[3] Jedoch eine positive und ermächtigende Geburt hängt stärker davon ab, wie eine Frau von ihrem geburtshilflichen Team behandelt wird, als wie sie ihr Kind auf die Welt bringt.[4] Die dem Geburtsritus innewohnende Wandlung geschieht unabhängig davon, wie ein Kind geboren wird. Wenn die Geburt zu einer medizinischen Angelegenheit wird, steigt der Bedarf an Schutzriten. Allerdings sind auch Übergangsriten notwendig, um die Macht der Frau zu stärken und erkennbar werden zu lassen. Auch während einer medizinischen Geburt muss die Frau im Mittelpunkt ihrer Geburtserfahrung stehen.

URTEILE ABGEBEN

Ein Großteil der an Frauen, Hebammen und Doulas gerichteten Literatur (einschließlich dieses Buches), konzentriert sich auf die Förderung und Unterstützung der physiologischen Geburt. Dieser Schwerpunkt wird durch modernes Wissen über die vielen Vorteile einer physiologischen Geburt für Frauen und Kinder gestützt.[5] Zugleich ist es ein Versuch, übermäßig viele medizinische Eingriffe und die dadurch verursachten Schäden zu reduzieren. Es geht mir nicht darum, dass dieser evidenzbasierte Fokus auf die physiologischen Vorgänge verrückt werden sollte. Vielmehr bin ich der Meinung, dass das geburtshilfliche Personal auch die existierende Geburtskultur akzeptieren und mit ihr arbeiten sollte, um den Bedürfnissen und Vorlieben der einzelnen Frauen gerecht zu werden. Die Rolle des Personals besteht darin, die Frau unabhängig davon, wie sich ihr Geburtsritus entwickelt, zu unterstützen und für sie einzutreten. Das bedeutet, Mutmaßungen und Urteile über die Entscheidungen einer Frau zu vermeiden, und nicht zu versuchen, die Frau vor ihren Entscheidungen und deren Folgen zu bewahren.

GUTE GEBURT, SCHLECHTE GEBURT UND SCHULD

Medizinische Geburten und Eingriffe als »schlecht«, und die physiologische Geburt als »gut« darzustellen, wird den vielfältigen Erfahrungen der Frauen nicht gerecht. Auch fühlt man sich an die historische Botschaft erinnert, dass Frauenkörper inhärent gefährlich sind, und dass eine gute Frau eine ist, deren Körper funktioniert und die keine medizinische Hilfe benötigt. Das Ergebnis ist, dass Frauen, die sich medizinischen Eingriffen unterziehen, sich oft selbst die Schuld dafür geben, dass sie nicht der Norm entsprochen haben.[6]

> *Ich fühle mich irgendwie, als hätte ich in der Geburtsarena versagt … Man hört diese Geschichten über Frauen, die da reingingen und viermal pressten, und das Baby kam einfach heraus, und man vergleicht*

sich irgendwie, also, und denkt, vielleicht, wenn ich mehr trainiert hätte, oder vielleicht, wenn ich etwas anders gemacht hätte, wäre ich vielleicht eine von den Frauen gewesen, die einfach nur pressen. Denn das ist die ultimative Norm … Ich hätte nie erwartet, dass ich eine sein würde, die einen Kaiserschnitt hat. Rational weiß ich, dass es nötig war, aber irgendwie denke ich, wenn ich schlank wäre, und wenn ich jeden Tag gelaufen wäre, und nicht so viel Eis gegessen hätte, wäre das nicht passiert.

Tanya[7]

Egal welche Gründe es für die medizinische Intervention gibt, der Frau sollte keine Schuld zugewiesen werden. Für die meisten Frauen, die pathologische Verläufe und Komplikationen erleben, bedeutet ein Eingriff keinen erfolgreichen Einsatz der Medizin, sondern eher ein eigenes Versagen. Für die meisten Eingriffe liegt jedoch keine medizinische Notwendigkeit vor. Sie erfolgen dennoch, obwohl die Frau vorher einen Geburtsplan aufgestellt hat. Dabei hat nicht die Frau versagt, weil sie unfähig war, Interventionen zu vermeiden. Vielmehr sehen wir das unvermeidliche Ergebnis eines geburtshilflichen Systems, das auf einen medizinischen Ansatz für die Geburt ausgerichtet ist. Wenn man davon ausgeht, dass alles, was eine Frau tun muss, um in einem medizinischen System eine physiologische Geburt zu erleben, darin besteht, »sich zu informieren«, einen Geburtsplan zu erstellen und für sich selbst einzutreten, ignoriert man die tieferen, systemischen und kulturellen Probleme. Frauen sollten, wenn sie ihren Geburtsraum betreten, nicht davon ausgehen müssen, dass eine widersprüchliche Dynamik zwischen ihnen und ihrem Geburtsteam besteht. Dies offenbart einen elementaren Mangel an Sicherheit und Rückhalt und lässt vermuten, dass die körperliche Unversehrtheit einer Frau nicht respektiert werden wird, wenn sie nicht weiß, wie sie sich wehren kann.

Frauen werden dazu erzogen, brave Mädchen zu sein, das Wohl ihres Kindes über ihr eigenes zu stellen und medizinischen Experten zu vertrauen. Es ist praktisch unmöglich, dieser Konditionierung zu widerstehen, vor allem während der Liminalphase, wenn der Neokortex abgeschaltet ist. Auch fällt es Frauen schwer, für sich selbst einzutreten, wenn geburtshilfliche Fachkräfte irreführende Informationen über die Situation und die Notwendigkeit eines Eingriffs geben.

> *Meine Einleitung war ein Fiasko, das in einem Notfall-Kaiserschnitt endete. Der stärkste Faktor in meinem Prozess der Entscheidungsfindung waren Fehlinformationen, die mir von Ärzten und Ärztinnen gegeben wurden, weil leider, trotz meiner vorherigen Lektüre, ich als erstgebärende Mama einfach die Realität nicht verstanden habe, dass man in einem Krankenhaussystem oft das gesagt bekommt, was man hören muss, damit man eine Entscheidung trifft, die bequem für sie ist.*
>
> Helen[8]

Eine medizinische Geburt spiegelt auch eher das Geburtsumfeld wider als die Leistungsfähigkeit der Frau. Beispielsweise ändern die meisten Frauen, die keine Einnahme medizinischer Schmerzmittel geplant haben, ihre Meinung, wenn sie in einem Krankenhaus gebären.[9] Im Laufe der Herstory haben Frauen versucht, die Geburtsschmerzen durch verschiedene Techniken und pflanzliche Heilmittel zu lindern. In einem medizinischen Umfeld kann es besonders während der Liminalphase schwierig sein, ein Angebot zur medizinischen Schmerzlinderung abzulehnen, ungeachtet vorheriger Pläne.

> *Tatsächlich kamen die Krankenschwester und der Arzt ein paar Mal vorbei, und weil sie sahen, dass ich wirklich litt, sagten sie: »Wissen Sie, wenn Sie sie wollen (die Epiduralanästhesie), ist das okay«. Das fand ich wunderbar. Damit fühlst du dich besser, und ich denke, es nimmt einem die Schuldgefühle.*
>
> anonym[10]

Medizinische Schmerzlinderung hat auch etwas mit mangelnder Unterstützung durch das geburtshilfliche Personal zu tun.[11] In stark frequentierten Krankenhäusern können Epiduralanästhesien als Ersatz für die kontinuierliche Unterstützung durch eine Hebamme propagiert werden.[12]

> *Wenn eine Frau während der Wehen eine Epiduralanästhesie wünscht, finde ich das großartig! Sie wird im Bett liegen, sich nicht wegbewegen, keine Schmerzen, kein Stöhnen, ich werde sie einfach beobachten, auf einem Hocker sitzen und warten. Ich werde definitiv eine leichtere Schicht haben.*
>
> anonym[13]

Wenn Frauen sich allein fühlen, sind sie auch weniger in der Lage, mit dem Schmerz der physiologischen Geburt umzugehen.

> *Ich wollte nicht mehr weitermachen, da ich allein war, und da war niemand, der mich unterstützte … Ich brauchte damals einfach jemanden, an dem ich mich festhalten konnte.*
>
> anonym[14]

Tatsächlich sollte man damit rechnen, dass eine Frau, die sich in einer Geburtsumgebung befindet, in der medizinische Eingriffe die Norm sind und die keine Unterstützung von ihrem geburtshilflichen Personal erhält, entgegen ihren vorherigen Plänen um medizinische Schmerzlinderung bittet. Die Philosophie des Personals hat einen entscheidenden Einfluss darauf, wie Frauen ihre Geburtsschmerzen bewältigen. Bei der Geburtsvorbereitung haben Frauen ihre festen Überzeugungen und Vorlieben hinsichtlich der Schmerzen bei der Geburt. Manche planen medizinische Eingriffe, weil sie die Schmerzen, die mit einer physiologischen Geburt verbunden sind, nicht erleben wollen. Wenn man die Vorlieben einer Gebärenden ignoriert, um den physiologischen Ablauf zu schützen, oder um die Frau vor einer Kaskade von Interventionen zu retten, kann man sie ebenfalls zur Verzweiflung bringen.

> *Ich mag keine Schmerzen, ich wollte eine Epiduralanästhesie. Ich verbrachte die meiste Zeit damit, zu schreien: »Ich möchte eine Epiduralanästhesie; ich mache das nicht, ich gehe nach Hause!« Ich habe mein Kind ganz natürlich zur Welt gebracht, ohne jegliche Medikamente, und ich war hysterisch. Ich wollte das nicht. Ich mag keine Schmerzen, und es tut sehr weh, und ich verstehe nicht, warum eine Frau auf natürliche Weise gebären will.*
>
> Susan[15]

Mit der Unterscheidung zwischen guter und schlechter Geburt lässt man außer Betracht, dass die physiologische Geburt für einige Frauen eine traumatische Erfahrung ist. Für diese Frauen kann es, aufgrund der allgemeinen Annahme, dass ein Geburtstrauma mit einer medizinischen Krise zusammenhängt, auch schwierig sein, ihr Trauma anzusprechen.

> *Ich hatte das Gefühl, dass ich kein Recht hatte, mich so gefühlt zu haben, denn ich hatte eine normale Geburt gehabt, mir war nichts*

Schlimmes passiert, also fühlte es sich so an, als wäre es mir nicht erlaubt, eine so starke Reaktion zu haben.

Ruth[16]

Ob eine Geburt gut oder schlecht verläuft, hängt eher von der Wahrnehmung der Frau, als von der Meinung anderer Leute ab.

OPFER ODER SIEGERIN?

Frauen, die eine medizinische Geburt erleben, können auch fälschlicherweise als Opfer der Umstände oder des medizinischen Systems angesehen werden. Selbst wenn viele Frauen letztendlich aufgrund von Zwang und Fehlinformationen einen medizinischen Eingriff haben, ist dies nicht immer der Fall. Es gibt viele Gründe, weshalb Frauen medizinische Geburten haben, und oft gehen sie eher als Siegerin daraus hervor, denn als Opfer. Schwangerschaft und Geburt können unvorhergesehene Wendungen nehmen, die zu unerwarteten und ungeplanten medizinischen Eingriffen führen. Die Bewältigung unerwarteter Herausforderungen kann zu einem positiven und ermächtigenden Geburtserlebnis führen. Lauren plante z. B. für ihr drittes Baby eine physiologische Geburt, entdeckte aber in der 34. Schwangerschaftswoche, dass ihr Sohn an einer starken Wachstumsstörung litt und sich in Querlage befand. Sie besprach Optionen mit ihren geburtshilflichen Fachkräften und entschied sich für eine geplante Sectio, statt einer Geburtseinleitung.

Mir war bewusst, dass Tom, aufgrund der eingeschränkten Durchblutung meiner Plazenta mit einer Geburtseinleitung wirklich zu kämpfen gehabt hätte. Das war überhaupt nicht das, was ich mir vorgestellt hatte, als ich Monate zuvor seine Geburt plante, aber es war absolut die richtige Entscheidung, und es war eine schöne, ruhige, sanfte Geburt für ihn, und er war in sehr guter Verfassung bei der Geburt. Ich hatte Haut-zu-Hautkontakt im Operationssaal und durfte sogar auswählen, welche Musik gespielt wurde, als er geboren wurde. Alle beteiligten geburtshilflichen Fachkräfte empfahlen unterschiedliche Optionen, aber letztendlich wusste ich, dass es meine Wahl war, wie Tom geboren wurde, und ich habe die Entscheidung für eine Geburt per Kaiserschnitt nicht bereut.

— Lauren[17]

Andere Frauen sehen sich während der Geburt mit unerwarteten Problemen konfrontiert, die eine schnelle Planänderung erfordern. In einigen Fällen ist für einen medizinischen Eingriff eine Verlegung von zu Hause oder einem Geburtshaus ins Krankenhaus nötig. Obwohl die Verlegung einer Hausgeburt manchmal als »gescheiterte Hausgeburt« bezeichnet wird, betrachten viele Frauen ihre Erfahrung als »erfolgreiche Verlegung«, die zu einer ermächtigenden Geburtserfahrung führte.[18]

> *Obwohl dies nicht die Geburt war, die ich erhofft, vorbereitet oder geplant hatte, war es die Geburt, die mich und meinen Mann einander näher brachte, es war die Geburt, die ich mit meiner Mama gemeinsam erlebten konnte, die meine beste Freundin ist, es war die Geburt, für die mein Körper sich entschieden hatte und die er brauchte, und letztendlich und vor allem war es die Geburt, die mir mein kleines Mädchen geschenkt hat! Obwohl dies nicht mein »Traum« war, war es sicherlich der beste Tag meines Lebens, und ich werde ihn nie vergessen.*
>
> Tayla[19]

Die Tatsache, dass einige Frauen während der Geburt Hilfe benötigen, ist wahrscheinlich der Grund dafür, dass die menschliche Geburt eher sozial als einsam ist. In einer Kultur, die Individualismus und Selbstständigkeit wertschätzt, kann es jedoch für viele Frauen schwierig sein, zu akzeptieren, dass sie Hilfe von anderen brauchen.

> *Ich hatte das Gefühl, dass ich Hilfe brauchte, um das alles zu überleben, dass ich es nicht allein schaffen konnte, und das war es, weshalb ich mich verletzlich fühlte, glaube ich. Dann erlaubte ich mir, zu akzeptieren, dass ich jemanden brauchte, der mir dabei half.*
>
> anonym[20]

Für manche Frauen ist ein unerwarteter medizinischer Eingriff eine Gelegenheit, ihre eigene Kompetenz und Macht zu erleben. Verletzlich sein, medizinische Eingriffe zu akzeptieren und anderen zu erlauben, diese an deinem Körper durchzuführen, können eine enorme Herausforderung darstellen. Sich dieser Herausforderung zu stellen, kann transformativ und ermächtigend sein.

Als klar war, dass meine Wehen nicht vorankamen, und ich medizinische Versorgung brauchte, war ich sehr erschrocken. Die Übergabe meines Körpers an eine andere Person war sehr beängstigend. Meine Zweifel an den Fähigkeiten des Anästhesisten, der die von mir gewünschte Epiduralanästhesie durchführte. Mein unkontrolliertes Zittern auf dem OP-Tisch im Operationssaal, als sie mein Baby aus mir herausschnitten. Ich betete, dass ich nicht spüren würde, was sie taten, dass sie nicht versehentlich Stücke von mir wegschnitten, die sie nicht beabsichtigt hatten, dass sie alles »richtig« machten. Ich habe viele Jahre gebraucht, um sagen zu können, dass ich sie geboren habe. Sie wurde geboren, aber nicht durch mein Zutun. Aber meine Geschichte war und ist immer noch kein Trauma. Ich wurde aus diesem Operationssaal gerollt, ermächtigt, stark. Als Mutter. Ich hatte mich der Medizin ergeben. Anderen erlaubt, meinen Körper aufzuschneiden, der halb betäubt und leblos war, halb unkontrolliert zitterte vor Schreck. Ich hatte mich meinen größten Ängsten gestellt, der endgültigen Unterwerfung. In voller Demut und Verletzlichkeit, aber ach, so stark.

Jessie[21]

Der Schmerz der Geburt ist physiologisch und hat einen Zweck, aber manche Frauen wollen ihn ganz vermeiden. Eine Epiduralanästhesie erhöht das Risiko von Geburtskomplikationen, insbesondere für Erstgebärende.[22] Sie kann aber auch Schmerzen ausschalten.[23] Für manche Frauen verbessert eine Epiduralanästhesie ihr Geburtserlebnis, besonders nach einer langen und schmerzhaften Liminalphase.

Du bist für einen Moment euphorisch. Alle Schmerzen sind weg. Du bist nicht mehr angespannt. Du bist entspannt und fühlst dich so viel besser. Du kannst immer noch einen gewissen Druck von den Wehen spüren, aber du hast nicht ständige Schmerzen, die durch den ganzen Körper ziehen.

Cecilia[24]

Eine Epiduralanästhesie kann besonders den Frauen, die schon einmal ein Geburtstrauma erlebt haben, eine heilsame Geburt ermöglichen. Ich habe diese Lektion von einer Frau gelernt, die ich während ihrer zweiten Geburt betreute. Bei ihrer ersten Geburt wurde ihr die verlangte Epiduralanästhesie verweigert, was zu einer traumatischen Geburtserfahrung führte, die ihren Übergang in die Mutterschaft beeinträchtigte. Bei ihrer zweiten Geburt bestand sie auf einer Epiduralanästhesie in den frühen Wehen, und ihr Wunsch wurde respektiert. Ich werde niemals vergessen, wie sie ihr Baby sanft in ihre eigenen Hände gebar und unter Freudentränen lächelte. Die Schmerzfreiheit erlaubte ihr, vollständig präsent zu sein, und ihre medizinische Geburt war heilsam und zutiefst ermächtigend.

SCHUTZRITEN ZURÜCKGEWINNEN

In den vorangegangenen Kapiteln dieses Buches wurde erörtert, wie medizinische Schutzriten eine physiologische Geburt stören können. In manchen Situationen sind medizinische Schutzriten jedoch notwendig, um Gefahren für Mutter und Kind zu minimieren, und Hebammen haben in der gesamten Herstory diese Riten vollzogen. Ihre Inhalte und ihre Durchführung spiegeln Kultur und Glaubensvorstellungen der Gesellschaft wider.

In vielen traditionellen Kulturen glaubte man, dass Krankheiten und Komplikationen durch umgebungsbedingte oder spirituelle Faktoren verursacht wurden. In diesen Gesellschaften ging es bei den Ritualen darum, das schamanische Reich zu betreten, um so das physische zu beeinflussen.[25] Es gehörte zur Rolle der Hebamme, schamanische Rituale zu vollziehen oder zu diesem Zweck andere Personen (z. B. Schamanen) hinzuzurufen. Historisch gesehen lernten alle Frauen, wie sie die Geburtsphysiologie fördern und unterstützen konnten. Hebammen wurden speziell wegen ihrer Fähigkeiten, Frau und Kind durch die Gefahren der Geburt zu steuern, eingestellt. Voraussetzung für eine Hebammenkarriere auf den Philippinen war z. B. bis ins 20. Jahrhundert, dass man in Steißlage geboren wurde.[26] Der Eintritt in die Welt in Steißlage bewies Kompetenz im Umgang mit Hindernissen während der Geburt. Die weisen Frauen, die Hebammen im frühen Europas waren, führten Schutzriten durch, die traditionelles Hebammenkönnen und pflanzliche Heilmittel beinhalteten.[27] Als die Geburt ins Reich der Medizin verlagert wurde, mussten Hebammen neue Schutzriten entwickeln, die sich an der medizinischen Geburtshilfe orientierten. Heute wird von ihnen erwartet, dass sie, um Komplikationen zu erkennen und zu behandeln, im Umgang mit Medizintechnik und Medikamenten qualifiziert sind. Bei den obligatorischen Anforderungen in der Ausbildung geht es um die Kompetenzsicherung bei medizinischen Schutzriten. Frauen wollen, dass ihre Hebammen in der Lage sind, mit Komplikationen umzugehen.[28] Für viele Schwangere ist das Vertrauen wichtig, dass ihre Hebammen diese Fähigkeiten beherrschen, damit sie sich sicher genug fühlen können, um während der Geburt »loszulassen«. In medizinischen Einrichtungen wird mehr Wert auf die Kompetenz der Hebammen bei medizinischen Schutzriten gelegt, als auf die erforderlichen Fähigkeiten, mit denen physiologische Vorgänge unterstützt und Komplikationen vermieden werden.

Seit einigen Jahren ist das Interesse an traditionelleren Schutzriten, wie z. B. manuelle Techniken zur Neupositionierung des Babys und nichtmedizinische Eingriffe wie Akupunktur oder pflanzliche Heilmittel wiedererwacht. Diese Eingriffe werden zunehmend innerhalb und außerhalb von Krankenhäusern eingesetzt. Häufig werden diese Maßnahmen jedoch durchgeführt, um individuelle Abweichungen zu vermeiden und die medizinisch vorgeschriebenen Zeitrahmen für die Geburtsabläufe der Frauen einzuhalten. Das geburtshilfliche Personal kann z. B. nichtmedizinische Methoden anwenden, um die Wehen einzuleiten oder zu beschleunigen (wie in den vorherigen Kapiteln besprochen). Nichtmedizinische Interventionen werden selten verwendet, um auf akute Komplikationen wie eine fötale Notlage oder eine Blutung zu reagieren. Es gibt auch Probleme bezüglich registrierter Hebammen, die therapeutische Ansätze anwenden, die nicht in ihren Aufgabenbereich fallen. Um Therapien wie Aromatherapie, Akupressur oder die Verabreichung von Kräutern anbieten zu können, muss eine zugelassene Hebamme in Australien eine Zusatzqualifikation erwerben.

Auch wenn man mit medizinischen Eingriffen wirksam auf Komplikationen reagieren kann, so stören unnötige Eingriffe die physiologischen Abläufe. Viele Hebammen sind sich dessen bewusst und beobachten häufig, wie die Geburten von Frauen durch routinemäßige Interventionen auf Umwege geleitet werden und entgleisen. Der Berufsstand der Hebammen kämpft darum, seine Identität neu zu definieren und Praktiken einzufordern, die die Physiologie in einem System unterstützen, in dem die medizinische Geburt die Norm ist. Erfahrung ist jedoch der beste Lehrmeister, und physiologische Geburten sind in Krankenhäusern selten.

Ich bin staatlich geprüfte Krankenschwester und mache einen weiterführenden Abschluss zur Hebamme. Ich habe 3/4 hinter mir und habe noch immer keine physiologische Geburt erlebt. Ich sehe so wenige spontane Geburten, dass ich, wenn jemand in den Wehen hereinspaziert, die Richtlinien zur Überprüfung herausholen muss.

Die Richtlinien zur Gabe von Syntocinon und zur Geburtseinleitung kann ich jedoch auswendig aufsagen.
Erin, Hebamme in der Ausbildung[29]

Tatsächlich haben viele Hebammen nur begrenzte Erfahrung in der Unterstützung der physiologischen, instinktiven, ungestörten Geburt. Dieser Erfahrungsmangel ist ein Hindernis für die Entwicklung der für physiologische *und* auch medizinische Geburten erforderlichen Kompetenzen. Der Erfahrungsmangel kann dazu führen, dass Hebammen nicht in der Lage sind, Physiologie von Nichtphysiologie, eine Abweichung von einer Komplikation, und notwendige von unnötigen Eingriffen zu unterscheiden.

Auch ist es wichtig, dass Hebammen die physiologischen Abläufe verstehen, um überhaupt zu ermessen, wie diese durch medizinische Eingriffe verändert werden. Die Prinzipien der physiologischen Geburt sollten nicht auf unphysiologische Geburten angewandt werden. Eine Frau, deren Wehen zum Beispiel eingeleitet wurden, hat keine physiologische Geburt. Ihre Wehen und ihr Baby müssen engmaschig überwacht werden, und sie muss weiter medizinisch betreut werden, um Komplikationen, die durch die Einleitung verursacht werden können, vorzubeugen. Ihre eingeleiteten Wehen weichen stark von physiologischen Wehen ab und gehen mit einem signifikanten Risiko einher, dass ihr Baby zu wenig Sauerstoff bekommt.[30] Die Gebärende wird für die Bewältigung ihrer unphysiologischen Schmerzen auch eher eine Epiduralanästhesie benötigen, da körpereigene Beta-Endorphine und Oxytocin nicht gebildet werden.

Hebammen müssen auch darauf bestehen, dass die medizinischen Schutzriten Teil ihrer Expertise sind, damit sie während einer unphysiologischen Geburt »mit Frau« sein können. Das bedeutet nicht, dass sie Operationen durchführen sollten, sondern dass sie mit den für eine medizinische Geburt erforderlichen Technologien und Medikamenten vertraut sind.

Bei einer medizinischen Geburt müssen Hebammen mit anderen Fachleuten, insbesondere mit den Ärzten und Ärztinnen für Geburtshilfe, zusammenarbeiten und sich mit ihnen beraten. Leider kann das aktuelle politische und kulturelle Klima zu einer spaltenden »Wir-gegen-die«-Einstellung zwischen Hebammen und ärztlichen Geburtshelfer:innen, Krankenhaus-Hebammen und Hausgeburtshebammen, Doulas und Hebammen führen.[31] Beziehungen, die von Respekt und Zusammenhalt zwischen geburtshilflichen Fachkräften geprägt sind, verbessern jedoch die Geburtserfahrungen von Frauen.[32] Die Probleme bei der Verlegung von einer Hausgeburt ins Krankenhaus können beispielsweise durch die Einstellungen der beteiligten Fachkräfte gemildert werden.

> *Dass die Hebammen im Krankenhaus unsere Hausgeburtshebamme respektierten und unsere Beziehung zu ihr respektierten, war erstaunlich, es war unerwartet, es war so wunderbar, es sorgte einfach für einen nahtlosen Übergang … Ich fühlte mich in einer wirklich schweren Zeit geliebt und unterstützt, und das war großartig.*
>
> Naomi[33]

Gute Arbeitsbeziehungen verbessern auch die Sicherheit in der geburtshilflichen Praxis. Schlechte Kommunikation zwischen den Fachkräften untereinander ist die Hauptursache für schlechte Outcomes bei der Geburt.[34] Das Erkennen und die Handhabung von Komplikationen wie einer fötalen Notlage erfordern effektive Kommunikation und Teamarbeit. Daher sind die Beziehungen zwischen den Fachkräften Schutzrituale für Frau und Baby.

ÜBERGANGSRITEN MIT SCHUTZRITEN VERWEBEN

Bei einer medizinischen Geburt werden vermehrt Schutzriten benötigt, um das Wohlbefinden zu überwachen und alle auftretenden Komplikationen zu bewältigen. Übergangsriten sind jedoch weiterhin unverzichtbar, um zu gewährleisten, dass die Frau bei ihrer Geburt im Mittelpunkt steht. Die tieferliegende Botschaft bei jeder Geburt sollte sein, dass die Frau die Expertin ist, wenn es um ihren Körper und ihr Baby geht. Während einer medizinischen Geburt erlaubt die Frau dem geburtshilflichen Personal, seine Fachkompetenz zur Unterstützung ihrer Bedürfnisse einzusetzen. Sie muss jedoch weiterhin die Kontrolle darüber haben, was mit ihr gemacht wird. Ob Geburt und Übergang in die Mutterschaft für die Frau zu einem ermächtigenden Erlebnis werden, hängt direkt damit zusammen, in wie weit sie ein Gefühl der Kontrolle darüber hat, was mit ihrem Körper und ihrem Baby geschieht.[35] Also müssen geburtshilfliche Fachkräfte während einer medizinischen Geburt Übergangsriten mit Schutzriten verweben. Wie dies geschieht, hängt von der einzelnen Frau und ihrer speziellen Situation ab. Der wesentliche rote Faden, der sich durch alle Übergangsriten zieht, ist jedoch, dass die Frau die Entscheidungsträgerin ist. Entscheidungsträgerin zu sein, stärkt das Expertenwissen der Frau über sich selbst und ihre Bedürfnisse.

Ich konnte den Einleitungsprozess mit der Unterstützung meiner Betreuerinnen lenken. Ich bat nach einer künstlichen Eröffnung der Fruchtblase darum, mit der Gabe von Syntocinon [synthetisches Oxytocin] zu warten, und obwohl ich doch noch Syntocinon benötigte, bin ich dankbar, dass ich meinem Körper etwas Zeit geben konnte. Meine Geburt war trotz allem schön; wir hatten ein verzögertes Abnabeln und stundenlangen Haut-zu-Haut-kontakt. Es war wirklich eine wundervolle Erfahrung.

Tracey[36]

Fachkräfte können die Entscheidungsfindung einer Frau unterstützen, indem sie sicherstellen, dass sie ihre gesetzlichen Rechte kennt. Registrierte Fachkräfte, wie zum Beispiel Hebammen und ärztliche Geburtshelfer:innen, sind gesetzlich zur Erfüllung besonderer Standards beim Informationsaustausch verpflichtet. Sie sind für korrekte Informationen verantwortlich, die die Situation oder den vorgeschlagenen Eingriff nicht falsch darstellen. Die Frau ist dafür verantwortlich, Entscheidungen zu treffen, und sie hat ein Recht darauf, dass diese Entscheidungen respektiert werden. Eine Frau hat das gesetzliche Recht, medizinische Empfehlungen anzunehmen oder abzulehnen, selbst wenn die Ablehnung eines Eingriffs für sie oder ihr ungeborenes Kind lebensbedrohlich wäre.

Unabhängig davon, wie eine medizinische Geburt sich entwickelt, muss das geburtshilfliche Personal während des gesamten Ablaufs für eine effektive Kommunikation sorgen. Frauen brauchen genaue Informationen darüber, was gerade passiert, und welche Optionen und Wahlmöglichkeiten sie haben. Selbst in Notfällen bleibt genug Zeit, um sicherzustellen, dass die Frau und ihre Familie informiert und einbezogen werden.

Es [Notkaiserschnitt] war eine außerordentliche Erfahrung, obwohl es so völlig anders war, als ich geplant und erwartet hatte. Es war eine großartige, intensive und erstaunliche Erfahrung ... Sowohl mein Freund und auch ich, wir waren einfach voll dabei und haben uns SO wohl informiert, betreut und in Entscheidungen einbezogen gefühlt.

Yrsa[37]

Wenn man versteht, dass die Geburt der Übergangsritus der Frau ist, schafft man eine Basis für die Betreuung bei jedem Geburtsszenario. Die Betreuung einer Frau, bei der ein medizinischer Eingriff durchgeführt wird, sollte auf dem Wissen über die Physiologie beruhen und wie Eingriffe die physiologischen Abläufe in jeder Phase der Geburt verändern. Ziel ist nicht die Nachahmung der Physiologie, sondern dass man in jeder Phase den Bedürfnissen der individuellen Frau gerecht wird. Es geht darum, ein Gleichgewicht zwischen Schutz- und Übergangsriten herzustellen, um eine sichere und ermächtigende Geburtserfahrung zu fördern. Es gibt so viele mögliche medizinische Geburtsszenarien, dass ein weiteres Buch nötig wäre, um sie alle zu behandeln. Daher wird im Folgenden ein Überblick über Grundsätze und Überlegungen gegeben, die auf eine Reihe von Situationen angewandt werden können.

ÜBERBLICK: ANPASSUNG DER ÜBERGANGSRITEN FÜR DIE MEDIZINISCHE GEBURT

Die Phasen des Geburtsritus und die Bedürfnisse der Frau in jeder dieser Phasen wurden in den vorherigen vier Kapiteln besprochen. Das Folgende bezieht sich auf diese Kapitel und bietet eine Übersicht darüber, wie die Übergangsriten für eine medizinische Geburt angepasst werden können. Schutzriten sind nicht einbezogen, da sie, je nach Typ der medizinischen Geburt, stark variieren.

Vorbereitung (Kapitel 5)

Die Vorbereitungsphase ist eine Zeit, in der Frauen für Geburt und Mutterschaft *Selbstvertrauen entwickeln* können. Geburtshilfliche Fachkräfte können Frauen unterstützen, indem sie ihr *Selbstvertrauen stärken* und sie bei der Vorbereitung auf geplante oder ungeplante medizinische Eingriffe begleiten. Frauen können dazu ermutigt werden, auf ihren Körper und ihre Intuition zu hören und darauf zu vertrauen, dass sie wissen werden, ob und wann sie Hilfe von anderen benötigen. Frauen brauchen möglicherweise auch Selbstvertrauen bei der Entscheidungsfindung für Eingriffe, die schon vor der Geburt empfohlen werden.

Die geburtshilflichen Fachkräfte können Frauen bei der Geburtsvorbereitung helfen, indem sie *die Abläufe besprechen*. Dazu gehören auch ehrliche Informationen über die Gegebenheiten der Geburtseinrichtung, und ob diese den besonderen Bedürfnissen einer Frau gerecht werden kann. Eine Frau, die beispielsweise eine ungestörte physiologische Geburt möchte, wird in einem medizinischen Umfeld vielleicht kämpfen müssen, um ihr Ziel zu erreichen. Frauen benötigen diese Informationen, um sich auf die Realitäten ihrer Geburtseinrichtung vorzubereiten, damit sie entweder ihre Pläne ändern oder alle Ressourcen und Personen zusammenstellen können, die sie zur Unterstützung benötigen. Frauen müssen auch wissen, dass es ein Versagen der Einrichtung ist und nicht ihr eigenes, wenn es trotz anderer Pläne zu unnötigen Interventionen kommt. Für Frauen, die eine Geburt in einem nichtmedizinischen Setting, wie zu Hause oder in einem Geburtshaus planen, ist die Schwangerschaft die Zeit, um mit ihren Fachkräften über Grenzen und »Was wäre, wenn« zu sprechen. Es kann z. B. hilfreich sein, wenn eine Frau weiß, wie ihr Geburtsteam mit einem Notfall umgehen würde, wann eine Verlegung empfohlen wird und welche Verfahren damit verbunden sind.

Einigen Frauen hilft das Schreiben eines Geburtsplans, um sich auf mögliche medizinische Eingriffe vorbereitet zu fühlen, besonders wenn sie eine medizinische Geburt mit erhöhter Wahrscheinlichkeit für weitere Eingriffe planen. Anna schrieb zum Beispiel einen Geburtsplan für die Einleitung einer Geburt, der ihre Wünsche im Falle einer Sectio einschloss:

> *Ich habe speziell für den Fall, dass ich einen Kaiserschnitt hätte, einen einseitigen Geburtsplan geschrieben. Ich habe auch meine Wünsche beigefügt für den Fall, dass mein Baby auf die Säuglingsstation käme. Ich habe geschrieben, dass ich einverstanden bin, dass meine Muttermilch von einer Hebamme abgepumpt wird, falls ich bewusstlos sein sollte und Optionen für Spendermilch eingefügt, falls dies erforderlich wäre.*
>
> Anna[38]

Es ist unmöglich, für jedes mögliche Szenario einen Plan zu schreiben. Frauen können sich jedoch auf für sie wichtige Prinzipien konzentrieren – beispielsweise nicht von ihrem Baby getrennt zu werden. Welche Informationen eine Frau braucht, um sich entscheiden zu können, kann in einen Geburtsplan aufgenommen werden, statt einer umfangreichen Liste von Präferenzen für alle Szenarien. Frauen, die wissen, dass sie eine medizinische Intervention haben werden, kann es helfen, *die Abläufe zu besprechen*, um einen Geburtsplan speziell für ihre Situation zu erstellen. Wenn die Frau z. B. weiß, welches Verfahren der Geburtseinleitung in einem bestimmten Krankenhaus üblich ist, kann sie ihre Optionen und Entscheidungen im Voraus abwägen.

> *Hier ist die Kontinuität der Betreuung am wertvollsten. Die Möglichkeit, Vertrauen aufzubauen und Szenarien vor der Geburt durchzusprechen, macht den entscheidenden Unterschied. Ich habe mehrere »schwierige« Frauen betreut, deren Geburten positiv verlaufen sind, vor allem weil wir vor der Geburt Zeit hatten, die Probleme zu besprechen, und weil sie eine vertraute Person bei sich hatten.*
>
> Susan, Hebamme[39]

Vielleicht haben Frauen auch die Möglichkeit, sich mit Mitgliedern ihres Geburtsteams zu treffen und ihre Optionen und Entscheidungen zu besprechen. So kann sich die Frau mit den Menschen vertraut machen, die an ihrer Geburt beteiligt sein werden.[40]

Trennung (Kapitel 6)

Frauen müssen *die Außenwelt loslassen*, egal wie oder wo sie gebären. Bei einer physiologischen Geburt ist die *Eingewöhnung* wichtig und dass man versucht die *Ablenkungen zu minimieren*, um die Ausschüttung von Oxytocin zu unterstützen, das die Frau in die Liminalphase bringt. Eine physiologische Oxytocin-Ausschüttung ist nicht notwendig, wenn die Frau eine geplante Sectio oder eine eingeleitete Geburt hat. Frauen, die eine medizinische Geburt haben, müssen sich jedoch trotzdem eingewöhnen, da eine entspannte und angenehme Geburtsumgebung dazu beiträgt, Angst und Stress zu reduzieren.

> *Die erste Dame, die uns sah, war die Dame, die meine Kanülen und Katheter setzte, und als Erstes stellte sie entspannende Musik im Hintergrund an … und machte alle Lichter aus, und es war so nach dem Motto »genau, wir beruhigen dich, wir machen das, werd' du nur hübsch ruhig« … Ich glaube, da liegt etwas in der Zärtlichkeit einer Berührung oder in einem längeren Augenkontakt oder Hän-*

dedruck … der Tonfall einer Stimme, der einfach anzeigt, dass sie wirklich versteht, worum es geht.

Mary[41]

Wenn bei medizinischen Eingriffen viele geburtshilfliche Fachkräfte zusammenarbeiten müssen und viele Geräte zum Einsatz kommen, sind Ablenkungen schwer zu vermeiden. Stattdessen sollte man vor allem den Frauen und ihrer Familie die Sorgen nehmen, indem man sie mit allen medizinischen Geräten und Verfahren vertraut macht und ihren Zweck erklärt. Im Idealfall hat die Frau die Menschen, die mit ihrer Betreuung befasst sind, vorher kennengelernt. Wenn nicht, sollten sie ihr vorgestellt, und ihre Rolle im Team erklärt werden. Die Trennungsphase während einer Sectio kann für Frauen besonders herausfordernd sein. Sie müssen sich ihrer persönlichen Kleidung und ihres Schmucks (zum Beispiel Ohrringe) entledigen und werden in einen Raum gebracht, zu dem nur wenige vertraute Begleiter:innen Zutritt haben. Die Fachkräfte müssen die Trennung der Frau von der Außenwelt respektieren und anerkennen, dass der Schritt ins Unbekannte immens ist.

Liminalität (Kapitel 7)

Während der Liminalphase befindet sich eine Frau in einem Dazwischen zwischen Schwangerschaft und Geburt und an der Schwelle zur Begegnung mit ihrem Baby. Die Hormone einer physiologischen Geburt versetzen sie in einen veränderten Bewusstseinszustand. Sie befindet sich dann zwischen den Welten, in der Liminalität. Eine medizinische Geburt kann die Erfahrung dieser Liminalität verändern. Eine Frau, die eine geplante Sectio (ohne Wehen) hat, wird zum Beispiel keine natürliche Ausschüttung von Beta-Endorphinen und Oxytocin erleben. Das synthetische Oxytocin (Syntocinon oder Pitocin) hat während einer Geburtseinleitung auch eine andere Wirkung als das natürliche Oxytocin in ihrem Körper. Natürliches Oxytocin wird im Gehirn freigesetzt und beeinflusst Emotionen und Verhaltensweisen. Synthetisches Oxytocin kann die Blut-Hirn-Schranke nicht passieren und wirkt nur auf den Gebärmuttermuskel. Es wirkt schnell, löst starke Wehen aus, und ermöglicht nicht den natürlichen Aufbau der schmerzlindernden Beta-Endorphine. Auch eine Epiduralanästhesie verändert die Liminalität, weil sie den Schmerz nimmt, und damit die Beta-Endorphine und den veränderten Bewusstseinszustand, der mit ihnen verbunden ist. Darüber hinaus vermindern Epiduralanästhesien besonders bei Erstgebärenden auch die Oxytocin-Ausschüttung, wodurch oft die Gabe von synthetischem Oxytocin notwendig wird.[42] Die Liminalität selbst ist jedoch nicht abhängig von einem veränderten Bewusstseinszustand. Bei jeder Art von Geburt ist eine Frau in einem Dazwischen zwischen Schwangerschaft und Mutterschaft.

Die *Präsenz* der geburtshilflichen Fachkräfte bleibt während einer medizinischen Geburt wichtig, ist aber aktiver als bei der physiologischen Geburt. So sind beispielsweise eingeleitete Wehen schmerzhafter als physiologische Wehen, und Frauen benötigen möglicherweise mehr Interaktion und Anleitung, um mit ihren Schmerzen fertig zu werden.

> *Kontinuierliche Präsenz. Das war entscheidend. Ich hatte eine schmerzhafte und harte eingeleitete Geburt, bei der der einzige Lichtblick die junge Hebamme war, die die ganze Zeit bei mir blieb, mir in die Augen sah, freundlich mich mit Namen ansprach und mich zu ermutigen versuchte, dabei zu bleiben und mit mir »sang« und mir zeigte, wie ich tiefe Ohhh-Laute machen konnte, um den Schmerz zu lindern.*
>
> Anna-Maria[43]

Aktiv »mit Frau« zu sein und nicht mit der Technologie oder den Medikamenten ist wichtig, um die Frau in den Mittelpunkt ihrer Erfahrung zu stellen.

> *Ich denke, dass Hebammen entscheidend dazu beitragen können, dass eine Frau sich in stark medizinisch geprägten Situationen im Mittelpunkt fühlen kann, indem sie direkt bei der Frau sind – ich erinnere mich noch an meine Hebammen, die bei Eingriffen im OP-Saal direkt bei mir waren und mir ruhig ins Ohr sprachen. Ich erinnere mich nicht an viele Details, die passiert sind, aber ich erinnere mich, dass ich mich geliebt fühlte.*
>
> Sarah[44]

Wenn die Geburt medizinisch wird, wird auch *die Schwelle zu hüten* anders, da die Schwelle zwischen der Innenwelt der Frau und der Außenwelt weniger klar definiert ist. Bei einer medizinischen Geburt ist die Außenwelt zwangsläufig enger mit der Frau und ihrem Körper verbunden. Es können zusätzliche Eingriffe erforderlich werden, um diejenigen zu überwachen und zu handhaben, die bereits im Spiel sind. Die Schwelle zu hüten während einer medizinischen Geburt, bedeutet, sicherzustellen, dass bei den Interaktionen mit der Außenwelt die Bedürfnisse der Frau und ihr Geburtserlebnis im Mittelpunkt stehen. Beispielsweise können die körperlichen Bedürfnisse einer Frau viel mehr Zuwendung erfordern, wenn sie nicht mobil ist.

> *Als Doula würde ich versuchen, immer noch das Beste zu tun, um das Umfeld der Gebärenden gemütlich zu gestalten und es ihr bequem zu machen. Ein abgedunkeltes Zimmer mit elektrischen Kerzen, vertrauten, schönen Gerüchen usw. Und wenn sie mit einer Epiduralanästhesie ans Bett gefesselt ist, die Position verändern, Massage etc.*
>
> Aurelia, Doula[45]

Kommt es zu einer unerwarteten Wendung hin zu einer medizinischen Geburt, brauchen Frauen möglicherweise etwas Zeit und Unterstützung, um das Geschehene emotional zu verarbeiten.[46] Deshalb müssen die geburtshilflichen Fachkräfte anwesend sein, die Situation erklären und der Frau während ihrer gesamten Erfahrung zur Seite stehen. Eine Hauptaufgabe der Hebamme besteht darin, sich für die Belange der Frau einzusetzen, und sie muss oft mit anderen Fachkräften des Gesundheitswesens verhandeln, um sicherzustellen, dass ihre Bedürfnisse respektiert werden.

> *Meine Hebamme war fantastisch, und ich fühlte mich von ihr so unterstützt und war so überzeugt, dass sie mich und meine Wünsche in allen Bereichen meiner Schwangerschaft, Wehen, Geburt usw. verstand, und sie tat alles, was sie konnte, dass die Dinge, insbesondere im Krankenhaus auf diese Weise durchgeführt wurden, vor allem weil mein Baby zu früh kam.*
>
> anonym[47]

Erscheinen (Kapitel 8)

Während einer physiologischen Geburt aktiviert ein Adrenalinschub am Ende der Liminalphase den Neokortex und bringt die Frau zurück in Richtung Außenwelt. Da ihr Neokortex neben ihrem Instinkt funktioniert, kann die Frau die *Weisheit ihres Körpers erleben*, wenn sie ihr Baby in die Welt presst. Jedoch eine Frau, die eine unphysiologische Geburt hat, tritt vielleicht nicht in einen veränderten Bewusstseinszustand ein, und ihr Neokortex kann während der gesamten Geburt dominant sein. Die Betreuung einer Frau während der Phase des Erscheinens muss sich an ihre Situation anpassen. Das geburtshilfliche Personal muss unter Umständen aktiver darauf eingehen, *dem Geburtstanz Raum zu geben*, um dem Baby zu helfen, sich durch das Becken der Frau zu bewegen, insbesondere, wenn sie eine Epiduralanästhesie erhalten hat. Bei einer medizinischen Geburt kann das instinktive Verhalten der Frau blockiert sein, und sie braucht unter Umständen die Hilfestellung des Personals. Wenn zum Beispiel eine Frau wegen einer Epiduralanästhesie den Pressdrang ihres Körpers nicht wahrnimmt, braucht sie Anleitung. (Wenn man wartet, bis das Babyköpfchen in der Vagina sichtbar ist, senkt man die Risiken eines angeleiteten Pressens.)[48] In vielen Fällen können Frauen mit einer PDA spüren, wann die Wehen kommen. Man kann sie ermuntern, auf dieses Gefühl zu reagieren und zu pressen, wenn sie die Wehen spüren.

> *Ich mochte es, dass ich den Schmerz nicht spürte und dass ich die Bewegungen fühlte, besonders, wenn der Moment des Pressens kam. Ich spürte es, ohne Schmerz … Es war gut, denn ich wusste, was vor sich ging … ich brauchte mich nicht auf die Schwester oder den Arzt zu verlassen, dass sie mir erzählten, wann ich pressen sollte und wann nicht. Ich konnte es irgendwie selbst fühlen.*
>
> anonym[49]

Synthetisches Oxytocin und eine epidurale Betäubung erhöhen das Risiko eines Dammrisses.[50] Darum können Worte und Handlungen zweckmäßig sein, die die Geburt des Babyköpfchens verlangsamen.

Obwohl das instinktive Verhalten während einer unphysiologischen Geburt gestört ist, kann *instinktives Wissen* deutlich vorhanden sein. Instinktives Wissen ist ein Element des Selbstvertrauens, das während der Vorbereitungsphase entwickelt und gefördert wurde. Selbst wenn bei der Geburt des Babys medizinische Instrumente zum Einsatz kommen oder ein chirurgischer Eingriff notwendig wird, kann eine Frau steuern, was sie erlebt, und ihrem *Instinkt vertrauen.* Sie kann zum Beispiel den geburtshilflichen Fachkräften sagen, wann sie für den Eingriff bereit ist. Die Fachkraft kann ihr das durch die einfache Frage »Sind Sie bereit, dass ich anfange?« erleichtern.

Einige Frauen möchten so weit wie möglich in die medizinische Geburt einbezogen werden, und die Fachkräfte können das ermöglichen.

Bei einer Instrumentengeburt zum Beispiel kann die Frau, nachdem der Arzt oder die Ärztin das Köpfchen des Babys herausgeholt haben, den Rest ihres Babys selbst herausdrücken wollen. Einige ärztliche Geburtshelfer:innen führen eine Sectio so durch, dass die Frau maximal einbezogen wird. Dazu gehört, den OP-Vorhang zu senken, damit sie bei der Geburt ihres Babys zusehen kann, oder sie dabei zu unterstützen, dass sie ihr Baby selbst herausnehmen und sich auf die Brust legen kann.

> *Ich habe eine Reihe dieser mütterlicherseits assistierten Kaiserschnitte miterlebt, und sie sind wunderbar. Die Frau hebt ihr Baby hoch, und dann ziehen sie ihr schnell den Kittel und die Handschuhe aus, und das Baby wird ihr direkt auf die Haut gelegt, wo es so lange bleibt, wie die Frau es wünscht. Ich bin mir sicher, dass das nicht für alle Frauen passend ist, und viele sind vielleicht nicht damit einverstanden, aber für manche Frauen ist es eine weitere großartige Möglichkeit.*
>
> Deyna, Hebamme[51]

Es ist jedoch wichtig, sich darüber im Klaren zu sein, dass nicht alle Frauen, sich in so einem Ausmaß an der Operation zu beteiligen wünschen. Viele Frauen wollen, dass ihr geburtshilfliches Personal die technische Kontrolle einer medizinischen Geburt übernimmt, statt sie selbst einzubeziehen. Auch muss der Schwerpunkt weiterhin auf den Präferenzen der Frau liegen und nicht auf einem fehlgeleiteten Versuch, die Physiologie nachzuahmen. Manchmal wird z. B. der Begriff »natürlicher Kaiserschnitt« benutzt, um ein chirurgisches Verfahren zu beschreiben, das langsamer und sanfter als die Standardmethode ist.[52] Der Gebrauch dieses Begriffs ist Ausdruck einer Geburtskultur, die den Bezug zur Natur und physiologischen Vorgängen verloren hat. Eine Operation ist nicht natürlich, egal wie sie ausgeführt wird. Sie kann jedoch respektvoll und frauzentriert sein.

Eingliederung (Kapitel 9)

Die Zeit der *Verzauberung* ist nach einer medizinischen Geburt sehr wichtig. Mutter und Kind lernen sich möglicherweise ohne den Cocktail an Bonding-Hormonen kennen, der bei einer physiologischen Geburt entsteht. Unmittelbarer Hautkontakt und die Interaktionen zwischen Mutter und Kind fördern die Ausschüttung von Oxytocin, Prolaktin und

Dopamin.[53] Das geburtshilfliche Personal muss für Mutter und Kind *ein Refugium schaffen*, um diesen Prozess zu schützen. Ein Baby kann in jeder Umgebung an die Brust der Mutter gelegt werden. Marge beschrieb, wie sie nach ihrer Sectio im OP den unmittelbaren Haut-zu-Haut-Kontakt erlebte:

> *Sie brachten mein Baby von der Seite an mich heran. Ich hatte sie ganz im Blick und sah nicht nur direkt auf ihre Genitalien. Es war wunderbar. Allein sie auf mir zu haben. Ich kann nicht beschreiben, wie seidenweich sie sich anfühlte. Wie köstlich sie duftete. Es war einfach wundervoll.*
>
> Marge[54]

Unabhängig von der Art der Geburt sollte es für das Personal Priorität sein, Mutter und Kind so schnell wie möglich zusammenzubringen, und sie solange wie möglich beisammen zu lassen. Selbst ein gefährdetes Baby muss nicht immer von seiner Mutter getrennt werden. So ist beispielsweise eine Wiederbelebung effektiver, wenn das Baby bei der Mutter bleibt und die Nabelschnur weiterhin mit der Plazenta verbunden ist.[55] Die kontinuierliche Sauerstoffzufuhr aus der Plazenta unterstützt eine Wiederbelebung und das erhöhte Blutvolumen fördert die Erholung des Babys. Auch gibt es nur sehr wenige Gründe, ein Baby auf die Neugeborenenstation zu verlegen. Babys geht es besser, wenn sie Haut-zu-Haut-Kontakt mit ihrer Mutter haben und ihr Kolostrum trinken.[56] In einigen Fällen können das Monitoring und die Behandlung durchgeführt werden, während das Baby bei seiner Mutter ist.

Zum Eingliederungsprozess gehört immer auch das Erzählen und Wiedererzählen der Geburtsgeschichte. Hat die Frau eine medizinische Geburt hinter sich, muss das Fachpersonal *der Geburtsgeschichte Aufmerksamkeit schenken.* Wenn die Geburt eine unerwartete Wendung genommen hat, können Frauen das Bedürfnis haben, ihre Erfahrungen in einer Nachbesprechung zu verarbeiten. Einige Krankenhäuser organisieren formelle Nachbesprechungen mit der Frau und ihrem Geburtsteam. Es gibt jedoch kaum Belege dafür, dass diese Nachbesprechungen das emotionale oder mentale Wohlbefinden der Frauen verbessern.[57] Das mag daran liegen, dass diese Sitzungen sich hauptsächlich auf die Minimierung von Haftungsgründen konzentrieren, statt dass es darum geht, wie die Frau ihr Geburtserlebnis verarbeitet. Die Sitzungen sind eher eine Gelegenheit für das geburtshilfliche Personal, ihre Interventionen zu rechtfertigen, als eine Diskussion über die Erfahrungen der Frau mit ihrer Betreuung. Fachkräfte, die der Geburtsgeschichte der Frau Aufmerksamkeit schenken wollen, müssen die Erfahrungen der Frau anhören und anerkennen, statt ihr ihre eigenen Interpretationen aufzudrängen.

> *Ich glaube, ich sagte, »Es war wirklich ein bisschen Scheiße, nicht wahr, nach sechsundfünfzig Stunden und all der harten Arbeit«, und sie antwortete, »Ja, es war ein bisschen Scheiße«, und das war für mich so viel Mitgefühl, sie war einfach mit mir auf einer Linie, ich fühlte, dass mir wirklich zugehört wurde.*
>
> Mary[58]

Frauen können auch dazu ermuntert werden, sich bewusst zu machen, was sie durch ihre medizinische Geburtsreise über sich selbst gelernt haben. Das kann geschehen, indem sie Themen identifizieren, die während ihres Geburtsritus auftauchten, und wie diese mit ihren anderen Übergangsriten zusammenhängen, beispielsweise die Frage, ob man stark genug ist, um um Hilfe zu bitten oder verletzlich genug, um die Kontrolle abzugeben. Die Auseinandersetzung mit der Geburtserfahrung kann Frauen helfen, ihre Stärken zu erkennen und zu erkunden, was sie benötigen, um die emotionalen Wunden, die sie erlitten haben, zu heilen.

Eine medizinische Geburt ist nicht notwendigerweise weniger ermächtigend als eine physiologische. Die Betrachtung der Geburt als medizinische Angelegenheit wie auch die heftigen Gegenreaktionen sind allerdings Ausdruck einer Geburtskultur, die über Frauen urteilt. Hebammen müssen ihr Fachwissen über Schutzriten zurückgewinnen und sie auf die individuellen Bedürfnisse der Frauen ausrichten. Dazu müssen sie Übergangsriten in ihre Praxis einweben und sicherstellen, dass die Kompetenz der Frauen in Bezug auf ihren eigenen Körper und ihr Baby im Mittelpunkt steht. Frauen, die eine medizinische Geburt haben, verdienen eine sichere, frauzentrierte, respektvolle Betreuung und die Würdigung ihres Geburtsritus.

Endnoten

1 J. Studelska, *The last days of pregnancy*, Mothering website, 2012, abgerufen am 27.11.2022.www.mothering.com/articles/the-last-days-of-pregnancy-a-place-of-in-between/

2 S. Downe, K. Finlayson, O. Oladapo, M. Bonet und A. M. Gülmezoglu AM, ›What matters to women during childbirth: a systematic qualitative review‹, *PLoS One*, 2018, 13(4):e0197791, doi: 10.1371/journal.pone.0194906.

3 S. Ayers, R. Bond, S. Bertullies und K. Wilma, ›The aetiology of post-traumatic stress following childbirth: a meta-analysis and theoretical framework‹, *Psychological Medicine*, 2016, 46(6):1121–1134, doi: 10.1017/S0033291715002706.

4 R. Reed, R. Sharman und C. Inglis, ›Women's descriptions of childbirth trauma relating to care provider actions and interactions›‹, *BMC Pregnancy and Childbirth*, 2017, 17(21), doi: 10.1186/s12884-016-1197-0.

5 S. J. Buckley, *Hormonal physiology of childbearing: evidence and implications for women, babies, and maternity care*, Childbirth Connection Programs, National Partnership for Women & Families, 2015; S. Downe und S. Byrom (eds), *Squaring the circle: normal birth research, theory and practice in a technological age*, Pinter & Martin, London, 2019.

6 C. Malacrida und B. Boulton, ›The best laid plans? Women's choices, expectations and experiences in childbirth‹, *Health*, 2014, 18(1):41-59.

7 Malacrida und Boulton, ›The best laid plans?‹.

8 R. Reed, *Why induction matters*, Pinter & Martin, London, 2018, S. 24.

9 G. Thomson, C. Feeley, V. Hall Moran, S. Downe und O. T. Oladapo, ›Women's experiences of pharmacological and non-pharmacological pain relief methods for labour and childbirth: a qualitative systematic review‹, *Reproductive Health*, 2019, 16(1):71, doi: 10.1186/s12978-019-0735-4.

10 P. Angle, C. Kurtz Landy, C. Charles, J. Yee, J. Watson, R. Kung, J. Kronberg, S. Halpern, D. Lam, L. M. Lie und D. Streimer, ›Phase 1 development of an index to measure the quality of neuraxial labour analgesia: exploring the perspectives of childbearing women‹, *Canadian Journal Anaesthesia*, 2010, 57(5):475, doi:10.1007/s12630-010-9289-1.

11 Thomson et al., ›Women's experiences of pharmacological and non-pharmacological pain relief methods for labour and childbirth‹.

12 I. Aune, S. Brøtmet, K. H. Grytskog und E. B. Sperstad, ›Epidurals during normal labour and birth - midwives attitudes and experiences‹, *Women and Birth*, 2020, abgerufen am 27.11.2022. doi.org/10.1016/j.wombi.2020.08.001

13 S. Geraghty, C. Speelman und S. Bayes, ›Fighting a losing battle: midwives experiences of workplace stress‹, *Women and Birth*, 2019, 32(3):e300, doi: 10.1016/j._wombi.2018.07.012.

14 L. Jantjes, J. Strümpher und W.J. Kotzé, ›The experience of childbirth in first-time mothers who received narcotic analgesics during the first stage of labour‹, *Curationis*, 2007, 30(2):87, doi: 10.4102/curationis.v30i2.1079.

15 J. A. Belkhir, ›Intersectionality and childbirth: how women from different social locations discuss epidural use‹, *Race Gender & Class*, 2006, 13(3/4):30.

16 G. Thomson, ›Growth and renewal through traumatic birth‹, in S. Crowther und J Hall (eds), *Spirituality and childbirth: meaning and care at the start of life*, Routledge, Oxon, 2018, S. 143.

17 Reed, *Why induction matters*, S. 50.

18 C. P. Grigg, S. K. Tracy, V. Schmied, A. Monk und M. B. Tracy, ›Women's experiences of transfer from primary maternity unit to tertiary hospital in New Zealand: part of the prospective cohort Evaluating Maternity Units study‹, *BMC Pregnancy and Childbirth*, 2015, 15(339), abgerufen am 27.11.2022. doi.org/10.1016/j.midw.2015.04.018

19 Lismore Birth House, ›Lismore birth house birth story: Tayla shares her positive transfer…‹ [Instagram post], Lismore Birth House, 10 August 2020, abgerufen am 27.11.2022. www.instagram.com/p/CDsWjZPgZ_1/

20 A. Nystedt, U. Högberg und B. Lundman, ›Some Swedish women's experiences of prolonged labour‹, *Midwifery*, 2006, 22(1):61.

21 Jessie, ›When it was clear my labour wasn't progressing and I …‹ [Facebook comment], Reclaiming Childbirth as a Rite of Passage group page, 29. August 2020, abgerufen am 12. Dezember 2020.

22 E. C. Newnham, P. S. Moran, C. M. Begley, M. Carroll und D. Daly, ›Comparison of labour and birth outcomes between nulliparous women who used epidural analgesia in labour and those who did not: a prospective cohort study‹, *Women and Birth*, 2020, abgerufen am 27.11.2022. doi.org/10.1016/j.wombi.2020.09.001.

23 E. C. Newnham, ›A critical literature review of epidural analgesia‹, *Evidence Based Midwifery*, 2016, 14(1):22-28.

24 R. Hidaka und L.C. Callister, ›Giving birth with epidural analgesia: the experience of first-time mothers‹, *Journal of Perinatal Education*, 2012, 22(1):27.

25 M. Dashu, *Witches and pagans: women in European folk religion, 700-1100*, Velda Press, Richmond, 2016.

26 G. Lahood, ›Rumour of angels and heavenly midwives: anthropology of transpersonal events and childbirth‹, *Women and Birth*, 2007, 20(1):3-10, doi: 10.1016/j.wombi.2006.10.002.

27 M. L. Minkowski, ›Women healers of the Middle Ages: selected aspects of their history‹, *American Journal of Public Health*, 1992, 82(2):288-295, doi:10.2105/ajph.82.2.288.

28 A. Karlström, A. Nystedt und I. Hildingsson, ›The meaning of a very positive birth experience: focus groups discussions with women‹, *BMC Pregnancy and Childbirth*, 2015, 15(251), abgerufen am 27.11.2022. doi.org/10.1186/s12884-015-0683-0

29 Erin, ›I am a Registered Nurse doing my Postgrad Diploma in …‹ [Facebook comment], Reclaiming Childbirth as a Rite of Passage group page, 1 October 2020, abgerufen am 12. Dezember 2020.

30 Reed, *Why induction matters.*

31 D. Fox, A. Sheehan und C. Homer, ›Birthplace in Australia: processes and interactions during the intrapartum transfer of women from planned homebirth to hospital‹, *Midwifery*, 2018, 57:18-25, doi: 10.1016/j.midw.2017.10.022.

32 G. K. S Cass, K. Goyder, B. Strachan und R. Bahl, ›Can we improve women's experience of operative vaginal birth?‹, *European Journal of Obstetrics & Gynecology and Reproductive Biology*, 2000, 252:424-430.

33 Fox et al., ›Birthplace in Australia‹.

34 J-M. Guise und S. Segel, ›Teamwork in obstetric critical care‹, *Best Practice & Research Clinical Obstetrics & Gynaecology*, 2008, 22(5):937-951.

35 K. Cook und L. Colleen, ›The impact of choice and control on women's childbirth experience‹, *The Journal of Perinatal Education*, 2012, 21(3), doi: 10.1891/1058-1243.21.3.158.

36 Reed, *Why induction matters*, S. 150.

37 S. Lou, K. Carstensen, L. Hvidman, T.F. Jensen, L. Neumann, J-G. Habben und N. Uldbjerg, ›»I guess baby was just too comfy in there…«: a qualitative study of women's experiences of elective late-term induction of labour‹, *Women and Birth*, 2020, abgerufen am 27.11.2022. doi.org/10.1016/j.wombi.2020.03.012

38 Reed, *Why induction matters*, S. 151.

39 Susan, ›This is where continuity of care is most valuable. The …‹ [Facebook comment], Reclaiming Childbirth as a Rite of Passage group page, 18 August 2020, abgerufen am 12. Dezember 2020.

40 D. Coates und A. Henry, ›Women's experiences and satisfaction with having a cesarean birth: an integrative review‹, *Birth*, 2019, 47(2):169-182.

41 D. Menage, E. Bailey, S. Lees und J. Coad, ›Women's lived experience of compassionate midwifery: human and professional‹, *Midwifery*, 2020, 85, doi: org/10.1016/j.midw.2020.102662.

42 Newnham, ›A critical literature review of epidural analgesia‹.

43 Anna-Maria, ›Continuous presence. That was crucial. I had a painful and …‹ [Facebook comment], Reclaiming Childbirth as a Rite of Passage group page, 18. August 2020, abgerufen am 12. Dezember 2020.

44 Sarah, ›I think midwives can be pivotal in making the most …‹ [Facebook comment], Reclaiming Childbirth as a Rite of Passage group page, 18. August 2020, abgerufen am 12. Dezember 2020.

45 Aurelia, ›As a doula I try to still do the best …‹ [Facebook comment], Reclaiming Childbirth as a Rite of Passage group page, 18. August 2020, abgerufen am 12. Dezember 2020.

46 Coates und Henry, ›Women's experiences and satisfaction with having a cesarean birth‹.

47 Grigg et al., ›Women's experiences of transfer from primary maternity unit to tertiary hospital in New Zealand‹.

48 R. M. Brancato, S. Church und P. W. Stone, ›A meta-analysis of passive descent versus immediate pushing in nulliparous women with epidural analgesia in the second stage of labor‹, *JOGNN*, 2008, 37(1):4-12.

49 Angle et al., ›Phase 1 development of an index to measure the quality of neuraxial labour analgesia: exploring the perspectives of childbearing women‹.

50 H.G. Dahlen, H. Priddis und C. Thornton, ›Severe perineal trauma is rising, but let us not overreact‹, *Midwifery*, 2015, 31(1):1-8, doi: 10.1016/j.midw.2014.09.004.

51 Deyna, ›I have attended a number of these maternally assisted c-sections …‹ [Facebook comment], Reclaiming Childbirth as a Rite of Passage group page, 29. August 2020, abgerufen am 12. Dezember 2020.

52 J. Smith, F. Plaat und N. M. Fisk, ›The natural caesarean: a woman-centred technique‹, *BJOG*, 2008, 115(8):1037-1042.

53 A-M. Widström, K. Brimdyr, K. Svensson, K. Cadwell und E. Nissen, ›Skin-to-skin contact the first hour after birth, underlying implications and clinical practice‹, *Acta Paediatrica*, 2019, 108(7):1192-1204, doi: 10.1111/apa.14754.

54 J. Stevens, V. Schmied, E. Burns und H. G. Dahlen, ›Skin-to-skin contact and what women want in the first hours after a caesarean section‹, *Midwifery*, 2019, 74:144, doi: 10.1016/j.midw.2019.03.020.

55

56 E. O. Boundy, R. Dastjerdi, Spiegelman D. W. W. Fawzi, S .A. Missmer, E. Lieberman, S. Kajeepeta, S. Wall und G. J. Chan, ›Kangaroo mother care and neonatal outcomes: a meta-analysis‹, *Pediatrics*, 2016, 137(1):e20152238, doi: 10.1542/peds.2015-2238.

57 M. H. Bastos, M. Furuta, R. Small, K. McKenzie, McHarg und D. Bick, ›Debriefing interventions for the prevention of psychological trauma in women following childbirth‹, *Cochrane Database of Systematic Reviews*, 2015, (4):CD007194, doi:10.1002/14651858.CD007194.pub2.

58 Menage et al., ›Women's lived experience of compassionate midwifery‹.

Fazit: Die Fäden versäubern

Der tiefere Sinn der frauzentrierten Geburt liegt in dem Wissen, dass eine Frau die Antriebsquelle für die Geburt ist. Sie mag Hilfe brauchen und verdienen, aber im Grunde genommen hatte sie immer die Macht und hat sie jetzt und wird sie immer haben.
Heather McCue[1]

Wenn ein Gewebe fertig und vom Webstuhl abgenommen ist, können die Fäden mit einem Ajourstich versäubert werden. Dieses Buch schließt mit einem Blick nach vorn und fragt, wie eine frauzentrierte Geburtskultur gewebt werden kann. Bei heutigen Geburten kommen vor allem Schutzriten in Form von routinemäßigen klinischen Untersuchungen und medizinischen Interventionen zum Einsatz, die die Physiologie stören und die Macht der Frauen untergraben können. Dieses Buch trägt dazu bei, die Balance wiederherzustellen, indem es ein Rahmenwerk für das Verständnis einer auf den physiologischen Abläufen basierenden Geburt und für den transformativen Aspekt der Geburt bietet. Indem wir alte Weisheiten mit modernem Wissen verweben, können wir die Geburt als Übergangsritus zurückgewinnen und die Macht und Kompetenz der Frauen bestärken.

Um die Geburtskultur wieder in den Dienst der Frauen zu stellen, müssen wir uns an die Herstory erinnern und begreifen, wo und wie bestimmte Vorstellungen und Praktiken entstanden sind. Eine Rückbesinnung ist ebenfalls notwendig, damit wir herausfinden, was wir zurückfordern müssen, um voranzukommen. Meiner Meinung nach ist es dringend notwendig, dass wir die alte kollektive Kultur der Frauen in der modernen Geburtshilfe wiederherstellen. Frauen und ihre Stimmen müssen in Forschung, Erziehung, Entwicklung der institutionellen Dienste und in allen Praktiken, wo es um ihre Körper und Erfahrungen geht, im Mittelpunkt stehen.

Als Einzelpersonen können wir alle zur Sache beitragen und die Solidarität aufbauen, die für eine Veränderung notwendig ist. Wie dies aussieht, hängt davon ab, wer wir sind, welche Rollen wir haben und welche Möglichkeiten, Einfluss zu nehmen. Der erste Schritt besteht darin, unseren Einflussbereich zu ermitteln und herauszufinden, was wir in diesem Rahmen tun können. Der nächste Schritt besteht darin, unseren Tribe (digitale inoffizielle Gruppe mit gemeinsamen Interessen) zu finden und Verbindungen zu knüpfen, um ein Hilfsnetzwerk aufzubauen. Solidarität erfordert mehr als nur gegenseitige Rückendeckung. Sie verlangt von uns, dass wir Seite an Seite stehen, um für Frauen einzutreten und die Geburt zurückzugewinnen. Ich werde die letzten Worte in diesem Buch, den Frauen überlassen, die gerade das tun.[2]

Als Mutter von zwei kleinen Kindern, die sich leidenschaftlich für die Geburt einsetzt, und sozial in ihrer Gemeinde gut vernetzt ist, fühle ich mich ziemlich »geerdet«. Ich engagiere mich in meiner lokalen Hausgeburtsgruppe, besuche Treffen und spreche mit Frauen über Hausgeburten und private Hebammenbetreuung. Ich erzähle auch offen meine Geburtsgeschichten, sowohl online, als auch persönlich in meinem Umfeld. Diese Geburtsgeschichten zu hören, war wirklich bewegend für mich, bevor ich meine eigene transformative Hausgeburt hatte. Meiner Erfahrung nach haben viele Frauen ein tiefes Verlangen ungestört zu gebären, an einem Ort, wo sie sich sicher fühlen, und die Geschichten anderer Frauen zu hören, die das getan haben, macht es für sie möglich.

Zoe

Ich organisiere Peer-to-Peer Unterstützung für Hebammen, um ihre Belastbarkeit zu stärken und zu erhalten, damit sie die Familien, für die sie arbeiten, gut betreuen können. Bemühe mich dabei, Raum für ihre Emotionen und Bedürfnisse zu lassen.

Veerle

Ich unterrichte Doulas, um eine Gemeinschaft aufzubauen. Um zu kooperieren, zusammenzuarbeiten und um dazu beizutragen, sich zu vernetzen und das Gelernte zu festigen – immer mit Mitgefühl. Mein Ziel ist es, Doulas auszubilden, die an die totale Offenheit glau-

ben, die die Hebammenbetreuung ergänzen und die gewissenhaft und kreativ sind. Am Ende müssen Doulas Sicherheit haben und in sich ruhen, wenn sie mit neuen Eltern zu tun haben. Diese Arbeit – neue Doulas in die Welt zu führen und denjenigen eine Mentorin zu sein, die lernen wollen, wie man unterrichtet – erscheint mir im Moment am dringendsten. Ich glaube fest daran, dass Doulas Teil der Revolution sind, und es ist ganz bestimmt eine Revolution, im Sinne der kompletten Kehrtwende, die die peripartale Betreuung jetzt gerade braucht!

Maddie

Als Hebamme in der Ausbildung fühle ich oft, dass es nicht viel gibt, was ich jetzt gerade tun kann, da viele Entscheidungen getroffen werden, bevor ich Kontakt zu den Frauen habe. Ich bleibe jedoch offen gegenüber dem, was Frauen schon wissen und was sie wissen wollen und teile Webseiten und Blogs mit denen, die interessiert sind oder vertiefe Informationen, die sie schon haben. Ich achte auch darauf, wie die Frauen von ihren Hebammen betreut werden und nehme alle Verhaltensweisen an, von denen ich glaube, dass sie die Frauen unterstützen und evidenzbasiert sind.

Linda

Ich bin eine Mutter von zwei kleinen Kindern mit beschränkter Zeit und Energie. Ich bin eine Doula, wenn ich nicht auf Mutterschaftsurlaub bin, und auch eine Kundin. Mein Einflussbereich ist hauptsächlich online, wo ich, indem ich Geschichten erzähle und die Sozialen Netzwerke nutze, die Macht der Geburt als Übergangsritus porträtiere. Als ich von meiner letzten Hausgeburt, nach einer traumatischen Klinikgeburt zuvor, berichtete, erhielt ich Hunderte von Nachrichten von Frauen, die mir erzählten, welche Bedeutung das für sie hatte, und ich kenne mehrere, die daraufhin das Betreuungsmodell wechselten. Ich arbeite in Einzelgesprächen mit Frauen, sowohl online als auch persönlich, aber meistens ziehe ich Klientinnen an, die entschlossen sind, ihre Geburtserfahrung selbst in die Hand zu nehmen, und ich darf sie einfach auf ihrem Weg begleiten. Ich denke, dass mein Schreiben zu diesem Thema mein stärkstes Handwerkzeug für Veränderung auf dem Level der einzelnen Frau ist. Ich habe einmal im Wohltätigkeitssektor gearbeitet, und ich kenne mich mit Lobbyarbeit aus, aber ehrlich gesagt, bei der Sache verausgabe ich mich.

Rachael

Ich bin eine nicht berufstätige Mutter von zwei Kindern (2 Jahre und 5 Monate), die ich in Alleingeburt zur Welt gebracht habe. Ich bin auf Facebook aktiv, online, und persönlich, wenn ich die Möglichkeit habe, gebe mein Wissen weiter und verweise Frauen an Gruppen und Webseiten, um sie zu natürlicher Geburt, Hausgeburt und Alleingeburt zu ermutigen. Ich möchte, dass Frauen bei ihren informierten Entscheidungen gestärkt und unterstützt werden. Ich bin nicht in der Lage, eine Doula oder eine Hebamme zu sein, aber ich versuche, die Lücke Stück für Stück zu schließen, indem ich schwangere Frauen in Kontakt mit Frauen bringe, die ihnen mehr helfen können als ich.

Haley

Als zugelassene Hebamme befindet sich mein Einflussbereich momentan an den Rändern des Systems. Ich bin zurzeit nicht am Krankenhaus tätig. Ich arbeite neben und mit Frauen in der Rolle der »zweiten Hebamme« bei Hausgeburten, und ich sehe es als ein wunderbares Privileg an, dass ich in einem Bereich arbeite, in dem ich nicht nur die gebärende Frau und ihre Familie unterstützen kann, sondern auch die privaten Hebammen, die in der anspruchsvollen Welt der derzeitigen Hausgeburt tätig sind. Ich arbeite an meinem Forschungsprojekt, das die Erfahrungen von Frauen erkundet und ihre Stimmen, also ihre Geschichten über physiologische Geburten, tiefer in den Forschungskörper und die Philosophie einbringt, ein Projekt, das im Kern frauzentriert sein soll. Ich arbeite auch für Women's Permaculture und in der ökologischen Bildungsarbeit, und während das auf den ersten Blick zufällig erscheinen mag, kann ich euch versichern, dass die Verbindung der Frauen zu ihrem Körper, ihrem Selbst, zu ihrer Intuition und der Erde, mit der Art und Weise verknüpft ist, wie wir gebären. In diesen zwar ziemlich marginalen Bereichen, kann ich zurzeit helfen und einen Wandel unterstützen.

Eleanor

Als Hebamme in der Ausbildung, die keine Ahnung hat, wie sie in die derzeitige peripartale Gesundheitsversorgung passen könnte, überlege ich ständig, wie ich meine Begabungen nutze, um die größtmög-

liche Wirkung zu erzielen. Zurzeit glaube ich, dass ich das erreiche, indem ich wahrheitsgetreu darüber rede, was ich sehe, und indem ich Frauen über ihre Rechte und Pflichten aufkläre, indem ich immer auf die Stimmen der Frauen höre, indem ich alle um mich herum aufkläre und indem ich Hebammen in der Ausbildung und andere Hebammen darin unterstütze, eine frauzentrierte und faktengestützte Betreuung anzubieten. Ich habe begriffen, dass ich Fähigkeiten habe, die ich nutzen kann, um mich an den »Verhandlungstisch zu setzen« und Probleme anzusprechen. Also nutze ich sie, wo immer ich kann. Ich bin in Gremien und Arbeitsgruppen, die Einfluss auf klinische Leitlinien und Forschung haben. Ich nutze diese Rolle, um Frauen ins Zentrum zu stellen und trete für die Rechte von Frauen ein. Der nächste logische Schritt für mich ist der Wechsel in die Forschung und die Lobbyarbeit, um dies fortzusetzen. Ich träume davon, irgendwie alle Stimmen von denjenigen zu vereinigen, die diese Arbeit schon tun, um eine neue frauzentrierte, gemeinschaftsorientierte Art der peripartalen Betreuung in Gang zu bringen und zu gestalten.

Kristy

Ich habe 42 Jahre lang als Hebamme gearbeitet: 20 Jahre im Krankenhaus, 22 Jahre als selbstständige Hausgeburtshebamme. Vor Kurzem habe ich die aktive Arbeit als Hebamme beendet. Aber ich bin an zwei Projekten in Belgien beteiligt, um die autonomen Hebammen zu unterstützen und die Menschenrechte während der Geburt auf die Tagesordnung zu setzen. Ich möchte alle Geburtsarbeiter:innen um die Menschenrechte während der Geburt miteinander vernetzen und Raum dafür schaffen, dass Frauen auf respektvolle Weise gebären können.

Lieve

Als Geburtserzieherin und gestandene Doula ist eins meiner Ziele, werdende Eltern über die dominante Geburtskultur aufzuklären – das medizinische Modell der Geburt. Die Paare erforschen die Geschichte der Geburt, ihren Wechsel von zu Hause ins Krankenhaus, was uns dahin brachte, wo wir heute sind – ein risikoscheues System mit übermäßigem Technologieeinsatz, dem das Vertrauen in weibliche Körper und die Geburt fehlt. Ich lege ihnen nahe, diesen Ansatz zu hinterfragen. Wir beschäftigen uns eingehend damit, wie dies nicht nur ihre Vorstellungen von der Geburt beeinflusst, sondern auch ihre Entscheidungen und Möglichkeiten beeinträchtigt. Meine Begründung diese Information als fundamental für die Geburtsvorbereitung einzubeziehen, rührt von meinen Doula-Erfahrungen her. Ich habe beobachtet, wie kulturelle Vorurteile und unsere gesellschaftlichen Botschaften über die Geburt, die Absichten von werdenden Eltern untergraben können. Im Kurs werden diese Botschaften entlarvt. Botschaften, die Generationen dazu gebracht haben, sich vor Geburtsschmerzen zu fürchten, was dazu führte, dass sie sie ganz vermeiden. Meine Kursteilnehmer beginnen, die Auswirkungen zu verstehen und bekommen Werkzeuge an die Hand, um umzulernen. Dann gehen wir tiefer und nehmen die Geburt als etwas potenziell Lustvolles und Ekstatisches wahr! Mein Ziel ist die Einführung eines anderen Paradigmas anzuregen – eines, das Frauen ins Zentrum stellt und die Geburt als ermächtigend zurückfordert. Geburt als ein Übergangsritual, das gefeiert wird.

Debra

Ich bin eine Kundin und habe vor einigen Wochen zu Hause mein zweites Kind (erste Hausgeburt) geboren. Ich habe mich immer für die Geburt interessiert, aber eine völlig physiologische Geburt mit einer privat praktizierenden Hebamme zu erleben, hat mich verändert. Ich habe mir selbst die Frage gestellt: Was ist meine Rolle in der Geburtsrevolution? Es ist hart, weil ich gerade jetzt so leidenschaftlich bin, aber ein Neugeborenes und Familie habe, um die ich mich kümmern muss. Es brennt gerade ein Feuer in mir, und ich will Veränderung. Im Moment versuche ich, diejenigen zu unterstützen, die sich für Geburten einsetzen, aber es reizt mich wirklich, eine Umschulung zur Hebamme zu machen, um privat zu praktizieren.

- Katie

***

Endnoten

1 Heather McCue, unknown source, abgerufen am 27.11.2022. birthbuddy.wordpress.com/resources/quotes/

2 [Facebook comments], Reclaiming Childbirth as a Rite of Passage group page, 3. Oktober 2020, abgerufen am 8. Dezember 2020.

Danksagung

Zunächst möchte ich allen Frauen danken, die zu diesem Buch beigetragen haben, indem sie mir die Erlaubnis gaben, ihre Worte zu nutzen, um meine zu veranschaulichen. Dieses Buch wäre auch nicht möglich gewesen, ohne all die Wissenschaftler:innen, die vor Ort daran arbeiten, durch empirische Nachweise das Wissen und die gängige Praxis weiter zu entwickeln. Ihre Arbeit war von grundlegender Bedeutung für den Aufbau dieses Buches, insbesondere die von Professor Hannah Dahlen, Professor Soo Downe, Professor Christine McCourt, Professor Helen Cheyne, Professor Nicky Leap, Professor Billie Hunter und Dr. Elizabeth Newnham. Ich möchte auch denjenigen in der medizinischen Welt danken, die wirklich etwas von der Geburt verstehen, vor allem Dr. Sarah Buckley, Dr. Alison Barrett, Dr. Michel Odent und Dr. Marsden Wagner.

Meine Arbeit ist stark beeinflusst und inspiriert von Sozial- und Kulturanthropologen. Vielen Dank an Dr. Robbie Davis-Floyd für ihre vielen Beiträge; und die fabelhafte und schmerzlich vermisste Sheila Kitzinger. Ich bin auf Sheilas Arbeit gestoßen, als ich mit meinem zweiten Kind schwanger war, und sie veränderte mein Verständnis und meine Sachkenntnis über die Geburt und prägte mich als Hebamme, Forscherin und Autorin. Ohne Sheila gäbe es dieses Buch nicht. Eine andere Frau, die mein Verständnis von mir selbst und von Übergangsriten geprägt hat, ist Jane Hardwicke Collings. Vielen Dank, liebe Jane, dass du »die Arbeit der Göttin getan« hast und uns hilfst, uns an die Weisheit der Frauen zu erinnern und sie wiederzugewinnen.

Ich bin auch sehr dankbar für die Freundschaft, Unterstützung und Beratung von anderen Autorinnen in der Geburtsgemeinschaft. Danke, Rhea Dempsey, Milli Hill, Jenny Blyth, Maddie Mahon, Gail Tully und große Dankbarkeit an Dr. Sara Wickham für ihre aufmunternden Worte und ihre klugen Ratschläge beim Veröffentlichen.

Ich möchte all jenen danken, die mir geholfen haben, meine Worte in ein echtes Buch zu verwandeln. Mein Dank geht an Anna Day für ihr wunderschönes Cover Design der englischen Originalausgabe und für die vielen Stunden, die sie damit verbracht hat, Kunst auf meiner Haut zu erschaffen. Vielen Dank an meine fabelhaften Lektorinnen Katia Ariel und Pam Firth für ihre falkenäugige und dennoch sensible Detailtreue. Danke auch an Billie Harrigan für ihr kluges und kritisches Feedback während des gesamten Schreibprozesses.

Ich schätze sehr die Schwesternschaft und Solidarität derjenigen, die gemeinsam daran arbeiten, die Geburtskultur in die Hände der Frauen zurück zu verlagern. Danke für eure Ermutigung und eure Beiträge zur Sache, Jo Hunter, Jerusha Sutton, Zoe Naylor, Dr. Melanie Jackson, Dr. Sheena Byrom, Judy Mort und all die anderen Hebammen, Doulas, Geburtshelfer:innen und Geburtstrainer:innen, die Unterstützung und Freundschaft angeboten haben.

Vielen Dank an meinen inneren Kreis von Frauen, dass ihr mir unermüdlich den Rücken stärkt und mich unterhaltet, besonders an meine böse Zwillingsschwester und Partnerin bei Gedankenverbrechen Dr. Clare Davison; meine Mitstreiterinnen im Hexenzirkel Ellie Young und Jessie Johnson-Cash; und Katie James, »meine kleine Schwester« und Podcast-Chefin. Zu guter Letzt möchte ich meiner Familie danken. Meinem Ehemann »Reedy«, der an mich glaubt und mich in allen Dingen, die ich tue, unterstützt, der sich meinen Redeschwall anhört und meine Ausraster erträgt und klaglos Korrektur liest. Und meinen Kindern Jacob und Lois, die meiner Arbeit immer unterstützend und enthusiastisch gegenüberstanden, selbst wenn sie auf ihre Kosten ging.

Index

WEITERE TITEL IM MAGAS VERLAG

• **Warum Stillen politisch ist,** Gabrielle Palmer, übersetzt von Ingeborg Hagedorn. Über die komplexen Kräfte, die hinter unserer scheinbar individuellen Still-Entscheidung stehen. ISBN: 978-3-949537-00-4

• **Was im Wochenbett wichtig ist,** Sophie Messager, übersetzt von Sabine Schulte. Tipps wie wir Wöchnerinnen stärken können. Nur eine gesunde Mutter kann für ihre Kinder sorgen. ISBN: 978-3-949537-01-1

• **Die Gebärhaltung der Frau – Schwangerschaft und Geburt aus geschichtlicher, völkerkundlicher und medizinischer Sicht,** Liselotte Kuntner, „Dieses Buch darf als Standardwerk im Hebammenwesen bezeichnet werden", Deutscher Hebammenverband, ISBN: 978-3-949537-02-8

• **Geburt von der Stange?,** hrsg. von Hannah Dahlen, Bashi Kumar-Hazard & Victoria Schmied, übersetzt von Hannah Freiwald, Menschenrechte und Geburt: Warum Frauen weltweit außerklinisch gebären und wie man das System verbessern kann. ISBN: 978-3-949537-03-5

• **Fünf Julias,** Mattheus Souza, übersetzt von Petra Bös. Ein spannender Road-Movie über heranwachsende Mädchen und die Macht sozialer Medien. ISBN: 978-3-949537-04-2

• **Dringend rotwendig – die menstruelle Revolution,** hrsg. von Karen Pickering & Jane Bennett, übersetzt von Maike Hopp, Nur wenn wir die menstruelle Scham überwinden können wir echte Gleichberechtigung erreichen. ISBN: 978-3-949537-05-9

• **Was ist obszön?,** Rokudenashiko, übersetzt von Anna Fleiter. Ein autobiografischer Manga über die Festnahme einer japanischen Vulvakünstlerin, ISBN: 978-3-949537-06-6

• **Gebären wie eine Feministin,** Milli Hill, übersetzt von Sarah Heidelberger. Ein Leitfaden zur Verbesserung der eigenen Geburt und der allgemeinen Geburtshilfe. ISBN: 978-3-949537-07-3

• **Zurück zur Geburt als Übergangsritus,** Rachel Reed, übersetzt von Ingrid Glienke. Ein holistischer, evidenzbasierter Rahmen, um Geburt zu verstehen, ISBN: 978-3-949537-08-0

• **Soul Coaching Karten,** Denise Linn, übersetzt von Helen Bolke-Hermanns, Jede der 52 Karten birgt eine Botschaft deiner Seele. ISBN: 978-3-949537-09-7

• **Fakten über Transgender,** Helen Joyce, Was Sie schon immer über die neue Transbewegung wissen wollten, sich aber nie zu fragen getraut haben. ISBN: 978-3-949537-10-3

• **Mütter. Macht. Politik. – Ein Aufruf!** Sarah Zöllner & Aura Shirin Riedel. Wie wir die Benachteiligung von Müttern in unserer Gesellschaft ändern. ISBN: 978-3-949537-11-0

• **Ur-Mutter-Weisheiten,** Susanne Solveigsdotter, 56 Affirmationskarten, die dich mit den ur-weiblichen Wurzeln deiner Ahninnen verbinden. ISBN: 978-3-949537-14-1

• **Undomestiziert,** Xanadine, Warum die alten Göttinnen schamlos ihr eigenes Ding gemacht haben und was ich gerne viel früher von ihnen gelernt hätte. ISBN: 978-3-949537-17-2

• **FRAUENleben – Bilder und Worte,** Sonja Schiff & Rochus Gratzfeld. (Halb-)Akte und Texte zu Frausein, Körperlichkeit und Altern. ISBN: 978-3-949537-18-9

• **Die wunde Mutter,** Klara Nordin Stensö, übersetzt von Anja Lerz, Autobiografische Graphic Novel über Geburt, Stillen und das Aufeinandertreffen von Erwartung und harter Realität. ISBN: 978-3-949537-19-6

• **Wolfsmädchen unterm Erdbeermond,** Silvia Rettenmaier et al., Ein Buch zur Menarchenparty – von Mädchen für Mädchen. Wer die erste Blutung feiert, ist fürs ganze Leben gestärkt. ISBN: 978-3-949537-20-2

Alle Titel sind im Buchhandel erhältlich und bestellbar über
www.magas-verlag.de

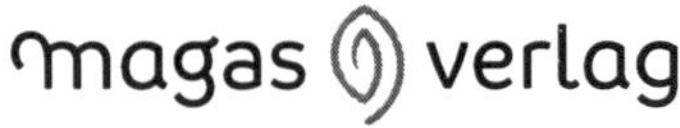

Bücher, die Frauen stärken